方剂学复习指导

全世建　黎同明　主编

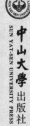

·广州·

中山大学出版社
SUN YAT-SEN UNIVERSITY PRESS

图书在版编目（CIP）数据

方剂学复习指导/全世建，黎同明主编 . —广州：中山大学出版社，2014.8
ISBN 978 - 7 - 306 - 04873 - 8

Ⅰ. ①方… Ⅱ. ①全…②黎… Ⅲ. ①方剂学—自学参考资料 Ⅳ. ①R289

中国版本图书馆 CIP 数据核字（2014）第 084212 号

出 版 人：徐　劲
策划编辑：鲁佳慧
责任编辑：鲁佳慧
封面设计：林绵华
责任校对：周　玢
责任技编：黄少伟
出版发行：中山大学出版社
电　　话：编辑部 020 - 84114366，84111996，84111997，84113349，84110779
　　　　　发行部 020 - 84111998，84111981，84111160
地　　址：广州市新港西路 135 号
邮　　编：510275　传　真：020 - 84036565
网　　址：http://www.zsup.com.cn　E-mail: zdcbs@mail.sysu.edu.cn
印 刷 者：广州中大印刷有限公司
规　　格：787 mm×1092 mm　1/16　23.75 印张　600 千字
版次印次：2014 年 8 月第 1 版　2014 年 8 月第 1 次印刷
定　　价：65.00 元

本书编委会

主　　编：全世建　黎同明
副 主 编：施旭光　高　洁
编写人员：全世建　黎同明　施旭光　高　洁
　　　　　于　洋　侯少贞　孙喜稳

前　言

　　方剂学是研究和阐明治法、方剂配伍规律及其临床应用的一门学科，是中医药学的核心课程和主干课程之一，是中医基础课和临床课之间的桥梁。通过本课程的学习，学生可掌握方剂学的基本理论，以及常用方剂的配伍特点、功效和临床运用技能，为中医药专业课的学习奠定基础。根据教学大纲的要求，在校中医学专业本科生必须学习150首左右的方剂，其中要求掌握100首方剂的组成、功效、主治、组方配伍意义、辨证要点及常用衍化方。怎样才能学好方剂，是初学者非常关心的问题。不少初学者认为，方剂组成难记，药物配伍意义难理解，类似方的主治证易混淆，运用变化繁多，因此有畏难情绪，希望找到一些较好的学习方法。《礼记·学记》中说："善学者，师逸而功倍，又从而庸之；不善学者，师勤而功半，又从而怨之。"我们在长期教学实践中认识到，正确的学习方法是学好、学活方剂的关键。根据多年的教学经验和对学生反馈意见的分析，我们将方剂学的学习方法进行归纳，并结合方剂学的具体内容编写了本书。书中每首方分为知识点讲解和配伍运用提要两个部分。知识点讲解分为主治证、证机分析、病机、治法、方解、理、法、方、药一脉贯通；配伍运用提要则对方中的主要配伍药物及该方临床使用的重点、难点进行分析。每章后均配有复习思考题，以便对所学知识进行检验。本书在编写中特别注重以下几个方面。

一、理、法、方、药一脉贯通

　　"理、法、方、药"是中医辨证论治的四大环节，也是贯穿方剂学始终的内容。"理、法"是指导处方用药的理论依据，而"方、药"则是"理、法"的具体表现。因此，我们学习方剂的时候，必须了解该方是根据什么理论、依照什么法则组成的，通过深究其本源，掌握其立法，对于为什么选用这些药物，为什么要这样配伍就一目了然了。每首方剂其"理、法、方、药"是贯穿始终的。因此，通过证机分析，理解"理、法"是学习方剂的重要方法之一。在编写中，我们特别分析了每首方的证机特点，方便学生对"理、法"的理解。如小青龙汤由麻黄、芍药、细辛、干姜、炙甘草、桂枝、半夏、五味子8味药组成；主治外寒内饮证；症见恶寒发热，无汗，胸痞喘咳，痰多而稀，或痰饮喘咳，不得平卧，或身体疼重，头面四肢浮肿，舌苔白滑，脉浮。那么，小青龙汤为什么能用治这种病证呢？立法依据是什么？为什么要这样配伍？它的君、臣、佐、使又是依照什么原则划分的？这些问题都必须联系"理、法"分析解决。从小青龙汤所治证候分析，可知其病机主要是风寒束表，水饮内停于肺，导致皮毛闭塞，肺气不宣。因此，治疗上应解表散寒，温肺化饮。治法既定，药物的选用和配伍等问题就容易理解了。方中选用麻黄以发汗散寒，宣肺平喘；桂枝解肌发表，温阳化气以利水，麻桂相配，发汗解表之力较强，在方中共为君药，以解散肌表风寒之邪。干姜、细辛温肺化饮，为臣药。佐以五味子敛肺止咳，姜、辛、味相配，一散一收，使散寒而不伤正，敛肺而不留邪，相反相成，共成化饮止咳平喘之功。方中又配芍药养阴和营，半夏燥湿化痰，和胃降逆，两药亦为佐药。最后以炙甘草为使药，既能益气和中，又可调和诸药。诸药相配，则风寒可散，水饮可消，肺气得宣，则诸证可除。

二、突出特点，比较异同

方剂数量繁多，不少方剂的功效、治证或组成又非常相似，学习起来容易混淆。通过比较方剂之共性，突出方剂个性特点，对掌握这类方可达事半功倍之效。我们要掌握方剂的哪些特点，比较哪些共同点呢？在编写中，介绍了每首方主治的病因、辨证要点和功效、药物配伍的特点，并能从这些方面对各方加以比较，以便区别运用。

（一）分析主治证病机，比较证候特点

以四逆汤、四逆散和当归四逆汤为例，三方都可治四肢厥逆之证，但病因各不相同。四逆汤证是阳气衰微、阴寒内盛而致，属寒厥证，功效着重于回阳救逆；四逆散证乃热邪内传少阳，阳气被遏，不能外达所致，属热厥轻证，功效着重于透解郁热；当归四逆汤证则属血虚受寒、寒凝经脉所致，功效着重于温经养血。三方表现相似，但本质各异。如能深究其本质，比较其不同，是不难区别掌握这几首方剂的。我们在编写过程中，对功效、主治或组成类似方进行比较，以掌握其立法、主治要领。

（二）分析组方药物配伍，比较功效特点

以四君子汤、参苓白术散和补中益气汤为例，三方均为补气方剂。但四君子汤由参术苓草四味药相配，着重于补气健脾，为治疗气虚的代表方剂；参苓白术散以参术苓草与薏苡仁、扁豆等相配，补气渗湿，一补一利，以治脾虚挟湿之证；补中益气汤以参芪术草与升麻、柴胡等相配，补气升阳，一补一升，以治脾虚气陷之证。可见从药物配伍的特点分析，每首方剂的组成都各有其特点，只要掌握这些特点，就能正确区别运用。

（三）分析药物功效，比较其在不同方剂中作用之异同

在编写过程中，我们特别注意比较同一药物在不同方剂中作用的异同，以加深对药物运用的理解，亦有利于掌握组方。如桂枝有解表、温经、通阳的作用，但在桂枝汤、炙甘草汤、苓桂术甘汤、五苓散、桃核承气汤、温经汤等方剂中，由于所治病证和配伍的不同，因而其作用就有所侧重。如在桂枝汤中主要起解表作用，在炙甘草汤中主要起温通血脉作用，在五苓散中既能解表亦能温阳化气利水，在苓桂术甘汤中主要起温阳化饮作用。善于比较，掌握其共性，比较其不同，则有利于掌握组方之意义，以便更灵活地运用方剂。

三、熟记方歌，夯实基本功

熟记汤头歌诀是学习方剂的基本功之一，也是帮助掌握方剂理论知识的必要方法。但应指出的是，背诵歌诀应以理解为基础，反对死记硬背。死记硬背一则不易记牢，二则就算背得滚瓜烂熟也难在临床上灵活使用方剂。历代医家给我们留下了不少脍炙人口的方歌，如汪昂的《汤头歌诀》、陈修园的《长沙方歌括》、《金匮方歌括》、《肘方歌诀》等，我们选择哪些歌诀较好呢？全国中医药高等院校统编教材《方剂学》所附的方歌，内容丰富，通俗易懂，包括组方药物、功效或治证，便于记忆学习。本书推荐要

求初学者以此为准。当然，在背诵歌诀时，还可根据地方方言，把方歌作适当修改，甚至重编，务必使其易记、易读，达到所谓"顺口溜"的目的。背诵必须持之以恒，反复朗读，逐步记忆，只要勤奋多读，是一定能记得牢、学得好的。

总之，要学好方剂，必须发挥自己的主观能动性，掌握一定的学习方法，深入钻研。

本书适合中医药各专业学生、中医临床人员及中医自学者学习方剂使用。

全世建

2014.3.30

目　录

上编　总　论

下编　各　论

上编　总　论

（1）掌握方剂、方剂学的概念。

（2）熟悉历代医家在方剂学方面具有代表性的著作及其历史意义。

（3）掌握治法的概念以及方剂与治法的关系。

（4）熟悉"八法"的含义、作用、适应范围及其相互关系。

（5）了解方剂的代表性分类法，熟悉"七方"、"十剂"的基本含义。

（6）掌握方剂的组成原则，及君药、臣药、佐药、使药的含义。

（7）熟悉方剂组成变化的基本形式，认识组成变化与方剂功效、主治的关系。

（8）熟悉剂型的概念以及常用剂型的概念、特点和应用。

（9）了解汤剂的常规煎法以及药剂的常规服用时间和服药方法。

（1）方剂、方剂学的概念。

（2）《五十二病方》、《黄帝内经》、《伤寒杂病论》、《太平惠民和剂局方》、《伤寒明理药方论》、《普济方》的作者、著作朝代、收载方剂数及其历史意义。

（3）治法与方剂的关系。

（4）汗法、吐法、下法、和法、温法、清法、消法、补法的概念及适应范围。

（5）"七方"、"十剂"、"轻可祛实"、"通可祛滞"的含义。

（6）组成方剂的目的。

（7）方剂的组方原则及君药、臣药、佐药、使药的含义。

（8）方剂变化的形式。

（9）剂型、汤剂、散剂、丸剂的概念及常用剂型的特点。

第一章　方剂的起源与发展

1. **方剂学的概念**　方剂学是研究和阐明方剂学的基本理论（治法等理论）、方剂的配伍规律及其临床运用的一门学科。

2. **方剂的概念**　中医在辨证审因、确定治法的基础上，按照组方原则，选择适当的药物配伍组合，并酌定剂量，确定适宜的剂型及用法而成的处方，即称为方剂。

3. **方剂学在中医学中的地位**　方剂学是以中医基础理论、中医诊断学、中药学等基础学科的内容为基础的一门学科。因此方剂学在中医基础学科和临床学科之间，起着重要的沟通、衔接、联系的作用，故又称之为"桥梁课"，是中医学辨证论治理、法、方、药的综合运用。

4．方剂学的任务 通过一定数量常用方剂的学习，掌握组方原理和配伍方法，培养分析运用方剂及临证组方的能力，并为今后学习中医临床课程奠定基础。

5．《五十二病方》 是1973年在长沙马王堆3号汉墓中发掘出来的方剂著作。据考证是早于《黄帝内经》的著作，载方283首（能够辨认的有197首），是现存医籍中最古老的一部医方著作。

6．《黄帝内经》 春秋战国时期的著作，托名黄帝、岐伯编著，载方13首。是现存最早的中医药学理论的经典著作。书中有关辨证立法、组方结构、配伍方法、用药宜忌等理论，为方剂学的形成与发展奠定了理论基础。

7．《伤寒杂病论》 东汉张仲景著，载方314首。是中医学辨证论治的经典著作。书中首创融中医辨证论治理、法、方、药于一体，后世誉称之为"方书之祖"。

8．《备急千金要方》 简称《千金要方》或《千金方》，唐代孙思邈编著，成书于公元652年，载方5 000余首，收载了唐以前主要医学著作的医论、医方、诊法、针灸、按摩、食养等内容。著者孙思邈被后世尊为"药王"。

9．《外台秘要》 唐代王焘编著，成书于公元752年，载方6 000余首，是研究唐以前方剂的主要文献。

10．《太平圣惠方》 宋代王怀隐等医家编著，成书公元992年，载方16 834首。按类分叙各科病证，遂列诸方。是我国历史上由政府组织编写的第一部方剂著作。

11．《太平惠民和剂局方》 宋代官府药局和剂局的成药配本，经名医陈承、裴宗元、陈师文等校正，载方788首。是我国历史上第一部由政府编修的"成药典"。

12．《伤寒明理论·药方论》 金代成无己编著。旨在分析20首伤寒方，是中医药学史上第一部专门剖析方剂论理的著作，开后世"方论"之先河。

13．《普济方》 明代朱橚等编著，共载方61 739首。是方剂学史上收载方剂最多的著作。

14．《医方考》 明代吴昆编著，载方700余首，是方剂学史上第一部详析方剂的理论的专著。

15．《古今名医方论》 清代罗美撰，全书选历代名方150余首，附以自金代成无己以后20余位名医的方论200多则，对方剂的研究运用有重要参考价值。

16．《医方集解》 清代汪昂编著，成书于1682年，载方约700首。开创了以治法（功效）分类的新的分类法（22类综合分类法）。

17．《中医方剂大辞典》 彭怀仁主编，1993年出版，载方96 592首，可谓当今方剂之全书。

第二章 方剂与治法

1. 治法的概念 治法即治疗方法。指根据临床的病证，辨证审因、明确病因病机之后，在治疗原则的指导下，针对病证的病因病机所拟定的治疗方法。

2. 方剂与治法的关系 从医学发展上看，治法是指导方剂应用的依据；方剂是治法的具体体现。即古人所谓"方从法出，以法统方"。

3. "八法" 清代医家程钟龄《医学心悟》中所归纳提出的治疗疾病的八种治疗大法，中谓："论治病之方，则有以汗、和、下、消、吐、清、温、补，八法尽之。"

（1）汗法：通过发汗解表、宣肺散邪的方法，使在表的六淫之邪随汗而解的一种治法。适用于外感六淫之邪、邪气留滞肌表之表证，以及麻疹初起疹出不透、疮疡初起、水肿初起、泄泻、咳嗽、疟疾而见恶寒、发热、头痛、脉浮等表证者。

（2）吐法：通过涌吐的方法，使停留在咽喉、胸膈、胃脘的痰涎、宿食以及毒物等从口中吐出的一种治法。适用于中风痰壅、宿食壅阻胃脘、毒物尚在胃中、痰涎壅盛的癫狂、喉痹，以及干霍乱吐泻不得等证，属于病位在上、病情急骤、急需吐出而邪实体壮者。

（3）下法：通过荡涤肠胃、泻下大便的方法，使停留在体内的有形积滞从大便而出的一种治法。适用于燥屎内结、冷积不化、水饮内停，以及食积、结痰、血瘀、虫积等形证俱实的病证。

（4）和法：通过和解与调和的方法，使半表半里之邪，或脏腑、阴阳、表里失和之证得以解除的一种治法。适用于邪犯少阳、肝脾不和、寒热错杂、表里同病等证者。

（5）清法：通过清热、泻火、凉血、解毒等治法，使在里之热邪得以解除的一种治法。适用于里热证。包括火热、热毒之邪在气分、营分、血分，以及暑热、虚热等病证。

（6）温法：通过温里祛寒的方法，使在里之寒邪得以消散的一种方法。适用于脏腑的陈寒痼冷、寒饮内停、寒湿不化，以及阳气衰微所致之证。

（7）消法：通过消食导滞、行气活血、化痰利水、驱虫等方法，使气、血、痰、湿、水、虫等所结成的有形之邪渐消缓散的一种治法。具体包括消食法、理气法、活血法、祛痰法、利水渗湿法、驱虫法等。适用于饮食积滞、气滞血瘀、癥瘕积聚、水湿痰饮、虫积、疮疡痈肿诸证。

（8）补法：通过补益机体的气血阴阳，并以恢复人体正气，治疗虚证的一种方法。具体补法包括补气、补血、补阴、补阳以及气血双补、阴阳双补，或补心、补肝、补肺、补脾、补肾、滋补肝肾、补脾养心等。适用于虚证。包括气虚、血虚、阴虚、阳虚等病证。

第三章 方剂的分类与剂型

1. 历代方剂分类的依据

（1）以病证分类：如《五十二病方》、《外台秘要》等。

（2）以病因分类：如《三因极一病证方论》、《张氏医通》等。

（3）以脏腑分类：如《备急千金要方》、《古今图书集成医部分录》等。

（4）以组成分类：如《素问》、《伤寒论》等。

（5）以功效分类：如《药对》、《伤寒明理·药方论》等。

2. 代表性的方剂分类法

（1）"七方"：源于《内经》，始见于成无己《伤寒明理论·药方论》序中："制方之用，大、小、缓、急、奇、偶、复七方是也。"

（2）"十剂"：源于北齐徐之才之《药对》，始见于成无己《伤寒明理论·药方论》序中："制方之体，宣、通、补、泄、轻、重、滑、涩、燥、湿十剂是也。"

（3）"八阵"：始见于明代医家张介宾《景岳全书》中，其将方剂"类为八阵，曰补、和、攻、散、寒、热、固、因"等八类。

（4）综合分类法（二十二类分类法）：始见于清代汪昂《医方集解》。开创了方剂新的治法（功效）为主，结合病证的分类法，将方剂分为补养、发表、涌吐、攻里、表里、和解、理气、理血、祛风、祛寒、清暑、利湿、润燥、泻火、除痰、消导、收涩、杀虫、明目、痈疡、经产和急救良方共22剂。

3. 剂型的概念 将药物依据不同的药性和治疗的需要，加工制成含有一定剂量而形状类型不同的制剂，称之为药物剂型。

4. 常用剂型 传统剂型有汤剂、散剂、丸剂、膏剂、丹剂等，现代剂型有片剂、颗粒剂、胶囊剂等。

（1）汤剂：指将处方药物加水适量，加热煎煮到一定程度，去渣取汁以供服用的液体制剂。特点：吸收快、疗效迅速、运用灵活、能兼顾个体的特殊性。

（2）散剂：指将处方药物加工碾成细末，并干燥、混匀以供临床应用的一种制剂。可内服或外用。特点：吸收较快；不易变质；节省药材；容易控制剂量，尤宜小儿服用；携带方便。

（3）丸剂：指将药物碾成细末，混合均匀，以赋形剂制成圆形的固体剂型。特点：吸收缓慢，药力持久，体积小，贮存、携带、服用方便。

（4）膏剂：指将药物用水或植物油煎熬去渣而制成的剂型。可分内服和外用两种。煎膏的特点：药效持久，容易吸收，体积小，含量高，口味甜美，便于服用；软膏、硬膏的特点：药效持久，使用携带方便。

（5）酒剂：指将药物用白酒或黄酒浸泡，或加温水隔水炖煮，去渣取液，供内服或外用。特点：易于发散、助长药效、活血通络。

（6）丹剂：有内服和外用两种。内服丹剂没有固定剂型，可为丸剂、散剂等。外用丹剂亦称丹药，是以某些矿物类药经高温烧炼制成的不同结晶形状的制品，常研粉涂撒疮面，治疗疮疡痈疽，或制成药条、药线和外用膏剂应用。

（7）口服液：是将药物用水或其他溶剂提取，经精制而成的内服液体制剂。特点：剂量较少，吸收较快，服用方便，口感适宜。

（8）颗粒剂：指将药材提取物与适宜辅料或少量药材细粉混合均匀，制成颗粒状的一种制剂。特点：疗效快而稳定；口感好；体积小，服用、携带方便。

（9）片剂：指将药材细粉或药材提取物与适宜的辅料混合均匀后，压制成片状或异形片状的制剂。特点：质量稳定；疗效较快；生产成本低；体积小，服用、携带运输、贮存方便。

（10）胶囊剂：包括硬胶囊剂、软胶囊剂、肠溶衣胶囊剂等。特点：分散快，吸收好；生物利用度高；稳定性好；可掩盖药物不良气味；服用、携带方便；外形美观。

第四章 方剂的组方与变化

知识点讲解

1. 配伍的概念 指根据病情的需要和药物的性能，有选择地将药物与药物配伍在一起使用。药物配伍形式"七情"：单行、相须、相使、相畏、相杀、相恶、相反。

2. 组方的目的

（1）增强原药效：指将功效相同的药物配合应用，起到协同作用，使作用增强，收效更快。

（2）综合多药效：指将功效不同（或作用相反）的药物配合应用，起到综合作用，增加方剂的多种功效，以扩大治疗范围。

（3）产生新药效：指将功效不同的药物配合运用，起到特殊作用，产生新的药效，以适应病情的需要。

（4）制约烈毒性：通过药物的不同配伍，使某药能消除或减缓另一药物的毒性或烈性，以免伤耗机体正气或导致中毒。

3. 方剂的组成原则：君、臣、佐、使药

（1）君药：指针对主病因或主证起主要治疗作用的药物。即《内经》所谓"主病之谓君"。

（2）臣药：①协助君药加强治疗作用的药物（起次要作用）。②对兼病因或兼证起主要治疗作用的药物。

（3）佐药：①佐助药：直接治疗次要证候的药物；协助君、臣药加强治疗作用的药物（起更次要的治疗作用）。②佐制药：制约君、臣药的烈、毒性的药物。③反佐药：指在病重邪盛时，根据"甚者从之"的治则，用于消除或避免产生格拒现象（饮药即吐）而配伍的药物。即《内经》所谓"治寒以热而佐以寒，治热以寒而佐以热"。

（4）使药：①调和药性的药物。②引经报使药：指能引导方中诸药有选择性地作用于某一经脉、脏腑、病位的药物。

举例：麻黄汤主治外感风寒表实证，其病机为风寒束表，肺气不宣，故治宜发汗解表、宣肺平喘。方中应用辛苦而温性的麻黄，尤善于辛散开宣腠理，既发汗散寒以祛在表之风寒，又能宣肺平喘，针对治证病机起主要治疗作用，故为君药。配伍辛温的桂枝，解肌发表，温经散寒，与麻黄相须为用，增强发汗散寒之力，助君药以祛在表之风寒，是为臣药。杏仁降利肺气，平喘止咳；与麻黄相配，一宣一降，则平喘止咳之效增，为佐药。炙甘草甘缓调和药性，为使药。诸药合用，共奏发汗散寒解表、宣肺降气平喘之功效。

4．方剂的变化

（1）方剂变化的原因：病情的轻重、邪气的虚实、兼证的有无、体质的强弱以及年龄、气候、方土习俗等因素。

（2）方剂变化的形式。

1）药味增减的变化：方剂是由药物组成的，药物是决定方剂功效的主要因素，因此，方剂中药味的加减必然使方剂的功效发生变化。药味增减变化有两种情况，一种是佐使药的加减，一种是臣药的加减。

2）药量增减的变化：药量是表示药力的，药量的增减必然使药力发生变化，药力变化则会引起君臣地位的改变，从而改变方剂的功效与主治。

3）药味、药量同时增减的变化：药味决定方剂功效，药量表示药力，当药味与药量同时变化时，方剂的功效及主治将发生很大的变化。

4）剂型更换的变化：剂型对方剂的作用有一定的影响，汤剂药力较大，作用较快；丸剂药力较缓，作用较慢。

第五章　方剂的用法

知识点讲解

1. 汤剂的煎法

（1）一般解表剂、泻下剂、清热剂以及以芳香药物为主组成的方剂，宜武火急煎。

（2）补益剂以及部分含毒性药物的方剂，宜文火久煎。

2. 方剂的服用法

（1）服用的时间：①传统服法。病在上焦，宜食后服；病在下焦，宜食前服。②现代服法。一般宜在饭前一小时服用。③特殊服法。滋补剂、泻下剂宜空腹服用；安神剂、涩精止遗剂宜睡前服用；含毒性或对胃肠有刺激性药物的药剂宜饭后服用；急性病不拘时候服用；慢性病宜定时服用。

（2）服用的方法：汤剂一般宜温服。解表剂、温里剂、补益剂宜热服，清热剂宜凉服。

总论综合试题

一、填空题

1. 方剂学研究的内容包括＿＿＿＿＿＿、＿＿＿＿＿＿、＿＿＿＿＿＿。

2. 方剂与治法的关系，概言之是＿＿＿＿＿＿、＿＿＿＿＿＿、＿＿＿＿＿＿。

3. 现存历史上最早的方剂著作是＿＿＿＿＿＿；方剂史上载方最多的方剂著作是＿＿＿＿＿＿。

4. 清法的立法依据是＿＿＿＿；汗法的立法依据是＿＿＿＿；温法的立法依据是＿＿＿＿。

5. 使药包括＿＿＿＿＿＿药和＿＿＿＿＿＿药两类。

6. 方剂变化的形式有＿＿＿＿＿＿、＿＿＿＿＿＿、＿＿＿＿＿＿、＿＿＿＿＿＿。

7. 汤剂的特点是＿＿＿＿＿＿、＿＿＿＿＿＿、＿＿＿＿＿＿。

8. 散剂的特点是＿＿＿＿＿＿、＿＿＿＿＿＿、＿＿＿＿＿＿、＿＿＿＿＿＿。

9. 佐药具体包括＿＿＿＿药、＿＿＿＿药和＿＿＿＿药三类。

10. 《太平惠民和剂局方》在方剂学发展历史上的意义是＿＿＿＿＿＿；《伤寒明理·药方论》在方剂学发展历史上的意义是＿＿＿＿＿。

11. "十剂"源于＿＿＿＿＿＿，是属于＿＿＿＿＿为依据的方剂分类法，具体指＿＿＿＿＿＿等十类方剂。

12. 体现"通可祛滞"法的代表方是＿＿＿＿＿；体现"涩可固脱"法的代表方

是 _____；体现"轻可去实"法的代表方是 _____。

13. 方剂的组成目的是 _____、_____、_____、_____。

14. "八法"的应用：麻疹初起，疹出不畅者，治宜用 _____ 法；热毒疮疡，治宜用 _____ 法；肝脾不和证，治宜用 _____ 法。

15. "八法"是指 _____ 八种治疗大法；是由 _____ 代医家 _____ 在其医著中 _____ 归纳提出的。

16. 臣药的含义是 _____、_____。

17. "七方"说源于 _____，是以 _____ 为依据的方剂分类法；具体指 _____ 七类。

18. 方剂的组方原则最早见于《_____》，其谓："_____ 之谓君，_____ 谓臣，_____ 之谓使。"

19. 方剂的服用时间：补益剂宜 _____；安神剂宜 _____；泻下剂宜 _____。

20. 膏剂分为 _____、_____、_____ 三种。

二、名词术语解释

1. 方剂　　2. 方剂学　　3. 治法　　4. 八法　　5. 汗法

6. 下法　　7. 吐法　　8. 和法　　9. 消法　　10. 清法

11. 温法　　12. 补法　　13. 七方　　14. 十剂　　15. 君药

16. 臣药　　17. 佐药　　18. 使药　　19. 汤剂　　20. 散剂

21. 丸剂　　22. 膏剂　　23. 剂型　　24. 轻可祛实　　25. 通可祛滞

三、简答题

1. 简述方剂学所研究的内容。

2. 简述治法与方剂的关系。

3. 试述组方配伍的目的。

4. 方剂为何要变化？如何变化？

5. 简述《伤寒杂病论》在方剂学发展中的意义。

四、论述题

1. 试述方剂学发展史中代表著作的成就及意义。

2. 试述下法和消法的含义及适应证的不同。

3. 试述君、臣、佐、使药的含义，并以麻黄汤为例说明之。

4. 治法与方剂的关系如何？并举例说明之。

五、选择题

（一）单项选择题

1. 被后世誉为"方书之祖"的医书是（　　）。

    A.《伤寒杂病论》　　　　B.《五十二病方》　　　　C.《黄帝内经》

    D.《太平圣惠方》　　　　E. 以上均非

2. 有我国第一部"成药典"之称的著作是（　　）。

    A.《伤寒杂病论》　　　　B.《五十二病方》　　　　C.《黄帝内经》

D.《普济方》　　　　　　　E.《太平惠民和剂局方》

3. 现存最早记载方剂的医书是（　　　）。
　　A.《伤寒杂病论》　　　B.《五十二病方》　　　　C.《黄帝内经》
　　D.《太平圣惠方》　　　E.《医方集解》

4. 首创将中医辨证论治理、法、方、药融为一体的方剂是（　　　）。
　　A.《黄帝内经》　　　　B.《伤寒明理论》　　　C.《伤寒杂病论》
　　D.《医方集解》　　　　E.《医学心悟》

5. 我国现存历史上载方最多的方书是（　　　）。
　　A.《太平圣惠方》　　　B.《千金要方》　　　　　C.《普济方》
　　D.《伤寒明理·药方论》　E.《医方集解》

6. 《医方集解》的作者是（　　　）。
　　A. 张秉成　　　　　　　B. 吴仪洛　　　　　　　C. 汪昂
　　D. 喻昌　　　　　　　　E. 吴谦

7. 在中医药学史上第一部专门剖析方剂论理的著作是（　　　）。
　　A.《伤寒明理·药方论》　B.《五十二病方》　　　　C.《黄帝内经》
　　D.《伤寒杂病论》　　　　E. 以上均非

8. 首次依据"君臣佐使"理论剖析组方原则的专著是（　　　）。
　　A.《伤寒杂病论》　　　　B.《伤寒明理·药方论》　C.《古今名医方论》
　　D.《医方集解》　　　　　E.《黄帝内经》

9. 以治法分类方剂的代表著作是（　　　）。
　　A.《成方切用》　　　　　B.《黄帝内经》　　　　　C.《伤寒杂病论》
　　D.《医方集解》　　　　　E.《伤寒明理·药方论》

10. 古医籍中，系统论述"八法"的是（　　　）。
　　A.《伤寒杂病论》　　　　B.《医学心悟》　　　　　C.《医方集解》
　　D.《太平惠民和剂局方》　E.《黄帝内经》

11. 下列关于"治法与方剂"的论述，哪一项是不正确的？（　　　）。
　　A. 治法是针对具体病证所确定的治疗方法
　　B. 治法是辨证求因，审因论治之后制订的
　　C. 治法是组成方剂的依据
　　D. 方剂是治法的体现
　　E. 从发展史看，治法是先于方剂而形成的

12. 《伤寒明理·药方论》的作者是（　　　）。
　　A. 张仲景　　　　　　　B. 孙思邈　　　　　　　C. 成无己
　　D. 张元素　　　　　　　E. 张子和

13. 有关"主病之谓君，佐君之谓臣，应臣之谓使"的论述，始见于（　　　）。
　　A.《神农本草经》　　　　B.《伤寒杂病论》　　　　C.《普济方》
　　D.《黄帝内经》　　　　　E. 以上均非

14《伤寒杂病论》共载方剂（　　　）。

A. 314 首　　　　　　　B. 413 首　　　　　　C. 365 首

D. 13 首　　　　　　　E. 5 300 余首

15. 《黄帝内经》中所记载的方剂共有（　　）。

A. 13 首　　　　　　　B. 23 首　　　　　　C. 365 首

D. 113 首　　　　　　E. 314 首

16. "七方"说源于（　　）。

A. 《黄帝内经》　　　B. 《医方集解》　　　C. 《太平圣惠方》

D. 《普济方》　　　　E. 《五十二病方》

17. 下列哪一项不属"七方"的内容？（　　）

A. 大方　　　　　　　B. 小方　　　　　　C. 急方

D. 复方　　　　　　　E. 单方

18. 首先记载方剂组成原则的著作是（　　）。

A. 《伤寒杂病论》　　B. 《医方考》　　　C. 《黄帝内经》

D. 《千金要方》　　　E. 以上均非

19. 下列哪一项不是方剂与治法的关系？（　　）

A. 方从法出　　　　　B. 以法统方　　　　C. 方以药成

D. 治法是组方的依据　E. 方剂是治法的体现

20. 下列哪一项不属于"八法"中之内容？（　　）

A. 汗、吐　　　　　　B. 消、下　　　　　C. 宣、泄

D. 清、补　　　　　　E. 温、和

21. "干霍乱吐泻不得"宜用（　　）。

A. 下法　　　　　　　B. 吐法　　　　　　C. 清法

D. 消法　　　　　　　E. 补法

22. "气滞血瘀"之证，治宜何法？（　　）

A. 和法　　　　　　　B. 温法　　　　　　C. 消法

D. 下法　　　　　　　E. 清法

23. 驱虫法归属于"八法"中哪一种治法？（　　）

A. 补法　　　　　　　B. 下法　　　　　　C. 和法

D. 温法　　　　　　　E. 消法

24. 王冰所提出的"寒之不寒，是无水也"，宜用哪一治法治疗？（　　）

A. 汗法　　　　　　　B. 清法　　　　　　C. 补法

D. 消法　　　　　　　E. 温法

25. "痰瘀内阻"之证，治宜选用下列哪种治法？（　　）

A. 温　　　　　　　　B. 消　　　　　　　C. 补

D. 清　　　　　　　　E. 下

26. 补阳还五汤用治气虚血瘀之中风，体现"八法"中之何法？（　　）

A. 消法　　　　　　　B. 补法　　　　　　C. 温法

D. 和法　　　　　　　E. 清法

27. 吐法的适应证，以下哪一项是不正确的？（　　）
    A. 痰涎阻塞在咽喉证　　　B. 顽痰蓄积在胸膈证　　　C. 宿食停滞在胃脘证
    D. 误食之毒物尚留胃中证　　　E. 湿浊困阻于脾胃证

28. 消法的适应证，下列哪一项是不正确的？（　　）
    A. 气血聚结证　　　　B. 痰浊壅聚证　　　　C. 食滞虫积证
    D. 水湿停滞证　　　　E. 燥屎内结证

29. 下列哪一项不属"十剂"的范围？（　　）
    A. 温、清　　　　　　B. 宣、通　　　　　　C. 补、泄
    D. 滑、涩　　　　　　E. 燥、湿

30. 五苓散属于"十剂"中的（　　）。
    A. 宣剂　　　　　　　B. 滑剂　　　　　　　C. 泄剂
    D. 通剂　　　　　　　E. 湿剂

31. 下列除哪一项外，均属"十剂"中之内容？（　　）
    A. 宣可去壅　　　　　B. 通可去滞　　　　　C. 滑可去著
    D. 重可去怯　　　　　E. 攻可去实

32. 清燥救肺汤属"十剂"中之何剂？（　　）
    A. 燥剂　　　　　　　B. 湿剂　　　　　　　C. 补剂
    D. 通剂　　　　　　　E. 滑剂

33. 现代方剂的分类的依据主要是（　　）。
    A. 以病证分类　　　　B. 以脏腑分类　　　　C. 以病因分类
    D. 以治法分类　　　　E. 以组成分类

34. 下列哪一项不是方剂组成变化的方式？（　　）
    A. 药味增减变化
    B. 治法更换变化
    C. 药味、药量同时增减变化
    D. 药量增减变化
    E. 剂型更换变化

35. "治寒以热，而佐以寒"中"佐以寒"之药应属于（　　）。
    A. 使药　　　　　　　B. 反佐药　　　　　　C. 佐助药
    D. 佐制药　　　　　　E. 臣药

36. 有关"君、臣、佐、使"的含义，下列哪一项有误？（　　）
    A. 佐药包括佐助药、佐制药、反佐药
    B. 臣药是针对兼病因或兼证起次要治疗作用的药物
    C. 使药包括引经药、调和药
    D. 臣药是辅助君药加强治疗主病因或主证的药物
    E. 君药是针对主病因或主证起主要治疗作用的药物

37. 用以制约君臣药的烈、毒性的药物属于（　　）。
    A. 佐助药　　　　　　B. 反佐药　　　　　　C. 臣药

D. 佐制药　　　　　　　　E. 使药

38. 由小承气汤变化为厚朴三物汤属于方剂变化的哪种形式?（　　　）
　　A. 药味增减变化　　　　B. 药量增减变化　　　C. 剂型更换变化
　　D. 药味、药量同时增减变化　E. 以上均非

39. 由桂枝汤变化为小建中汤属于方剂变化的哪种形式?（　　　）
　　A. 药味增减变化　　　　　B. 药量增减变化　　　C. 剂型更换变化
　　D. 药味、药量同时增减变化　E. 以上均非

40. 由四逆汤变化为通脉四逆汤属于方剂变化的哪种形式?（　　　）
　　A. 药味增减变化　　　　　B. 药量增减变化　　　C. 剂型更换变化
　　D. 药味、药量同时增减变化　　　　　　　　　E. 以上均非

41. 将药物粉碎、干燥及混合均匀，制成粉末状的制剂，即为（　　　）。
　　A. 丸剂　　　　　　　　B. 膏剂　　　　　　　C. 茶剂
　　D. 散剂　　　　　　　　E. 丹剂

42. 将药物加水煎煮，去渣浓缩后，加蜜或糖炼制而成的半液体制剂，是为
　　（　　　）。
　　A. 酒剂　　　　　　　　B. 膏剂　　　　　　　C. 茶剂
　　D. 露剂　　　　　　　　E. 丹剂

43. 补益剂服药时间宜（　　　）。
　　A. 食后服　　　　　　　B. 空腹服　　　　　　C. 不拘时服
　　D. 睡前服　　　　　　　E. 以上均非

44. 解表剂煎药法宜（　　　）。
　　A. 文火久煎　　　　　　B. 武火急煎　　　　　C. 文火急煎
　　D. 武火久煎　　　　　　E. 以上均非

45. 有关服药时间，如病在上焦者宜（　　　）。
　　A. 食后服　　　　　　　B. 临睡服　　　　　　C. 食前服
　　D. 早上空腹服　　　　　E. 不拘时候服

46. 反佐药的含义是（　　　）。
　　A. 直接治疗次要的证候的药物
　　B. 用以消除或避免产生格拒现象（饮药即吐）的药物
　　C. 协助君、臣药以加强治疗作用的药物
　　D. 用以消除或减缓君、臣药的烈、毒性的药物
　　E. 以上均非

47. 组成方剂的依据是（　　　）。
　　A. 药物　　　　　　　　B. 证候　　　　　　　C. 病因
　　D. 治法　　　　　　　　E. 以上均非

48. 大枣在十枣汤中的作用是（　　　）。
　　A. 治疗次要症状　　　　B. 治疗兼证
　　C. 缓解君药的毒、烈性　D. 起反佐作用　　　　　E. 以上均非

49. 煎药用具忌用（　　）。
    A. 沙锅　　　　　　　　B. 瓦罐　　　　　　　　C. 搪瓷器
    D. 铁锅　　　　　　　　E. 以上均非

50. 清热剂的煎煮法是（　　）。
    A. 文火久煎　　　　　　B. 武火急煎　　　　　　C. 武火久煎
    D. 文火急煎　　　　　　E. 以上均非

51. 现存古医著中最早记载治则、治法、遣药组方及配伍、服药宜忌等内容的是
    （　　）。
    A.《五十二病方》　　　B.《太平惠民和剂局方》　C.《黄帝内经》
    D.《伤寒杂病论》　　　E. 以上均非

52. 方剂与治法的关系，下列哪一项是错误的？（　　）
    A. 以法统方　　　　　　B. 方从法立　　　　　　C. 治法是组方的依据
    D. 方剂是治法的具体体现　　E. 从历史发展来看，应先有法后有方

53. 下列除哪一项外，均属消法的适应证？（　　）
    A. 气血聚结证　　　　　B. 食积内停证　　　　　C. 痰浊壅聚证
    D. 虫积证　　　　　　　E. 燥屎内结证

54. "八法"是由历史上哪一位医家归纳出来的？（　　）
    A. 李东垣　　　　　　　B. 程钟龄　　　　　　　C. 孙思邈
    D. 张仲景　　　　　　　E. 李时珍

55. 下列关于"治法"的论述，哪一项是不正确的？（　　）
    A. 治法是针对具体病证而确定的治疗方法
    B. 方剂是治法的具体体现
    C. 治法是在辨证审因后制定的
    D. 治法是组成方剂的依据
    E. 从医学发展史上看，先有治法而后才有方剂

56. "轻可去实"法的代表方是（　　）。
    A. 大承气汤　　　　　　B. 麻黄汤　　　　　　　C. 十枣汤
    D. 八正散　　　　　　　E. 导赤散

57. 最早以功效分类的著作是（　　）。
    A.《医方集解》　　　　B.《千金方》　　　　　C.《伤寒杂病论》
    D.《普济方》　　　　　E.《五十二病方》

58. 煎膏又称（　　）。
    A. 药膏　　　　　　　　B. 硬膏　　　　　　　　C. 薄贴
    D. 膏滋　　　　　　　　E. 膏药

59. 将处方药物粉碎，干燥及混合均匀，制成粉末状制剂叫做（　　）。
    A. 丸剂　　　　　　　　B. 膏剂　　　　　　　　C. 茶剂
    D. 散剂　　　　　　　　E. 丹剂

60. 下列属于"反佐"法范畴的是（　　）。

A. 热因热用　　　　　B. 壮水制火　　　　　C. 以泻代清

D. 火郁发之　　　　　E. 寒药热服

61. 下列哪一项不符合方剂组成原则中的要求？（　　）

A. 辨证求因，审因立法，依法制方

B. 方中诸药，主次有序，分工配合

C. 君药一般在全方总药量中所占比例最大

D. 君、臣药是方剂中的主要组成部分

E. 方剂组成不一定君、臣、佐、使俱全，但君药必不可少

62. 有关组成原则的论述，下列哪一项有误？（　　）

A. “力大者为君”，君药是方中不可缺少的

B. 臣药药力小于君药，是辅助君药及治疗兼病的主要药物

C. 每首方中君、臣、佐、使药必须具备

D. 每味药不一定只任一职

E. 主病药物能至病所者，不必加用引经药

63. 下列哪一项不是组成方剂的目的？（　　）

A. 综合多药效　　　　B. 制约烈毒性　　　　C. 产生新药效

D. 增强原药效　　　　E. 监制诸药效

（二）多项选择题

1. 下列方剂中来源于清代著名的温病学家吴鞠通著作——《温病条辨》中的是（　　）。

A. 青蒿鳖甲汤　　　　B. 甘露消毒丹　　　　C. 普济消毒饮

D. 银翘散　　　　　　E. 杏苏散

2. 臣药的含义包括（　　）。

A. 直接治疗次要证候的药物

B. 针对兼病因或兼证起主要治疗作用的药物

C. 针对主病因、主证起主要治疗作用的药物

D. 辅助君药加强治疗作用的药物

E. 引经报使的药物

3. 使药的含义包括（　　）。

A. 引经报使的药物

B. 直接治疗次要证候的药物

C. 协调方中诸药药性的药物

D. 用以消除或缓和君、臣药的烈、毒性的药物

E. 用以消除或避免产生格拒现象（饮药即吐）而配伍的药物

4. 汤剂的特点是（　　）。

A. 吸收快　　　　　　B. 可以兼顾到病情的变化而随证加减

C. 不便携带　　　　　D. 节省药材　　　　　E. 药效发挥迅速

5. 汗法可用于治疗（　　）。

A. 外感表证　　　　　B. 疹出不畅　　　　　C. 疮疡初起
D. 里热实证　　　　　E. 饮食停滞

6. 下列属"和法"范畴的是（　　）。
A. 和解少阳　　　　　B. 开达膜原　　　　　C. 滋补肝肾
D. 回阳救逆　　　　　E. 调和肝脾

7. 下列属"消法"范畴的是（　　）。
A. 消食　　　　　　　B. 行气　　　　　　　C. 活血
D. 化痰　　　　　　　E. 利水

8. 方剂煎药的用具宜（　　）。
A. 瓦罐　　　　　　　B. 沙锅　　　　　　　C. 搪瓷器具
D. 铁器　　　　　　　E. 铜器

9. 《黄帝内经》中所论及的组方原则包括（　　）。
A. 君　　　　　　　　B. 臣　　　　　　　　C. 佐
D. 使　　　　　　　　E. 反佐

10. 方剂变化的形式包括（　　）。
A. 方名的变化　　　　B. 药味增减的变化　　C. 剂型更换
D. 药量增减的变化　　E. 药味、药量同时增减的变化

11. 组成方剂的目的包括（　　）。
A. 增强原药效　　　　B. 综合多药效　　　　C. 随证加减
D. 产生新药效　　　　E. 制约烈毒性

12. 方剂学研究的内容包括（　　）。
A. 方剂学的基本理论　B. 方剂的配伍规律　　C. 方剂的临床运用
D. 中药学的基本理论　E. 中药的性味、功用

13. "八法"的内容包括（　　）。
A. 汗、吐　　　　　　B. 下、和　　　　　　C. 温、清
D. 轻、重　　　　　　E. 消、补

14. 方剂与治法的关系包括（　　）。
A. 辨证以立法　　　　B. 以法统方　　　　　C. 以方示法
D. 方以药成　　　　　E. 从历史发展上看，治法来源于方剂

15. 属于"十剂"范畴的治法是（　　）。
A. 轻可祛实　　　　　B. 通可祛滞　　　　　C. 温可祛寒
D. 清可祛热　　　　　E. 涩可固脱

16. 《伤寒杂病论》的历史意义有（　　）。
A. 被后世誉为"方书之祖"
B. 首创融理、法、方、药于一体
C. 为中医学辨证论治的经典著作
D. 是中医药学史上第一部专门剖析方剂论理的著作
E. 是以治法分类方剂的代表著作

17. 宜空腹服用的方剂是（   ）。
    A. 安神剂　　　　　　B. 清热剂　　　　　　C. 补益剂
    D. 泻下剂　　　　　　E. 固涩剂
18. 将原药材加工制成不同剂型的依据主要是（   ）。
    A. 药物的性质　　　　B. 病情的需要　　　　C. 给药的途径
    D. 服药的时间　　　　E. 患者的年龄
19. 佐药的含义包括（   ）。
    A. 直接治疗次要证候的药物
    B. 针对兼病因或兼证起主要治疗作用的药物
    C. 制约君、臣药的烈、毒性的药物
    D. 用于消除或避免产生格拒现象（饮药即吐）而配伍的药物
    E. 协助君、臣药加强治疗作用的药物（起更次要的治疗作用）
20. 选药组方的依据是（   ）。
    A. 根据临床的病证　　B. 在辨证立法的基础上
    C. 按照方剂的组成原则　D. 选择合适的药物
    E. 方剂的功效
21. 消法可适用于（   ）。
    A. 气血郁结证　　　　B. 痰湿证　　　　　　C. 饮食积滞证
    D. 燥屎内结证　　　　E. 水湿证
22. 丸剂的特点是（   ）。
    A. 携带方便　　　　　B. 服用方便　　　　　C. 贮存方便
    D. 吸收缓慢　　　　　E. 药力持久
23. 散剂的特点是（   ）。
    A. 药力持久　　　　　B. 吸收快　　　　　　C. 制作方便
    D. 不易变质　　　　　E. 携带方便
24. "七方"的内容中有（   ）。
    A. 大方　　　　　　　B. 缓方　　　　　　　C. 奇方
    D. 偶方　　　　　　　E. 单方
25. 方剂变化的形式包括（   ）。
    A. 方名的变化　　　　B. 药味增减的变化　　C. 剂型更换
    D. 药量增减的变化　　E. 药味、药量同时增减的变化

（全世建）

下编　各　论

第一章 解 表 剂

（1）熟悉解表剂的概念、分类及应用注意事项。

（2）掌握方剂：麻黄汤、桂枝汤、九味羌活汤、小青龙汤、银翘散、桑菊饮、败毒散。

（3）熟悉方剂：止嗽散、麻黄杏仁甘草石膏汤、参苏饮。

（4）了解方剂：升麻葛根汤、柴葛解肌汤。

重点难点提示

（1）要求掌握、熟悉的方剂的证治特点。

（2）要求掌握方剂的组成原则（配伍关系）。

（3）"汗法"的立法依据及表证的含义。

（4）解表剂临证使用时掌握发汗的程度与疗效的关系。

（5）解表与解肌含义的区别。

（6）麻疹、疮疹、水肿、痢疾等病证初起可应用解表剂治疗的原因。

（7）麻黄汤中麻黄去节、杏仁去皮尖以及甘草炙用的意义。

（8）麻黄汤与三拗汤、麻黄加术汤、麻杏薏甘汤组成、功效、主治的异同。

（9）在麻黄汤、三拗汤、麻黄加术汤、麻杏薏甘汤各方中麻黄与桂枝、麻黄与杏仁、麻黄与白术、麻黄与薏苡仁的配伍意义。

（10）营卫不和与调和营卫的含义。

（11）桂枝汤证本身有"汗出"，但治疗上仍以"发汗"为法的意义。

（12）九味羌活汤如何体现"分经论治"的用药特点？

（13）九味羌活汤主治外寒内饮之证，方中应用白芍、五味子的意义。

（14）大青龙汤与麻黄汤相比只增加一味石膏，但倍用麻黄、甘草的意义。

（15）银翘散为辛凉解表之剂，方中以清热解毒的金银花、连翘为君药的意义。

（16）银翘散方中配伍辛而微温的荆芥的意义。

（17）桑菊饮中薄荷之辛凉透表力强，为何不以之为君？

（18）麻黄杏仁甘草石膏汤主治证候中为何"无汗"、"有汗"均可？

（19）败毒散中配伍人参的意义。

（20）败毒散方名的意义。

（21）败毒散治疗痢疾初起而体现"逆流挽舟"法的机理。

解表剂概说

1. 概念

（1）组成：以解表药为主。

（2）作用：宣通肌表，发散外邪（发汗、解肌、透疹）；属"八法"中"汗法"的范畴。

（3）立法依据："因其轻而扬之"、"其在皮者，汗而发之"。

（4）治证：①表证：乃外受六淫邪气，邪留肌表所致之证（发热、恶寒、头痛、脉浮）。②邪在肌表的疾患，包括麻疹初起、疮疡初起、水肿初起等病证。

2. 分类与适应证

（1）辛温解表剂：适用于风寒表证。代表方：麻黄汤、桂枝汤、九味羌活汤、小青龙汤、止嗽散。

（2）辛凉解表剂：适用于风热表证。代表方：银翘散、桑菊饮、麻黄杏仁甘草石膏汤、升麻葛根汤、柴葛解肌汤。

（3）扶正解表剂：适用于体虚外感表证。代表方：败毒散、参苏饮。

3. 使用注意

（1）辨别表里：凡邪已入里（麻疹已透、疮疡已溃、虚性水肿、吐泻伤津者）不宜应用；表里同病者，一般应"先表后里"；表里俱急者，则宜表里双解。

（2）掌握发汗程度：若药后无汗或汗出不透，则外邪不得尽去；若汗出太过，甚则大汗淋漓，则易伤津耗气，甚则亡阴亡阳；药后取汗应适度，以全身微微汗出者为佳。

（3）服用法：入汤剂不宜久煎；宜热服以助汗；"温覆"要适度；药后不汗，可再服；药后应避风，以免重感外邪。

（4）饮食宜忌：服药期间忌食生冷、油腻食物。

1. 证治机理

（1）解表即汗法，汗法能解除肌表之邪。解表用于外感表证无汗者，如麻黄汤主治恶寒发热、头痛身疼、无汗而喘、舌苔薄白、脉浮紧等证候。

（2）解肌为治疗外感初起有汗的方法，一般认为其发汗之力较轻，同样用来解除肌表之邪。解肌又有辛温解肌与辛凉解肌的不同。辛温解肌的如桂枝汤，适用于头痛发热、汗出恶风、脉浮缓等证候；辛凉解肌的如柴葛解肌汤，适用于身热重而恶寒轻、微汗、口渴、苔薄黄、脉浮数等证候者。

2. 立法依据分析

肌表是人身的藩篱，所以外感六淫伤人，一般都是先出现表证。此时邪气轻浅，可用解表剂使外邪仍从肌表而出。即《素问·阴阳应象大论》所谓"因其轻而扬之"、"其在皮者，汗而发之"，就是外邪在表的治疗原则。

3．临证应用　解表剂具有散外邪、宣肺气、开腠理、调营卫、通血脉之功效，故可用治：表证；麻疹、疮疹、水肿、疟疾、痢疾等病证初起见恶寒、发热、头痛、脉浮等证候者。

第一节　辛温解表

麻黄汤 （《伤寒论》）

❋ 知识点讲解 ❋

【主治】外感风寒表实证（太阳伤寒）。

【证机分析】

风寒束表
- 正邪相争——发热恶寒，苔薄白，脉浮紧。
- 毛窍闭塞——无汗。
- 经气不舒——头痛身疼。

↓

肺气不宣——气喘，咳嗽。

辨证要点：恶寒发热，无汗而喘，脉浮紧。

【病机】风寒束表（主），肺气不宣（次）。

【治法】发汗散寒，宣肺平喘。

【方解】

君：麻黄——发汗散寒，宣肺平喘。

臣：桂枝——解肌发表，温经散寒。

＊麻黄、桂枝相须为用，加强发汗散寒解表之力。

佐：杏仁——宣降肺气，止咳平喘。

＊麻黄、杏仁相配，宣降肺气，增强平喘止咳之功。

使：炙甘草——和中，调药。

配伍要点：麻黄配桂枝；麻黄配杏仁。

配伍运用提要

（1）本方中重用麻黄配伍桂枝，辛温发汗，散风寒而解表之力强，是"发汗之峻剂"。

（2）因风寒之邪有轻重的不同，病位有在表在肺之异，故治法配伍亦随之而变。如麻黄加术汤，麻黄汤中仅加一味白术以祛湿，合之则能发散风寒湿邪而治兼有一身烦疼者；又因白术尚能固表实肌止汗，与麻黄相配，则"麻黄得术，虽则发汗，不至多汗；而术得麻黄，并可以行表里之湿"（《医门法律》），用之可使"微微似欲汗出者，风湿俱去也"。而麻杏苡甘汤乃为麻黄汤去桂枝加薏苡仁而成，以薏苡仁祛湿清热，故本方主治风寒湿痹微有化热所致之"风湿一身尽疼，发热，日晡所剧者"。可见，一味麻黄，配伍不同，功效主治各异，是为配伍用药之精妙也。

（3）本方用药"麻黄去节"，"节"多指麻黄茎间之"节"，古人认为节与根同功，故宜去节以增强麻黄发汗之力。"杏仁去皮尖"，汪昂认为皮"涩"，尖"发"；"先煮麻黄，去上沫"，张锡纯认为"其沫中含有发表之猛力，去之所以缓麻黄发表之性也"。陶弘景则认为"去上沫，沫令人烦"。

（4）本方为发汗之峻剂，凡表虚自汗、体虚外感、新产妇人、失血者均不宜使用。

桂枝汤 （《伤寒论》）

知识点讲解

【主治】外感风寒表虚证（太阳病中风）。

【证机分析】

风寒客表 { 正邪相争——发热、恶风、头痛、苔白不渴、脉浮缓。
邪气波及肺胃——鼻鸣、干呕（或见证）。

营卫不和 { 卫阳不固，腠理疏松——恶风。
营阴不能内守而外泄——汗出。

辨证要点：发热头痛，汗出恶风，脉浮缓。

【病机】风寒客表，营卫不和。

【治法】解肌发表，调和营卫。

【方解】

君：桂枝——散寒解肌发表，温助卫阳。

臣：白芍——滋养营阴，收敛阴液。

＊桂枝、白芍相配，调和营卫，解肌发表，并使散中有收，使祛邪而不伤正，养阴而不留邪。

佐：生姜——辛散风寒，助君药以解表调卫，且温胃止呕。

大枣——补益脾胃，助白芍以和营血。

＊生姜、大枣相配助桂枝、白芍以增强调和营卫之力。

使（兼）：炙甘草——调和诸药。

＊桂枝、甘草相配，辛甘化阳，以增强助阳实卫；白芍、甘草相配，酸甘化阴，加强敛阴和营之力。

原方服法："啜热稀粥……以助药力"——补充谷气，以助驱邪外出。"温覆……遍身漐漐微似有汗者益佳"——助汗以祛邪。

配伍要点：桂枝配白芍；桂枝配炙甘草；白芍配炙甘草。

配伍运用提要

（1）本方配伍严谨有序，桂枝、白芍调肌表之营卫，生姜、大枣调脾胃之营卫，更以炙甘草合桂枝、生姜，辛甘化阳以助阳实卫；合白芍酸甘化阴以助敛阴养营，则调和营卫之功著，故为调和营卫法的代表方。

（2）营卫不和：正常状态下，卫行脉外，固护营阴，营阴内守，为卫阳提供营养，营卫调和。病理状态下，卫气虚弱，腠理疏松，卫阳不能固护营阴，营阴不能内守而外泄，故见汗出恶风，是为营卫不和。

（3）调和营卫：是纠正营卫不和，解除风邪的一种治法。风寒邪自表而入，可引起营卫不和，见头痛发热、恶风汗出、脉浮缓等证候，治以桂枝汤。方中以桂枝温卫助阳，解肌发表；配白芍滋养营阴，收敛阴液。合则既能温卫阳，又可养营阴，从而达到调和营卫的目的。

（4）风寒表虚证已有汗出，治疗上仍要发汗，其目的有三：一是通过发汗可以使表邪从汗而解；二是本方并非单独发汗之剂，通过桂枝与白芍相配，可以起到调和营卫的作用；三是虽为发汗，但本方并非为峻汗之剂，乃散中有收，祛邪而不伤正，养阴而不敛邪也。

（5）本方组成中，桂枝与白芍之比为1:1，两药以等量相配，通卫与调营并重，达到调和营卫，解肌发表的目的，以治风寒客表、营卫不和之证。

（6）本方亦能"化气调阴阳"而用治内科杂病属于阴阳、营卫甚至气血不和者，尤其是病后、产后、体弱出现以自汗出为主要表现者。若用治虚人自汗者，可加黄芪、白术以固表止汗；或妊娠恶阻者，可加苏梗、砂仁以理气安胎；病后、产后体虚加黄芪、当归以益气养血。

（7）类方比较：

方名	相同点	不同点
桂枝汤	均能散寒解表，用治外感风寒表证，症见恶寒、发热、头痛、苔薄白、脉浮	方中桂枝、芍药并用，虽发汗解表之力较逊，但尤善于调和营卫。适用于外感风寒，营卫不和而见发热头痛、汗出恶风、脉浮缓之表虚证
麻黄汤		方中麻黄、桂枝相须为用，发汗散寒力强，并能宣肺平喘，为辛温发汗之重剂。适用于外感风寒，兼肺气失宣而见恶寒发热、无汗而喘、脉浮紧之表实证

九味羌活汤 （《此事难知》）

知识点讲解

【主治】外感风寒湿邪，内有蕴热证。

【证机分析】

风寒湿邪外袭 { 风寒束表——恶寒发热，无汗头痛，苔白脉浮。
湿滞经络——肢体酸楚疼痛，头项强痛。

热蕴于里——口苦微渴。

辨证要点：恶寒发热，无汗头痛，肢体酸痛，口苦微渴，脉浮。

【病机】风寒湿邪外袭，兼热蕴于里。

【治法】发汗祛湿，兼清里热。

【方解】

君：羌活——散寒祛湿，祛风止痛（善治太阳头痛）。

臣：防风——祛风散寒，胜湿止痛（"治一身尽痛"）。

苍术——祛风除湿，发汗解表（治太阴头痛）。

* 防风、苍术相配，助君增强发汗以祛风寒湿邪之力。

佐：细辛——搜风散寒止痛（治少阴头痛）。

白芷——祛风散寒止痛（治阳明头痛）。

川芎——祛风止痛，活血行气（治少阳、厥阴头痛）。

* 细辛、白芷、川芎辛温香燥，助君以散寒祛风，宣痹止痛。

生地黄——清热养阴生津，且防辛温之药伤津。

黄芩——清泄里热。

使：甘草——调和诸药。

* 诸药相伍，既能统治风寒湿邪，又能兼顾协调表里，共成发汗祛湿、兼清里热之功。

配伍要点：辛温升散与寒凉清热药配伍；本方药备药六经，通治四时，权变活法。

配伍运用提要

（1）本方重在散寒祛湿，兼以清泄蕴热，既清在里之热，又制辛温燥烈之品助热生津，合则使"升者不峻"、"寒者不滞"。

（2）本方为四时感冒风寒湿邪的通用方剂。方中羌活辛温芳香，上引发散，善祛除在表之风寒湿邪，治太阳经头痛；苍术主入太阴经而祛湿疏风；细辛主入少阴经而散寒止痛，白芷主入阳明经祛风散寒止痛，治阳明经头痛；川芎主入厥阴、少阳经而祛风通络止痛，善治厥阴、少阳头痛。如此配伍，是为"分经论治"的基本用药配伍特点。原书服法中强调"视其经络前后左右之不同，从其多少大小轻重之不一，增损用之"，明示本方药备六经，通治四时，运用当灵活权变，不可执一，对后世颇有启迪。

小青龙汤 （《伤寒论》）

知识点讲解

【主治】外寒内饮证。

【证机分析】

风寒束表——恶寒发热，无汗身痛，脉浮。

水饮停肺 { 肺失宣降——喘咳，痰多而清稀，胸闷，苔白滑。 溢于肌肤——头面四肢浮肿，体重。

辨证要点：恶寒发热，无汗，喘咳痰多清稀，苔白滑。

【病机】风寒束表（主证），水饮内停（兼证）——表里同病，表证为主。

【治法】散寒解表，温肺化饮。

【方解】

君：麻黄——发汗散寒而解表，兼能宣肺平喘。

桂枝——散寒解肌发表，并可温阳化气以行水化饮。

＊麻黄、桂枝相须为用，发汗散寒解表力强。

臣：干姜、细辛——温肺散寒化饮。

佐：五味子——温敛肺气以止喘咳。

＊干姜、细辛、五味子相配，温肺散寒而化饮，收敛肺气而平喘；且散中有收，使散肺寒，化寒饮而不伤正，敛肺气，止喘咳而不留邪。

白芍——养阴和营，且防麻、桂之过汗伤阴。

半夏——燥湿化痰，祛饮降浊。

使：炙甘草——调和药性。

配伍要点：麻黄配桂枝；干姜、细辛配五味子。

配伍运用提要

（1）本方重在以麻黄、桂枝发汗散寒，干姜、细辛散寒蠲饮，解表与化饮同用，表里同治，且辛散与敛收兼顾，散中寓收，为治疗"风寒外壅，而伏积于内者"（《医学读书记》）的名方。

（2）外寒内饮之证，但若纯用辛温发散，既恐耗伤肺气，又须防温燥重伤其阴，故配以五味子敛气，白芍养阴，使祛邪而不伤正，散收相配。但白芍、五味子量宜少，以免酸敛太过而碍解表蠲饮。

（3）大青龙汤（《伤寒论》）乃麻黄汤倍麻黄、甘草，加石膏、生姜、大枣而成。两方均主治风寒表实证。但大青龙汤重用麻黄，发汗之力尤峻，加用石膏兼能清热除烦，生姜、大枣调营卫，和中气，倍甘草，也在于增强调和药效之力，防麻黄、桂枝之辛散太过，又防石膏之过寒碍胃。故适用于风寒表实重证，又兼郁热而烦躁者。但本方发汗力尤峻，用之宜慎；凡脉弱、汗出者禁用。

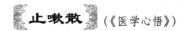 止嗽散 （《医学心悟》）

知识点讲解

【主治】 风邪犯肺之咳嗽证。

【证机分析】

风邪犯肺 ⎰ 宣降失司，津聚成痰：咳嗽，咯痰不爽。
上袭咽喉：咽痒。
邪正相争：恶风发热。
舌苔薄白，脉浮。

辨证要点：咳嗽咽痒，咯痰不爽，微恶寒发热，脉浮。

【病机】 风邪犯肺，宣降失司，津聚成痰。

【治法】 宣利肺气，疏风止咳。

【方解】

君：紫菀、百部——温而质润，善润肺下气，祛痰止咳。

臣：白前——降气化痰止嗽。

　　桔梗——开宣肺气，祛痰利膈。

　＊白前、桔梗与紫菀、百部相伍，宣降并施，疏利肺气，化痰止咳。

佐：荆芥——辛散疏风，透邪解表。

　　橘红——理气行痰，使气顺而痰消。

　　生姜——合荆芥以散风寒而祛邪，合陈皮则降逆和中而化痰。

使：甘草——调和诸药。

配伍要点：温润宣降，化痰止咳，散风解表。

配伍运用提要

　　本方温而不燥，润而不腻，散寒而不助热，解表而不伤津，为治咳嗽的基本方。凡新、久咳嗽属于风邪犯肺而见咳嗽咽痒者，均可应用。

第二节　辛凉解表

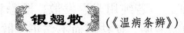 银翘散 （《温病条辨》）

知识点讲解

【主治】温病初起（风热表证）。

【证机分析】

风热袭表 {
邪留肌表——发热，微恶风寒，舌尖红苔薄黄，脉浮数。
风热邪毒上攻——咽痛。
热灼津伤——口渴。
风热犯肺——咳嗽。
}

辨证要点：发热，微恶寒，咽痛，口渴，脉浮数。

【病机】风热袭表，热毒偏盛。

【治法】辛凉透表，清热解毒。

【方解】

君：金银花、连翘——清热解毒，芳香辟秽；轻散透表、而除上焦之邪。

臣：薄荷、牛蒡子——辛凉解表，利咽解毒。

　　荆芥穗、淡豆豉——辛散透邪。

　＊薄荷、牛蒡子、荆芥穗、淡豆豉助君以加强疏散风热，透邪外出之力。其中荆芥药性虽辛温，但在大队寒凉药中，温性被制，而存其发表散邪之用，以增强本方解表透邪之力，故属"制性存用"之药。

佐：桔梗——宣肺化痰止咳。

竹叶、苇根——清热生津，除烦止渴。

使：甘草——清热解毒，调和诸药；与桔梗相配，为"桔梗甘草汤"，功能清利咽喉，化痰止咳。

配伍要点：解表药配清热药；方中佐以药性微温的荆芥之义。

配伍运用提要

（1）本方中金银花、连翘用量独重，其质地轻扬，味辛而透，功善疏风透表，清热解毒，芳香辟秽；针对温病热邪，外袭肌表，且温邪多夹秽浊的特点，用之尤为合拍，故以之为君。

（2）本方吴氏称之为"辛凉平剂"，临证用治风热邪在卫分的病症，如：流行性感冒、流行性乙型脑炎初起，扁桃腺炎、咽喉炎，痈疮初起，麻疹初起等。

（3）原书用法强调本方"杵为散，每服六钱，鲜苇根汤煎，香气大出，即取服，勿过煮，服药取轻清，过煮则味厚而入中焦矣"，可谓解表剂煎煮法之通则。

（4）制性存用：指方剂中通过药物的配伍，使某一药物的药性被其他的药物所制约，但又发挥其应有的功效，起到相反相成的作用，如银翘散中的荆芥。

桑菊饮 （《温病条辨》）

知识点讲解

【主治】风温初起，邪伤肺络证（风热咳嗽证）。

【证机分析】

风热犯肺 { 肺气不宣——咳嗽。
风热邪轻，外袭肺卫——身热不甚，口微渴。

辨证要点：咳嗽，微热微渴，脉浮而数。

【病机】风热犯肺，肺气不宣（邪轻病浅）。

【治法】疏散风热，宣肺止咳。

【方解】

君：桑叶——清宣肺热而止咳；疏散肺卫风热而透邪。
　　菊花——疏散风热，清利头目。
　*桑叶、菊花相合，相须为用，增强清宣肺经之风热而止咳之力。
臣：桔梗、杏仁——宣降肺气，化痰止咳。
　　薄荷——辛凉透表，疏散风热。
佐：连翘——清热解毒，轻透散邪。
　　苇根——清热化痰，生津止渴。
使：甘草——调和药性。
配伍要点：桑叶配菊花；桔梗配杏仁。

配伍运用提要

（1）本方用药轻清宣透，吴鞠通称之为"辛凉轻剂"，疏散风热中，偏于宣肺止咳，临床多用治风温初起、邪袭肺经、肺气失宣所致咳嗽之轻证。

（2）类方比较：

方名	相同点	不同点
桑菊饮	均能辛凉解表，疏风散热，用治外感风热，邪在肺卫之证。临证以发热、微恶风寒、头痛微渴、脉浮而数等证候为特征	长于宣肺化痰止咳。主要用治风温初起，邪袭肺络，肺气失宣而见咳嗽为主，伴微热、微渴、风热邪气较轻者；本方为"辛凉轻剂"
银翘散		并能清热解毒，治风热袭表，风邪热毒较甚而见发热、恶寒、头痛口渴、咽痛、舌尖红、脉浮数者；为"辛凉平剂"

麻黄杏仁甘草石膏汤 （《伤寒论》）

知识点讲解

【主治】外感风邪，邪热壅肺证。

【证机分析】

表邪 ┌ 热邪熏蒸——身热不解，脉浮数。
　　 │ 肺失宣降——咳逆气急，甚至鼻翼煽动。
　↓化热 ┤ 热灼津伤——口渴。
热邪壅遏于肺 │ 热壅于肺，迫津外泄——汗出。
　　 └ 热闭于肺，毛窍闭塞——无汗。

辨证要点：喘咳气逆，发热，口渴，脉浮数。

【病机】风热袭肺，或风寒郁而化热，热壅于肺，肺失宣降。

【治法】辛凉宣泄，清肺平喘。

【方解】

君：麻黄——宣肺平喘，辛散透邪。（制性存用）

　　石膏——清泄肺热，生津止渴。

　*麻黄、石膏相配，以寒制温，清泄肺热，宣肺平喘。

臣：杏仁——降利肺气，止咳平喘；与麻黄配伍，宣降肺气，增强平喘之力。

佐使：炙甘草——和中，调和诸药。

配伍要点：麻黄配石膏；麻黄配杏仁。

配伍运用提要

（1）本方所治之喘咳，乃因风热表邪，或风寒化热，热邪壅遏于肺，肺失宣降而致。治当以清宣肺热，平喘止咳为法。

（2）本方证之"汗出"乃肺热盛迫津外泄而设，而"无汗"者因热闭于肺，毛窍闭塞而致。均因"肺热"而致，是以不论有汗、无汗，均可应用本方清宣肺热。

（3）石膏与麻黄原著的用量比例为2∶1，临证若"汗出而喘"者，可加重石膏用量以清泄肺热；若"无汗而喘"者，可适当减少石膏的用量，发挥麻黄辛散开宣肺气，透达毛窍而祛邪之义。

升麻葛根汤 （《阎氏小儿方论》）

知识点讲解

【主治】麻疹初起。

【证机分析】

外邪郁表，肺气失宣，风邪热毒郁滞肌表，不得宣发——麻疹未发或发而不透。

风热邪郁肌表——发热恶风，头痛酸楚，脉浮数。

风热犯肺，肺气失宣——咳嗽，喷嚏。

热邪上攻，热灼津液——目赤流泪，口渴，舌红苔干。

辨证要点：麻疹初起，疹出不畅，舌红，脉数。

【病机】风热邪毒郁滞。（肌表，肺卫）⟶ 麻疹欲出不出，出而不透。

【治法】解肌透疹。

【方解】

君：升麻——宣散风热，透疹解毒。

臣：葛根——解肌发表而透疹；升津除热。

＊升麻、葛根相配，增强解肌透疹之功。（不但增强辛凉解肌的作用，而且善于透疹解毒）

佐：赤芍——凉血行血以清解血络之热毒。

使：炙甘草——清热解毒；调和诸药。

配伍要点：升麻配葛根。

配伍运用提要

麻疹为肺胃蕴热，感受麻毒时疫之邪而发。麻疹初起，以透为顺，若麻疹初起，疹发不出，或出而不透，则宜解肌透疹，俾麻毒外透，邪有出路也。若麻疹已透或疹毒内陷而见气急者不宜使用。

柴葛解肌汤 （《伤寒六书》）

知识点讲解

【主治】外感风寒，郁而化热证。

【证机分析】

风寒未解（邪恋太阳经），寒郁肌腠而化热——恶寒渐轻，身热增盛，头痛肢楚，脉浮。

热邪初犯阳明经——鼻干，目眶痛，心烦不眠，苔薄黄，脉浮而微洪。

辨证要点：发热重，恶寒轻，头痛，眼眶痛，鼻干，脉浮微洪。

【病机】外感风寒，邪传三阳，郁而化热。

【治法】解肌清热。

【方解】

君：柴胡——疏风散热，以清透少阳之邪。

臣：葛根——解肌清热，解阳明之邪。

　　白芷、羌活——散太阳表邪而止疼痛。

　　石膏、黄芩——助柴胡、葛根以清泄少阳、阳明之邪热。

佐：白芍——敛阴和营。

　　桔梗——宣利肺气。

　　生姜、大枣——调和营卫以助解肌。

使：甘草——和中调药。

配伍要点：三经分治；柴胡配葛根、羌活。

配伍运用提要

本方主治太阳风寒未解，邪郁化热，渐入阳明而见恶寒渐轻，身热增盛，无汗头痛，目疼鼻干，眼眶、前额、眉棱骨疼痛者。以表证为主，阳明郁热为次，盖因寒郁化热，治法不以辛温为主，而以辛凉解肌为主，兼清郁热，故以柴胡辛凉解肌清热为君。

第三节　扶　正　解　表

败毒散 （《小儿药证直诀》）

知识点讲解

【主治】气虚外感风寒湿证。

【证机分析】

风寒湿邪外袭 ⎰ 风寒客表——憎寒壮热，无汗，脉浮。
⎨ 风寒犯肺——咳嗽有痰，鼻塞声重。
↕ ⎩ 湿滞经络——肢体酸痛，头项强痛。

正气不足（气虚体弱）：脉浮重取无力，或伴气短体倦。

辨证要点：憎寒壮热，无汗，头身重痛，脉浮而重取无力。

【病机】风寒湿邪外袭肌表；正气虚弱（气虚）。

【治法】散寒祛湿，益气解表。

【方解】

君：羌活、独活——发散风寒，祛湿止痛，以祛一身上下之风寒湿邪而止痛。

臣：川芎——活血行气，祛风止痛。

　　柴胡——解肌发表。

　*川芎、柴胡助君以散邪透表，通痹止痛。

佐：桔梗——宣通肺气，化痰止咳。

　　前胡——宣利肺气，化痰止咳。

　　枳壳——行气宽胸，消痰除满。

　*桔梗、前胡、枳壳宣降肺气，理气化痰而止咳。

　　茯苓——健脾渗湿，以治生痰之源。

　　生姜、薄荷——辛散解表而和中。

　　人参——益气扶正以驱邪外出；散中有补，不致耗伤真元。

使：甘草——调和药性。

配伍要点：方中佐以人参的意义；配伍柴胡的作用特点。

配伍运用提要

（1）本方为"益气解表"法的代表方。原治伤寒、瘟疫、风湿者，因感受疫疠之气，每与湿毒相关，本方功能发散邪毒（风寒湿毒），败其毒气，故名之。

（2）本方中应用人参之目的：在气虚而外受风寒湿邪的情况下，人参之用重点不在补虚，而在于益气扶正以鼓邪外出，故人参在方中仅为佐药，应用剂量也不宜过大，以免滞邪于里。

（3）本方亦可用治：痢疾初起证（体现"逆流挽舟"法）、痈疮初起证、时疫疟疾初起（见风寒湿表证者）。

（4）逆流挽舟：指治疗痢疾初起而有表证（外感夹湿型痢疾）的一种方法。古人认为，痢疾本来是邪气从表内陷于里，这时用败毒散疏表除湿，寓散于通，使表气疏通，里津亦除，其痢自愈。亦即邪自外入里，治疗上使邪从外而出，由里出表，好像在逆水中挽船上行的方法，故称"逆流挽舟"。

（5）本方去人参、薄荷、生姜，加荆芥、防风，即荆防败毒散（《摄生众妙方》）。

（6）类方比较：

方名	相同点	不同点
败毒散	均能疏风散寒，祛湿解表。用治外感风寒湿邪之证，临证以恶寒发热，头痛无汗，肢体酸楚等证候为特征者	兼益气扶正，宣肺止咳，是益气解表法的代表败毒散方。用治外感风寒湿，兼正气不足而见憎寒壮热、无汗、头身重痛、咳痰声重、脉浮重按无力等证候者
九味羌活汤		兼能清里热，用治外感风寒湿邪，兼有里热而见恶寒发热、无汗、头痛、肢体酸楚疼痛、口苦微渴等证候者

参苏饮 (《太平惠民和剂局方》)

知识点讲解

【主治】气虚外感风寒，内有痰湿证。

【证机分析】

风寒束表，肺气闭郁——发热恶寒，头痛，无汗，鼻塞。

痰湿阻滞，气机不利——咳嗽痰白，胸膈满闷，或兼脘腹痞闷。

体虚气弱，肢体失养——倦怠乏力，气短懒言，脉弱。

辨证要点：恶寒发热，无汗，咳嗽痰白，胸闷，体倦脉弱。

【病机】风寒束表，痰湿内阻气滞；气虚体弱。（表里同病，正虚邪实）

【治法】益气解表，理气化痰。

【方解】

君：紫苏叶——"解肌发表，散风寒"（《本草纲目》）；开宣肺气、"消痰利肺"（《本草纲目》）。行气宽中，和胃止呕。

　　葛根——解肌发表。

　*紫苏叶、葛根重用之以发散风寒，解肌透邪。

臣：前胡、桔梗——宣利肺气，化痰止咳。

　　半夏——尤善燥湿化痰，散结和中。

　　陈皮、枳壳——理气消痰，宽胸畅中，使气顺则痰消。

佐：人参——益气扶正以祛邪外出。

　　茯苓——健脾渗湿以治生痰之源。

　　木香——行气调中，芳香醒脾。

　　生姜、大枣——调和脾胃。

使：炙甘草——益气，和中，调药。

配伍要点：本方集解表、祛痰、调气、补虚于一体。

配伍运用提要

类方比较：

方名	相同点	不同点
参苏饮	同为益气解表之剂，也具化痰止咳之功，均可用治气虚外感风寒兼痰阻气滞而见恶寒发热、无汗、咳嗽痰白、胸闷、苔白、脉虚之证	在散寒解表中偏于理气化痰，用治虚人外感风寒，痰阻气滞、而见咳嗽、苔白、胸闷明显者
败毒散		重在发汗祛湿以解表，用治风寒挟湿之表证为主，临证以憎寒壮热、肢体酸楚疼痛、无汗、脉浮者为特征

解表剂综合试题

一、填空题

1. 外感风寒表虚证，治宜选方＿＿＿＿＿＿；外感风寒表实证，治宜选方＿＿＿＿＿＿；气虚外感风寒湿邪之证，治宜选方＿＿＿＿＿＿。

2. 桂枝汤中具有调和营卫作用的"药对"配伍是＿＿＿＿＿＿、＿＿＿＿＿＿。小青龙汤中具有温肺化饮作用的"药对"配伍是＿＿＿＿＿＿＿＿＿＿＿。

3. 调和营卫法的代表方是＿＿＿＿＿＿；逆流挽舟法的代表方是＿＿＿＿＿＿。

4. 《温病条辨》称之为"辛凉平剂"的方剂是＿＿＿＿＿；"辛凉轻剂"的方剂是＿＿＿＿＿；"辛凉重剂"的方剂是＿＿＿＿＿。

5. 败毒散的君药是＿＿＿＿＿，其在方中的作用是＿＿＿＿＿；小青龙汤的君药是＿＿＿＿＿，其在方中的作用是＿＿＿＿＿。

6. 以组方原则论，麻黄汤中桂枝属于＿＿＿＿＿药；小青龙汤中桂枝属于＿＿＿＿＿药。

7. 被称为"四时发散之通剂"的方剂是＿＿＿＿＿；被誉为仲景"群方之首"的方剂是＿＿＿＿＿。

8. 清朝的徐彬说："桂枝汤，外证得之，＿＿＿＿＿＿；内证得之，＿＿＿＿＿＿"。

9. 麻黄杏仁甘草石膏汤中麻黄配石膏的作用是＿＿＿＿＿；小青龙汤中麻黄配桂枝的作用是＿＿＿＿＿；麻黄汤中麻黄配杏仁的作用是＿＿＿＿＿。

10. 败毒散配伍人参的目的有＿＿＿＿＿＿；＿＿＿＿＿＿。

11. 桂枝汤中应用桂枝的作用是＿＿＿＿＿；应用白芍的作用是＿＿＿＿＿；桂枝配伍白芍的作用是＿＿＿＿＿。

12. 喘咳之证，属于热壅于肺，肺失宣降者，治宜选方＿＿＿＿＿；属于风寒束表，肺失宣降者，治宜选方＿＿＿＿＿；属于风寒束表，寒饮停肺者，治宜选方＿＿＿＿＿。

二、名词术语解释

1. 解表剂　　　2. 营卫不和　　　3. 调和营卫　　　4. 辛甘化阳
5. 酸甘化阴　　6. 逆流挽舟　　　7. 制性存用

三、默写方剂歌诀

1. 银翘散　　2. 败毒散　　3. 参苏饮　　4. 九味羌活汤　　5. 小青龙汤

四、病例分析

要求：分析下列病例，做出中医证的辨证诊断，并拟定治法、处方（包括方名、药物以及剂量、药物的特殊用法）。

1. 患者，女，12岁。昨日下午开始微恶风寒，头痛，全身不适，晚饭未进食，继则发热，体温39℃，头痛加剧，无汗，咽痛，微有咳嗽鼻塞，舌尖红，苔薄白，脉浮数。

2. 患者，女，25 岁。2 天前外出淋雨受凉，晚间即感恶寒，头身疼痛，服"感冒通"未效，遂来院求治。现恶寒发热，无汗，头痛项强，肢体酸楚疼痛，鼻塞声重，咳嗽有痰，胸膈痞满，苔白微腻，脉浮有力。

3. 杨××，男，58 岁。主诉：咳嗽、哮喘、痰多而稀 4 天。患者有慢性支气管炎、肺气肿 6 年。前几天因不慎淋雨受寒，突发感冒，症见恶寒，发热，头痛，胸膈痞闷，咳嗽，轻微哮喘，痰多而稀，舌淡红，苔白滑，脉浮。

4. 林××，女，42 岁。主诉：恶寒、发热、肢体酸痛 2 天。患者平素体质较差，常易感冒。前几天不慎吹风受寒，又被雨水淋湿，之后见恶寒发热，头项强痛，肢体酸痛，无汗，鼻塞声重，咳嗽痰白，胸膈痞满，舌淡苔白，脉浮而重按无力。

五、简答题

1. 简述解表剂的使用注意事项。

2. 简述败毒散中配伍人参的意义。

3. 简述桂枝汤主治证候的"汗出"与服用桂枝汤后所出现的"汗出"机理上的不同。

4. 麻黄汤、小青龙汤皆治咳喘之证，临证如何区别应用？

5. 银翘散是辛凉解表剂，方中为何配伍性味辛温的荆芥？

6. 何谓"逆流挽舟"法？举例说明。

7. 麻黄汤、麻黄杏仁甘草石膏汤均可治喘咳之证，其病机、治证有何不同？

六、问答题

1. 试述麻黄汤与桂枝汤在组成、功效、主治上的异同。

2. 试述桂枝汤的功效、主治证病机及配伍意义。

3. 比较分析桑菊饮与银翘散功效、主治之异同。

4. 试述银翘散的组成原则。

5. 试述九味羌活汤与败毒散功效及主治之异同。

6. 试述参苏饮与小青龙汤功效及主治之异同。

七、选择题

（一）单项选择题

1. 麻黄汤的组成药物中无（　　）。

    A. 麻黄　　　　　　　　　B. 芍药　　　　　　　　　C. 桂枝

    D. 杏仁　　　　　　　　　E. 炙甘草

2. 败毒散的功效是（　　）。

    A. 发汗解表，散风祛湿　　　　　B. 散寒祛湿，益气解表

    C. 益气解表，理气化痰　　　　　D. 温阳益气，解表散寒

    E. 辛温解表，宣肺平喘

3. 具有发汗祛湿，兼清里热功效的方剂是（　　）。

    A. 桂枝汤　　　　　　　　B. 九味羌活汤　　　　　　C. 麻黄汤

    D. 羌活胜湿汤　　　　　　E. 败毒散

4. 麻黄汤的功效是（　　　）。
　　A. 发汗散寒，宣肺平喘　　　　　　B. 解表祛湿，化痰止咳
　　C. 发汗解表，散寒祛湿　　　　　　D. 宣肺解表，祛痰止咳
　　E. 以上均非

5. 患者头痛发热，汗出恶风，苔白不渴，脉浮缓者，治宜选方（　　　）。
　　A. 麻黄汤　　　　　　B. 麻黄杏仁甘草石膏汤　　C. 三拗汤
　　D. 桂枝汤　　　　　　E. 九味羌活汤

6. 患者恶寒发热，头疼身痛，无汗而喘，舌苔薄白，脉浮紧，治宜选方（　　　）。
　　A. 麻黄杏仁甘草石膏汤　B. 麻黄汤　　　　　　C. 桂枝汤
　　D. 小青龙汤　　　　　E. 以上均非

7. 具有发汗解表、宣肺平喘功效的方剂是（　　　）。
　　A. 银翘散　　　　　　B. 败毒散　　　　　　C. 小青龙汤
　　D. 麻黄汤　　　　　　E. 桂枝汤

8. 小青龙汤组成药物中无（　　　）。
　　A. 麻黄　　　　　　　B. 桂枝　　　　　　　C. 生姜
　　D. 炙甘草　　　　　　E. 五味子

9. 桂枝汤的功效是（　　　）。
　　A. 发汗解表，宣肺平喘　　　　　　B. 温通心阳，平冲降逆
　　C. 解肌发表，调和营卫　　　　　　D. 发汗祛湿，止咳平喘
　　E. 发汗解表，散寒祛湿

10. 有关桂枝汤组成原则的论述，下列哪一项有误？（　　　）
　　A. 桂枝为君，解肌发表，助卫阳，通经络
　　B. 白芍为臣，益阴敛营
　　C. 生姜为佐，助桂枝辛散风寒，和中止呕
　　D. 大枣为佐，益气补中，且助芍药以和里缓急
　　E. 炙甘草为使，调和诸药

11. 银翘散与桑菊饮组成中所共有的药物是（　　　）。
　　A. 金银花、连翘　　　B. 连翘、菊花　　　　C. 连翘、桔梗
　　D. 杏仁、荆芥　　　　E. 竹叶、薄荷

12. 组成中含有黄芩、生地黄的方剂是（　　　）。
　　A. 麻黄汤　　　　　　B. 桂枝汤　　　　　　C. 九味羌活汤
　　D. 小青龙汤　　　　　E. 败毒散

13. 组成中含有淡豆豉、荆芥的方剂是（　　　）。
　　A. 桑菊饮　　　　　　B. 银翘散　　　　　　C. 小青龙汤
　　D. 麻黄汤　　　　　　E. 桂枝汤

14. 体现"逆流挽舟"法的方剂是（　　　）。
　　A. 银翘散　　　　　　B. 麻黄杏仁甘草石膏汤　C. 败毒散
　　D. 麻黄汤　　　　　　E. 桂枝汤

15. 桑菊饮组成药物中无（　　）。
　　A. 苇根　　　　　　　　B. 牛蒡子　　　　　　　C. 连翘
　　D. 桔梗　　　　　　　　E. 薄荷

16. 麻黄汤主治（　　）。
　　A. 风寒表虚证　　　　　B. 风寒表实证　　　　　C. 外寒内饮证
　　D. 寒饮停肺证　　　　　E. 以上均非

17. 具有解肌发表、调和营卫功效的方剂是（　　）。
　　A. 麻黄汤　　　　　　　B. 小青龙汤　　　　　　C. 桂枝汤
　　D. 参苏饮　　　　　　　E. 败毒散

18. 下列方剂中，通过药物配伍产生新药效的"药对"是（　　）。
　　A. 麻黄汤中麻黄、桂枝　　　　B. 桂枝汤中桂枝、芍药
　　C. 银翘散中金银花、连翘　　　D. 败毒散中羌活、独活
　　E. 以上均非

19. 九味羌活汤组成药物中无（　　）。
　　A. 白芷　　　　　　　　B. 川芎　　　　　　　　C. 生地
　　D. 黄连　　　　　　　　E. 苍术

20. 麻黄杏仁甘草石膏汤的功效是（　　）。
　　A. 辛凉宣肺，凉血解毒　　　　B. 辛凉解表，清热止咳
　　C. 辛凉宣泄，清肺平喘　　　　D. 清热解表，止咳化痰
　　E. 以上均非

21. 外感风寒湿邪，兼有里热证，治宜选方（　　）。
　　A. 羌活胜湿汤　　　　　B. 麻黄杏仁甘草石膏汤　C. 桂枝汤
　　D. 九味羌活汤　　　　　E. 小青龙汤

22. 麻黄杏仁甘草石膏汤中麻黄配石膏的作用是（　　）。
　　A. 宣肺平喘　　　　　　B. 清肺止咳　　　　　　C. 宣肺泄热
　　D. 止咳化痰　　　　　　E. 清胃宣肺

23. 患者恶寒发热，无汗，头痛项强，肢体酸楚疼痛，口苦微渴，苔白或微黄，脉浮，治宜选方（　　）。
　　A. 麻黄汤　　　　　　　B. 桂枝汤　　　　　　　C. 九味羌活汤
　　D. 小青龙汤　　　　　　E. 败毒散

24. 麻黄汤主治证候中无（　　）。
　　A. 汗出　　　　　　　　B. 恶寒发热　　　　　　C. 头疼身痛
　　D. 舌苔薄白　　　　　　E. 脉浮紧

25. 有关麻黄汤的配伍原则，下列哪一项有误？（　　）
　　A. 麻黄为君，发汗解表，宣肺平喘　　B. 桂枝为臣，温阳化气，行水化饮
　　C. 杏仁为佐，宣降肺气，平喘止咳　　D. 炙甘草为使，调和诸药
　　E. 麻桂相配，相须为用，发汗力强

26. 具有散寒解表，温肺化饮功效的方剂是（　　）。

    A. 小青龙汤　　　　　B. 麻黄汤　　　　　　C. 九味羌活汤

    D. 参苏饮　　　　　　E. 以上均非

27. 参苏饮组成药物中无（　　　）。

    A. 人参　　　　　　　B. 葛根　　　　　　　C. 前胡

    D. 香附　　　　　　　E. 枳壳

28. 患者身热不解，咳逆气急，口渴，汗出不畅，舌红苔薄黄，脉浮数者，治宜选方（　　　）。

    A. 麻黄杏仁甘草石膏汤　B. 麻黄汤　　　　　　C. 止嗽散

    D. 定喘汤　　　　　　E. 桂枝汤

29. 小青龙汤的君药是（　　　）。

    A. 麻黄　　　　　　　B. 麻黄、桂枝　　　　C. 桂枝

    D. 麻黄、白芍　　　　E. 桂枝、细辛

30. 桂枝汤治证的病机是（　　　）。

    A. 风寒束表，肺气不宣　B. 风寒客表，营卫不和

    C. 风寒袭表，水饮内停　D. 风寒客表，痰湿内阻

    E. 以上均非

31. 桂枝汤组成药物中无（　　　）。

    A. 桂枝　　　　　　　B. 白芍　　　　　　　C. 炙甘草

    D. 干姜　　　　　　　E. 大枣

32. 银翘散组成药物中无（　　　）。

    A. 防风　　　　　　　B. 荆芥　　　　　　　C. 淡豆豉

    D. 薄荷　　　　　　　E. 牛蒡子

33. 败毒散组成药物中无（　　　）。

    A. 柴胡　　　　　　　B. 桔梗　　　　　　　C. 人参

    D. 白前　　　　　　　E. 甘草

34. 虚人外感风寒，痰湿阻滞之证，治宜选方（　　　）。

    A. 小青龙汤　　　　　B. 参苏饮　　　　　　C. 败毒散

    D. 麻黄汤　　　　　　E. 桂枝汤

35. 桂枝汤中桂枝与芍药用量的比例是（　　　）。

    A. 1∶1　　　　　　　B. 1∶2　　　　　　　C. 2∶1

    D. 3∶1　　　　　　　E. 1∶3

36. 患者发热，微恶风寒，头痛口渴，咽痛，咳嗽，舌尖红苔薄微黄，脉浮数，治宜选方（　　　）。

    A. 麻黄汤　　　　　　B. 桂枝汤　　　　　　C. 银翘散

    D. 桑菊饮　　　　　　E. 败毒散

37. 患者咳嗽，身热不甚，口微渴，脉浮数，治宜选方（　　　）。

    A. 桑菊饮　　　　　　B. 止嗽散　　　　　　C. 麻黄汤

    D. 银翘散　　　　　　E. 桂枝汤

38. 桑菊饮的功效是（　　）。
    A. 辛凉透表，清热解毒　　　　B. 疏风清热，宣肺止咳
    C. 辛凉宣肺，清热平喘　　　　D. 辛温解表，宣肺平喘
    E. 以上均非

39. 麻黄杏仁甘草石膏汤中原书麻黄与石膏用量的比例是（　　）。
    A. 1：2　　　　　　B. 1：1　　　　　　C. 3：1
    D. 2：1　　　　　　E. 5：1

40. 药物配伍上，体现"药备六经"分经论治的方剂是（　　）。
    A. 九味羌活汤　　　B. 麻黄汤　　　　　C. 桂枝汤
    D. 柴葛解肌汤　　　E. 以上均非

41. 九味羌活汤的功效是（　　）。
    A. 发散风寒，宣肺平喘　　　　B. 解肌发表，调和营卫
    C. 发汗祛湿，兼清里热　　　　D. 祛风解表，胜湿止痛
    E. 祛暑解表，化湿和中

42. 小青龙汤中应用五味子的作用是（　　）。
    A. 敛肺止咳　　　　B. 敛阴止汗　　　　C. 收敛止泻
    D. 滋阴敛液　　　　E. 敛心安神

43. 桂枝在麻黄汤中的主要作用是（　　）。
    A. 调和营卫　　　　B. 温阳化饮　　　　C. 活血化瘀
    D. 散寒解肌　　　　E. 化气利水

44. 银翘散的功效是（　　）。
    A. 辛温解表，清热解毒　　　　B. 辛凉透表，清热解毒
    C. 发汗解表，清热除烦　　　　D. 疏风清热，宣肺止咳
    E. 辛凉透表，和胃益气

45. 有关败毒散中配人参的作用的论述，下列哪一项是错误的？（　　）
    A. 扶助正气以驱邪外出　　　　B. 散中有补，不致耗伤真元
    C. 资汗源，不至于汗之无汗　　D. 调补正气，防邪深入
    E. 纯为补虚而设

46. 败毒散的君药是（　　）。
    A. 羌活、川芎　　　B. 羌活、独活　　　C. 独活、川芎
    D. 羌活　　　　　　E. 独活

47. 风寒束表，水饮内停之喘咳证，治宜选方（　　）。
    A. 桂枝汤　　　　　B. 麻黄汤　　　　　C. 香薷散
    D. 小青龙汤　　　　E. 以上均非

48. 外感风邪化热，热壅于肺之喘咳证，治宜选方（　　）。
    A. 麻黄杏仁甘草石膏汤　B. 麻黄汤　　　　C. 桑菊饮
    D. 小青龙汤　　　　E. 以上均非

49. 吴鞠通称之为"辛凉平剂"的方剂是（　　）。

　　　A. 桑菊饮　　　　　　　B. 银翘散　　　　　　　C. 麻黄杏仁甘草石膏汤
　　　D. 小青龙汤加石膏汤　　E. 以上均非

50. 败毒散用治何证而体现"逆流挽舟"之法？（　　）
　　　A. 外感风寒湿证　　　　B. 时疫初起证　　　　　C. 痈疮初起证
　　　D. 痢疾初起证　　　　　E. 疟疾

51. 白芍在桂枝汤中的作用是（　　）。
　　　A. 敛阴和营　　　　　　B. 平肝熄风　　　　　　C. 柔肝舒筋
　　　D. 缓急止痛　　　　　　E. 以上均非

52. 下列不宜使用解表剂治疗的病证是（　　）。
　　　A. 麻疹初起之证　　　　B. 水肿初起之证　　　　C. 疮疡已溃之证
　　　D. 风寒表证　　　　　　E. 温病初起之证

53. 吴瑭所称"辛凉重剂"的方剂是（　　）。
　　　A. 银翘散　　　　　　　B. 清营汤　　　　　　　C. 白虎汤
　　　D. 麻黄杏仁甘草石膏汤　E. 桑菊饮

54. 体虚气弱，外感风寒湿邪之证，治宜选方（　　）。
　　　A. 败毒散　　　　　　　B. 小青龙汤　　　　　　C. 杏苏散
　　　D. 苏子降气汤　　　　　E. 参苏饮

55. 小青龙汤中干姜、细辛与五味子配伍的主要作用是（　　）。
　　　A. 温肺化饮　　　　　　B. 温中祛寒　　　　　　C. 散寒止痛
　　　D. 温脏安蛔　　　　　　E. 以上均非

56. 小青龙汤与麻黄汤的共同药物是（　　）。
　　　A. 杏仁　　　　　　　　B. 桂枝　　　　　　　　C. 干姜
　　　D. 细辛　　　　　　　　E. 白芍

57. 患者发热，恶寒，头痛，咽痛，口渴，咳嗽，舌尖红，苔薄黄，脉浮数，治宜
　　选方（　　）。
　　　A. 银翘散　　　　　　　B. 桑菊饮　　　　　　　C. 麻黄杏仁甘草石膏汤
　　　D. 桑杏汤　　　　　　　E. 以上均非

58. 有关方中的君药，下列哪一项是错误的（　　）。
　　　A. 败毒散——人参　　　B. 九味羌活汤——羌活　　C. 桂枝汤——桂枝
　　　D. 银翘散——银花、连翘　E. 以上均非

59. 桑菊饮主治咳嗽证的病机是（　　）。
　　　A. 风热犯肺　　　　　　B. 热壅于肺　　　　　　C. 痰热阻肺
　　　D. 风寒束肺　　　　　　E. 以上均非

60. 银翘散证的病机是（　　）。
　　　A. 风温犯肺，伤于肺络　　　　B. 风邪化热，热壅于肺
　　　C. 温病初起，风温邪袭肺卫　　D. 素体阴虚，风热袭表
　　　E. 以上均非

（二）多项选择题

1. 桂枝汤中桂枝配伍白芍药的作用是（　　）。

    A. 调和营卫　　　　　　B. 发散风寒　　　　　　C. 解肌发表

    D. 养阴和营　　　　　　E. 调和脾胃

2. 银翘散和桑菊饮组成中所共有的药物是（　　）。

    A. 杏仁　　　　　　　　B. 连翘　　　　　　　　C. 荆芥

    D. 桔梗　　　　　　　　E. 芦根

3. 麻黄杏仁甘草石膏汤的主治证候包括（　　）。

    A. 身热不解　　　　　　B. 咳逆气急　　　　　　C. 咳痰黄稠

    D. 无汗　　　　　　　　E. 脉浮而数

4. 柴葛解肌汤的组成中有（　　）。

    A. 黄芩　　　　　　　　B. 羌活　　　　　　　　C. 麻黄

    D. 细辛　　　　　　　　E. 白芷

5. 败毒散配伍人参的意义是（　　）。

    A. 益气以扶其正

    B. 扶正以鼓邪外出

    C. 助正以防邪入里

    D. 大补元气以固脱

    E. 散中有补，不致耗伤真元

6. 桂枝汤的辨证要点包括（　　）。

    A. 鼻鸣干呕　　　　　　B. 恶风　　　　　　　　C. 汗出

    D. 发热头痛　　　　　　E. 脉浮缓

7. 有关方中的君药，下列正确的是（　　）。

    A. 麻黄汤——麻黄

    B. 桂枝汤——桂枝、白芍

    C. 小青龙汤——麻黄、桂枝

    D. 败毒散——人参

    E. 银翘散——金银花、连翘

8. 参苏饮的功效包括（　　）。

    A. 益气　　　　　　　　B. 解表　　　　　　　　C. 理气

    D. 化痰　　　　　　　　E. 清热

9. 麻黄汤的主治证候有（　　）。

    A. 恶寒发热　　　　　　B. 头疼身痛　　　　　　C. 舌苔薄白

    D. 汗出而喘　　　　　　E. 脉浮紧

10. 解表剂的使用注意事项，下列正确的是（　　）。

    A. 不宜久煎

    B. 温服，服后避风寒

    C. 药后以遍身微汗出者为佳

D. 表里同病者宜先解表后治里，或表里双解

E. 疮疡、水肿、麻疹者也可应用

11. 九味羌活汤中体现"分经论治"的药物是（　　　）。

A. 苍术　　　　　　　B. 细辛　　　　　　　C. 羌活

D. 白芷　　　　　　　E. 川芎

12. 解表剂的作用有（　　　）。

A. 发汗　　　　　　　B. 解肌　　　　　　　C. 透邪

D. 透疹　　　　　　　E. 解毒

13. 解表剂可用治（　　　）。

A. 麻疹初起　　　　　B. 疮疡初起　　　　　C. 水肿初起

D. 痢疾初起　　　　　E. 以上均非

14. 下列方中之药属于"制性存用"的是（　　　）。

A. 小青龙汤——白芍

B. 麻黄杏仁甘草石膏汤——麻黄

C. 九味羌活汤——黄芩

D. 银翘散——荆芥

E. 桂枝汤——白芍

15. 功能散寒解表的方剂是（　　　）。

A. 败毒散　　　　　　B. 参苏饮　　　　　　C. 九味羌活汤

D. 小青龙汤　　　　　E. 桂枝汤

16. 九味羌活汤的主治证候中有（　　　）。

A. 恶寒发热　　　　　B. 汗出而喘　　　　　C. 口苦微渴

D. 肢体酸痛　　　　　E. 苔白脉浮

17. 麻黄杏仁甘草石膏汤的主治证候包括（　　　）。

A. 身热口渴　　　　　B. 咳逆气急　　　　　C. 痰黄而稠

D. 汗出　　　　　　　E. 舌苔薄黄，脉浮数

18. 具有止咳平喘功效的方剂有（　　　）。

A. 麻黄汤　　　　　　B. 小青龙汤　　　　　C. 麻黄杏仁甘草石膏汤

D. 桂枝汤　　　　　　E. 银翘散

19. 败毒散的组成药物中有（　　　）。

A. 前胡　　　　　　　B. 桔梗　　　　　　　C. 枳壳

D. 茯苓　　　　　　　E. 柴胡

20. 麻黄杏仁甘草石膏汤中麻黄配杏仁的作用是（　　　）。

A. 宣降肺气　　　　　B. 润肠通便　　　　　C. 化痰止咳

D. 平喘止咳　　　　　E. 宣肺利水

（施旭光）

第二章 泻 下 剂

学习基本要求

1. 熟悉泻下剂的概念、分类及应用注意事项。
2. 掌握方剂：大承气汤、温脾汤、麻子仁丸、十枣汤。
3. 熟悉方剂：济川煎、黄龙汤。
4. 了解方剂：增液承气汤、大黄附子汤。

重点难点提示

（1）要求掌握、熟悉的方剂的证治特点。
（2）要求掌握的方剂的组成原则（配伍关系）。
（3）临证应用泻下剂的注意事项。
（4）大承气汤原方煎药法的特点。
（5）大承气汤是如何通过药物配伍而体现"急下存阴"的？
（6）大承气汤用治热结旁流、热厥、痉病、发狂等诸证的机理。
（7）"承气"的含意。
（8）温脾汤用治久痢赤白的机理。
（9）麻子仁丸治疗脾约证的机理。
（10）济川煎中配伍升麻、泽泻的意义。
（11）十枣汤的服用法及使用注意事项。
（12）十枣汤配伍大枣的意义。

泻下剂概说

知识点讲解

1. 概念

（1）组成：以泻下药为主。
（2）作用：通导大便，泻下肠胃积滞，荡涤实热，攻逐水饮；属"下法"的范畴。
（3）立法依据：《内经·素问》："其下者，引而竭之"、"留者攻之"、"其实者，散而泻之"。
（4）治证：①胃肠积滞，大便秘结。②里实积滞、水饮内停证：胸腹积水、水肿。

46

2．分类与适应证

（1）寒下：适用于里热积滞证。代表方：大承气汤、小承气汤、调胃承气汤、大黄牡丹汤。

（2）温下：适用于里寒积滞证。代表方：温脾汤。

（3）润下：适用于津亏肠燥之便秘证。代表方：麻子仁丸、济川煎。

（4）攻补兼施：适用于里实积滞、正气亏虚之证。代表方：黄龙汤、增液承气汤。

（5）逐水：适用于水饮壅积于里之实证。代表方：十枣汤。

3．使用注意

（1）若表证未解，里实积滞已成，治应先表后里或表里双解，不宜单独应用下法。

（2）年老体虚、妇女新产血亏、病后津伤者，虽有里实积滞，亦宜攻补兼施。

（3）妇女妊娠或月经期间，慎用下法，以免损伤胎元或致月经过多。

（4）泻下之法，每易伤及胃气，故应用时须得效即止，慎勿过剂。

重点难点分析

（1）若谓泻下剂主治里实证，但里实热者，亦可用清法治之；里实寒者，亦可用温法治之。而里实积滞之证，其有"积"则非下不去。故曰本法可治里实积滞之证。且证虽有肠积便秘与水饮内停之异，然其均为有形之邪所引起。有形之积，属积滞在胃肠也好，属水饮停于胸腹、肢体也罢，均可以下法治之。是如《内经》之谓："其实者，散而泻之也。"

（2）立法依据分析，根据"其下者，引而竭之；中满者，泻之于内……其实者，散而泻之"（《素问·阴阳应象大论》）的原则，便秘和水饮等实证均可应用泻下之法，使六腑通畅，气血调和。

（3）大黄乃苦寒之品，苦能泄寒能清，功善清热泻下，通腑除积，用于热积之证，尤为合拍，故为治热结便秘证的要药，是以三承气汤、大黄牡丹汤均用之；温下剂之用大黄，乃因其有寒积也，寒者以温为法，积滞则非下不去，是故组方常用附、姜以温散祛寒，配合大黄之攻下除积，以收温下之功，温脾汤即是也。又润下剂麻子仁丸中之用大黄，是因其虽有阴津不足，但又有肠燥内结之机，燥结仍须通下，故在养阴润燥滑肠的同时，配以大黄通下泄结，从而促使大便的排出。在攻补兼施方剂中，大黄与补益药同用，用治正虚邪实之便秘证，"虚则补之"，实积宜下，故配伍大黄泻下除积，合则有泻不伤正，补不留邪之妙。逐水剂应用大黄与逐水药相伍，能增强攻逐水饮之力。

第一节　寒　　下

大承气汤 （《伤寒论》）

知识点讲解

【主治】阳明腑实证。

【证机分析】

伤寒邪气 化热 内传 胃腑
- 热与燥屎互结成实——大便秘结。
- 热结肠胃，气机壅滞——脘腹痞满，胀痛拒按。
- 热结津伤——口燥咽干，苔干。
- 燥热浊毒上冲——或发热、谵语。
- 燥热内结（邪盛）——舌红苔黄厚而燥，脉沉实。

证候特征：燥、实、痞、满俱在（阳明腑实证）。

辨证要点：大便秘结，脘腹痞满，胀痛拒按，舌红苔黄厚而燥，脉沉实。

【病机】实热、积滞壅结肠胃（主）；热盛津伤。

【治法】泻下泄热，行气消积→峻下热结（急下存阴）。

【方解】

君：大黄（后下）——苦寒泻热，清泻肠胃积滞。

臣：芒硝——咸寒泻热，软坚润燥通便。

＊大黄、芒硝相须为用，攻润相济，清泻热结力强，燥、实并治。

佐：枳实——破气散结，消积除痞。

厚朴——宽肠下气，消胀除满。

＊枳实、厚朴相配，助黄、硝以推荡积滞，攻下热结。

配伍要点：大黄配芒硝。

配伍运用提要

（1）本方功善清泻热结，行气导滞，为治热结阳明、气机壅滞所致便秘证的名方。体现了急下存阴法、釜底抽薪法、通因通用法。

（2）本方证有热结津伤之机，但组方中无养阴之品，何也？盖其津伤乃因热结而致，故其治重在峻下胃肠之热结，病因邪气去了则阴津不再耗伤，是以方剂不用养阴之品而具"存阴"之效，此即"急下"而"存阴"之意。

（3）本方亦主治属热邪积滞壅结肠胃所致诸证：①热结旁流——体现"通因通用"法。②热厥、痉病或发狂之证。肠中实热积结较重，机体为排除邪气，逼迫粪水从旁而下，故其虽有下痢，但下之乃臭秽粪水，且泻后脘腹的胀满痛不减，是为"热结旁流"也。若实热积滞闭阻于内，阳气受遏，不能达于四肢，则可见热厥；热盛伤津，筋脉失养，又可出现抽搐等痉病的表现；热扰神明，则神昏，甚至发狂。上述诸证，症状虽异，病机相同，即实热积滞内结肠胃，腑气闭阻，里热亢盛，津液急剧耗伤，治当应用大承气汤急下胃肠实热积滞，则诸证可解。

（4）本方以"承气"命名，是因六腑以通为用，胃气以降为顺。实热与积滞壅结肠胃，腑气不得通畅，形成阳明腑实证。用本方峻下热结，可承顺胃气下行，则气机调畅，以通为用，故方名"承气"。

（5）使用注意事项：本方煎煮时应先煮枳实、厚朴，后下大黄，芒硝溶服。本方为泻下峻剂，凡气阴亏虚、表证未解、燥热不甚者，及年老、体弱、孕妇等，均不宜用。

（6）名词术语解释。

1）急下存阴：指在热性病过程中，热邪积滞内结，津液日益耗损，此时急需应用寒下方剂以通导大便，清泻实热，从而达到保存津液的一种治法。如以大承气汤峻下热结，以治疗实热积滞内结肠胃之阳明腑实证。

2）釜底抽薪：指用苦寒降泄，通导大便以泻除实热之邪的方法。本法好比是抽去锅底下燃烧的柴草以降低锅内温度一样。泛指寒下法，以其苦寒降泄，清除实热积滞，导热下行，起到釜底抽薪的效果。

3）通因通用：为反治法之一，指应用通下的方药来治疗表现上有通泄的病证的一种治法。如有的痢疾患者，见大便黏滞而频，量少而不畅，是内有实积使然，治可应用大黄等药物以泻下通滞除积，使邪去利止。亦如应用大承气汤治疗热结旁流证。

（7）衍化方：

1）本方去芒硝即小承气汤（《伤寒论》），功能轻下热结，用治阳明腑实之轻证，以痞、满、实为主，燥证不甚。

2）本方去枳实、厚朴，加炙甘草即调胃承气汤（《伤寒论》），功能缓下热结，用治胃肠燥热实结，而痞满不甚者。

（8）类方比较：

方名	相同点	不同点
大承气汤	均能泻下热结，用治阳明实热，积滞内结之腑实便秘证，临证以大便不通、腹痛拒按、苔黄厚，脉实有力等证候为特征	芒硝、大黄相须为用，且大黄后下，泻热攻积力强，功善峻下热结，主治实热、积滞壅结肠胃所致之阳明腑实证以及热结旁流、热厥、痉病、发狂等病证。临证以痞、满、燥、实俱在为特征者
小承气汤		无芒硝，枳实、厚朴用量亦减轻，且大黄同煎，泻热攻下之力较逊，功能轻下热结。用治阳明热结之轻证，以痞、满、实而燥结不甚为特征者
调胃承气汤		无枳实、厚朴，大黄同煎，芒硝后下并加重其用量，再加炙甘草和中调胃，使下不伤正，故泻热攻下之力较为缓和，功能缓下热结。用治阳明燥热实结，而痞满不甚者

大黄牡丹汤 （《金匮要略》）

知识点讲解

【主治】肠痈初起，湿热瘀滞证。

【证机分析】

湿热蕴肠 { 搏结气血——右下腹疼痛拒按，甚至局部肿痞，右足屈而不伸，苔黄腻。
邪正相争，营卫失调——发热，恶寒，脉滑数有力。

辨证要点：右下腹疼痛拒按，右足屈而不伸，苔黄，脉滑数有力。

【病机】湿热瘀结于肠致肠络不通。

【治法】泻热破瘀，散结消肿。

【方解】

君：大黄——通便泄热，逐瘀活血。

　　桃仁——破血散瘀，润下瘀结。

　＊大黄、桃仁合用而有破瘀泻热之效。

臣：芒硝——软坚散结，通便泄热。配君药使瘀热之邪随大便而解。

　　牡丹皮——清热凉血，散瘀消肿，尤善清解血分伏热。

佐：冬瓜子——清肠利湿，排脓消痈，使湿热之邪从小便而出。

配伍要点：通便泄热，破血逐瘀以攻下瘀热之结，尤善攻逐瘀结；泄火通便，软坚散结以攻下瘀热之结，尤善泄下热结；通利二便以使瘀热湿滞之邪从下窍而出，给邪以出路。

配伍运用提要

（1）治证特点分析：本方对肠痈有脓无脓者皆可用，但根据本方作用以泻热破瘀为主，兼以清利湿热排脓消痈，故可推知本方治证以热瘀湿滞互结之肠痈脓未成或脓初成者为宜。

（2）大黄在方中以破瘀泻热为主，清泄湿热为辅，其泻下攻积通导大便之功实有以泻代清之用。

（3）肠痈：病名，多由于湿热瘀毒蕴结于肠致肠络瘀阻不通所致，以右下腹疼痛拒按，或右足屈而不伸，伸则痛甚，甚则局部肿痞为主要症状表现。

（4）煎服法：水煎去滓，芒硝烊化于药汁内，顿服之。

第二节　温　下

温脾汤 （《备急千金要方·卷15》）

知识点讲解

【主治】阳虚冷积证。

【证机分析】

素体脾阳不足或过食生冷，损伤中阳——→阴寒内盛，积滞不行——→

寒积便秘 { 大便秘结，或久痢赤白——脾阳不足，积滞内结，传导失司。

腹痛（得温则减）——寒邪积滞阻结肠中，气机壅滞。

手足不温 ——阳气不达。

苔白不渴，脉沉弦。

辨证要点：便秘或久痢赤白，腹痛，手足不温，脉沉弦而迟。

【病机】脾阳不足，运化失职，寒积结于肠胃（虚实夹杂）。

【治法】攻下寒积，温补脾阳。

【方解】

君：附子——温壮脾阳；温散寒凝，以宣通寒积。

　　大黄——荡涤泻下，攻积通滞（制性存用）。

　　＊附子、大黄相配，以温制寒，温中阳，下积滞以除冷积。

臣：芒硝——软坚，助大黄泻下攻积。

　　干姜——助附子温中阳以散寒凝。

佐：人参——补脾益气，防大黄之泻下伤中。

　　当归——养血润燥，既润肠以助泻下，又使泻下而不伤正。

使：甘草——和中调药。

配伍要点：附子配大黄。

配伍运用提要

（1）本方为四逆＋人参汤＋大黄、芒硝、当归而成，泻下攻积与温补脾阳并重，为温补攻下之良剂，尤宜用治脾阳不足（中焦虚寒），寒积内结肠胃所致便秘腹痛、手足不温，脉沉弦而迟者。

（2）本方用治久痢赤白乃属"通因通用"之法。久痢不止，中阳受损，积滞不除，下痢频作，用本方可使脾阳得复，冷积祛除，而下痢赤白自愈。

（3）温脾汤与大黄附子汤均以附子配大黄为主体，均能温下寒积，而用治寒积便秘证。但前者尚有细辛之辛温通散，助附子温散寒凝止痛，主治寒实积滞所致腹痛便秘而正气不虚者；后者无细辛，但用干姜助附子温中散寒，更加人参、益气健脾，主治冷积内结，脾胃虚寒的虚中夹实证。

第三节　润　　下

麻子仁丸 （《伤寒论》）

知识点讲解

【主治】脾约证。（胃肠燥热，津液不足之便秘证）

【证机分析】

脾胃生理特点：胃主受纳，脾主散精。

本方证的病证机理：胃有燥热，脾津不足（胃强脾弱）──→脾的功能为胃所约束（脾约）──→津液输布失调──→肠道失以濡润，但输膀胱──→大便干结，小便频数。

辨证要点：大便干结，（脘腹痞胀），舌红苔黄而干。

【病机】肠胃燥热，脾津不足。

【治法】润肠泄热，行气通便。

【方解】

君：火麻仁——滋脾润燥，滑肠通便。

臣：杏仁——苦泄降气，润肠通便。

白芍——养阴以助润下。

大黄——通便泄热以除燥结之屎。

    *火麻仁、杏仁、白芍合用，以润肠通便为主，配大黄泻下泄热而成攻润兼施之剂。

佐：枳实、厚朴——下气破气，行滞消胀，大黄、火麻仁以降泄通便。

使（兼）：蜂蜜——润燥滑肠，调和诸药。

配伍要点：方中既滋液润肠，又泻热导滞，攻润相合，使腑气通顺，津液充足，下不伤正。

配伍运用提要

（1）本方乃小承气汤加火麻仁、杏仁、白芍、蜂蜜而成。体现了泻下药与滋润药配伍组方的特点；原为治疗胃热肠燥、脾津不足而致的脾约便秘证。以大便难，小便数为其特点，现多用治习惯性便秘、痔疮便秘及虚人、老年人便秘属于肠胃燥热、脾津不足者。

（2）《素问·厥论》有谓："脾主为胃行其津液也。"脾约证是由于胃中燥热（胃强），脾津不足（脾弱），脾被热邪所约束，脾不能为胃行其津液，因而津液不能四布，肠道失以濡润则大便干结，津液但输膀胱，故小便数。

（3）本方虽为润肠缓下之剂，但其中含有小承气汤药物等泻热攻下破滞之品，故年老体虚、津亏血少者，不宜常服本方；孕妇慎用。

济川煎 （《景岳全书》）

知识点讲解

【主治】肾虚便秘。

【证机分析】

肾虚精亏 { 肠道失润——大便秘结，舌淡脉沉细。

腰府失养——腰膝酸软。

膀胱失约——小便清长。

辨证要点：大便秘结，小便清长，腰酸舌淡，脉沉细。

【病机】肾虚精亏，肠燥便秘。

【治法】温肾益精，润肠通便。

【方解】

君：肉苁蓉——温肾益精，润肠通便。

臣：当归——养血和血，润肠通便。

牛膝——补肝肾，强筋骨。

佐：泽泻——渗湿以泄浊。

　　枳壳——下气宽肠以助通便。

　　升麻——宣以升清阳，使清升浊降以助通便。

　　＊泽泻、枳壳、升麻三药降泄浊气而升清阳，以助通便。

配伍要点：肉苁蓉配当归；肉苁蓉的作用特点。

配伍运用提要

（1）本方重用肉苁蓉配当归以温肾阳、益精气而润下通便，以补药之体做泻药之用，故有"用补于通"之说。善治肾虚精亏、肠燥便秘之证。

（2）方中升麻、泽泻两药的配伍颇具特色，泽泻主降，以渗泻肾浊，升麻主升，以升举阳气，两药一升一降，使降中寓升，欲降先升，从清阳得升则浊阴自降的角度，以助于通大便。

第四节　攻补兼施

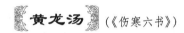 黄龙汤 （《伤寒六书》）

知识点讲解

【主治】阳明腑实，气血不足证。

【证机分析】

热结肠胃，腑气不通——大便秘结，脘腹胀满，身热口渴，苔焦黄。

热结旁流——自利清水。

热邪耗灼，神衰气脱——神昏谵语，肢厥，循衣撮空。

气血不足——神倦少气，脉虚。

辨证要点：大便秘结或自利清水，腹痛拒按，身热口渴，体倦少气，舌苔焦黄，脉虚数。

【病机】热结阳明，气血不足。

【治法】泻下热结，益气养血。

【方解】

君：大黄——泻热通便，荡涤积滞。

臣：芒硝——润燥软坚，以助大黄泻下攻逐之力。

佐：枳实、厚朴——行气导滞，助大黄、芒硝以通导大便。

　　人参、当归——益气养血，既扶正以祛邪，又使下不伤正。

　　桔梗——宣肺（上）以助通下。

佐使：生姜、大枣、甘草——调补脾胃。甘草兼调和药性。

配伍要点：泻热通便药与益气养血药同用，攻补兼施。

配伍运用提要

（1）本方治证多因大承气汤证应下失下，耗伤气血，而痞、满、燥、实俱在，或有下痢清水，伴体倦少气，脉虚乏力，正虚而邪盛，不攻则实积不去，不补则无以救其虚，故以大承气汤泻热攻积，配人参、当归补气血而扶正，攻补兼施为法。

（2）因肺与大肠相表里，欲通胃肠，必先开宣肺气，故黄龙汤中配桔梗开宣肺气以通肠腑。合大黄，寓升于降，有"欲降先升"之理，合则上宣下通，以降为主。

（3）使用注意事项：本方虽伍用扶正之品，但泻下力强，应用当中病即止；孕妇忌用。

（4）类方比较：

方名	相同点	不同点
黄龙汤	均能攻下热结。用治阳明腑实证，临证以大便不通、脘腹痞满、腹痛拒按、苔黄等为特征	兼能益气养血，用治阳明腑实、气血不足证。临证以大便秘结、脘腹胀满、身热口渴、神倦少气、舌苔黄、脉虚为特征
大承气汤		功能峻下热结、急下存阴，其攻下热结之力较强。用治阳明腑实，热结较甚之重证，或热厥、痉病、发狂等证见痞、满、燥、实俱在，伴苔黄燥、脉实有力者

增液承气汤 （《温病条辨》）

知识点讲解

【主治】阳明热结阴亏证。

【证治分析】

温热病邪，耗伤阴津，热结肠胃 ｛ 肠道失于濡养，燥屎不行——大便秘结。
津液受灼——口干唇燥，舌红苔薄黄干，脉沉细数。

辨证要点：便秘、口干唇燥，舌红苔黄干，脉沉细数。

【病机】热结阴亏，无水舟停。

【治法】滋阴增液，泻热通便。

【方解】

君：玄参——重用之滋阴清热，软坚润燥以通便。

臣：麦冬、生地黄——甘寒质润，养阴清热。

　＊玄参、麦冬、生地黄相配为用，即为增液汤，功能滋阴养液，润燥滑肠以通便，是为"增水行舟"。

佐：芒硝、大黄——相须为用，攻润相济，软坚润燥，清泻燥热实结。

配伍要点：滋阴润燥滑肠药配清热泻下药。

配伍运用提要

（1）本方原治阳明温病、下之不通者，是为热结阴亏、"无水舟停"、燥屎不行之证，故本方用大剂滋阴增液以润肠通便，增水行舟；配伍硝、黄泄热通便，使热结得下，功能滋阴增液，泻热通便。

（2）增水行舟：指以滋阴增液药物组成的方剂，功能滑润肠道，导下便结，用以治疗热结津亏，尤偏于阴亏液涸之便秘证的一种治法。滋阴增液，润肠通便，犹如水涨船行通畅，故名之。代表方如增液汤。

（3）若纯属阳明腑实以及阳虚便秘者，不宜应用本方。

第五节　逐　　水

十枣汤 （《伤寒论》）

知识点讲解

【主治】

（1）悬饮证。

（2）水肿。一身悉肿，身半以下为甚，腹胀喘满，二便不利。

【证机分析】

水饮内停
（邪气壅盛）
- 上迫于肺——咳嗽痰唾，短气，甚则不得卧。
- 饮停胸胁，气机阻滞——胸胁牵引作痛，心下痞硬，苔滑，脉沉弦。
- 犯胃，胃气上逆——干呕。
- 上扰清阳——头痛目眩。

辨证要点：咳唾胸胁引痛，或水肿腹胀，二便不利，脉沉弦。

【病机】 水饮内停，正邪俱盛。

【治法】 攻逐水饮。

【方解】

君：甘遂——善行攻逐经遂络脉中之水湿痰饮。　　　　　　　　　　　　　　　　　
　　大戟——善泻脏腑中之水湿痰饮。　　　　　　　　｝攻逐水饮
　　芫花——善消胸胁间之伏饮痰癖。

*甘遂、大戟、芫花相须为用，泻水逐饮力强，以除积聚，消肿满。

佐使：大枣——益气护胃；且缓和诸药的峻烈和毒性，使下不伤正。

配伍要点：逐水药配大枣；配伍大枣之作用特点。

配伍运用提要

（1）本方集三味逐水峻品于一方，攻逐水饮力强，但毒性大，故佐以大枣制毒缓峻，使邪去不伤正。是为逐水之名方。

（2）方中配伍大枣，其作用有：①补脾胃，以制水邪。张秉成说："水邪所结，脾气必虚，故治水者，必先补脾，以土旺则自能胜水，脾健则始可运行。"②缓解大戟、芫花、甘遂诸药峻烈之毒性。

（3）服用法。①三味主药研成细末或装入胶囊备用。②服用剂量：成人每次 0.5～1.0 g。③服用时间：清晨空腹服用。④服用方法：大枣煎汤送服。⑤药后 2 小时仍不作泻，可再服。若药后作泻不止者，可饮冷稀粥或冷开水以止之。

（4）使用注意事项：本方逐水之力峻猛，只宜暂用，不可久服；孕妇忌用；忌与甘草伍用。

泻下剂综合试题

一、填空题

1. 润下剂适用于_____，代表方是_____；逐水剂适用于_____，代表方是_____。

2. 黄龙汤的功效是_____，主治_____。

3. 十枣汤的组成药物是_____；其治证的病机是_____。

4. 肠胃燥热，津液不足之便秘，治宜选方_____；阳明腑实，气血不足之便秘，治宜选方_____；热结阴亏之便秘，治宜选方_____。

5. 大承气汤原方的用法：先煎_____、_____，后下_____，溶化_____。

6. 大黄在大承气汤中的作用是_____；在温脾汤中的作用是_____；在麻子仁丸中的作用是_____。

7. 凡是以泻下药组成，具有_____、_____、_____作用，用以治疗_____证的一类方剂，统称为泻下剂。

8. 便秘腹痛、胁下偏痛、发热、手足不温、舌苔白腻、脉弦紧者，治宜选方_____；大便秘结、脘腹痞满胀痛拒按、口燥咽干、舌红苔黄厚而燥、脉沉实者，治宜选方_____。

9. 以大承气汤治疗热结旁流证体现_____法；以败毒散治疗痢疾初起体现_____法。

10. 大承气汤中大黄配芒硝的作用是_____；温脾汤中附子配大黄的作用是_____；大黄牡丹汤中大黄配桃仁的作用是_____。

二、名词术语解释

1. 泻下剂　　　2. 热结旁流　　　3. 急下存阴

4. 釜底抽薪　　5. 脾约

三、默写方剂歌诀

1. 温脾汤　　　　2. 麻子仁丸　　　　3. 济川

四、病例分析

要求：分析下列病例，作出中医证的辨证诊断，并拟定治法、处方（包括方名、药物以及剂量、药物的特殊用法）。

1. 曾××，男，18 岁。主诉：腹痛，时时下痢恶臭清水 1 周。患者因幼年丧父，家境贫寒，靠穿街走巷，贩卖爆米花度日。时值新年，尤为辛劳，经常饮食失时，饥餐冷饮，更受风寒，遂以致病。又初因劳碌，未能及时就医，10 余日后，病情加剧，始予求诊。就诊时证见脘腹痞满，疼痛拒按，时时下痢，色纯青，气甚臭，口渴，舌红苔黄厚，脉滑而实。

2. 陈××，女，56 岁。主诉：患者自述前 3 天因气候炎热，贪凉饮冷，后感腹部不适，继而便秘难解，腹中冷痛不止，脐下绞结，绕脐不止，手足欠温，小便清长，苔白不渴，脉沉弦而迟。

3. 刘××，男，76 岁。主诉：数日大便秘结难解，自觉腰膝酸软，手足不温，头晕目眩，神疲少气，小便清长，舌淡苔白，脉沉迟。

五、简答题

1. 简述使用泻下剂的注意事项。

2. 简述大承气汤用治"热结旁流"证的道理，及其体现"釜底抽薪"、"急下存阴"法的原因。

3. 简述麻子仁丸的证治机理。

4. 简述大黄在大承气汤、温脾汤、麻子仁丸的作用特点。

5. 简述大黄配伍附子，大黄配伍麻子仁，大黄与芒硝配伍人参、当归的作用特点。

6. 简述十枣汤的服用法。

7. 简述十枣汤中应用大枣的意义。

六、论述题

1. 比较大承气汤、小承气汤、调胃承气汤的异同点。

2. 试述大承气汤的功效、主治、组成原则。

3. 比较大承气汤和黄龙汤的功效、主治之异同点。

4. 试述温脾汤的功效、主治、组成原则。

七、选择题

（一）单项选择题

1. 大承气汤组成药物中无（　　）。

    A. 大黄　　　　　　　　B. 甘草　　　　　　　　C. 芒硝

    D. 枳实　　　　　　　　E. 厚朴

2. 下列除哪一方剂外，组成中均含有小承气汤的药物？（　　）

    A. 大承气汤　　　　　　B. 麻子仁丸　　　　　　C. 大黄牡丹汤

    D. 黄龙汤　　　　　　　E. 以上均非

3. 麻子仁丸的组成是（　　）。

    A. 小承气汤加麻仁、杏仁、白芍、甘草

    B. 小承气汤加麻仁、杏仁、白芍、蜂蜜

    C. 调胃承气汤加麻仁、杏仁、白芍、蜂蜜

    D. 调胃承气汤加麻仁、杏仁、白芍、甘草

E. 大承气汤加麻仁、杏仁、白芍

4. 下列除哪一项外，均属于大承气汤所体现的治法？（　　）

    A. 通因通用　　　　　　　B. 增水行舟　　　　　　C. 急下存阴

    D. 釜底抽薪　　　　　　　E. 以上均非

5. 大承气汤的功效是（　　）。

    A. 清热凉血　　　　　　　B. 峻下热结　　　　　　C. 轻下热结

    D. 缓下热结　　　　　　　E. 以上均非

6. 大承气汤的君药是（　　）。

    A. 芒硝　　　　　　　　　B. 大黄　　　　　　　　C. 枳实

    D. 厚朴　　　　　　　　　E. 以上均非

7. 下列除哪一项外，均为大承气汤的主治里热积滞的病证？（　　）

    A. 热厥　　　　　　　　　B. 热结旁流　　　　　　C. 阴亏肠燥证

    D. 阳明腑实证　　　　　　E. 痉病

8. 十枣汤的服用时间是（　　）。

    A. 中午　　　　　　　　　B. 清晨　　　　　　　　C. 饭后

    D. 睡前　　　　　　　　　E. 以上均非

9. 十枣汤组成药物中无（　　）。

    A. 芫花　　　　　　　　　B. 甘遂　　　　　　　　C. 大戟

    D. 甘草　　　　　　　　　E. 大枣

10. 大承气汤用治热厥，体现的治法是（　　）。

    A. 通因通用　　　　　　　B. 塞因塞用　　　　　　C. 寒因寒用

    D. 泄可去闭　　　　　　　E. 以泻代清

11. 黄龙汤的功效是（　　）。

    A. 润肠泻热，行气通便　　B. 攻下热结，益气养血

    C. 攻下寒积，温补脾阳　　D. 滋阴增液，泄热通便

    E. 逐水通便，行气消肿

12. 黄龙汤组成药物中无（　　）。

    A. 杏仁　　　　　　　　　B. 当归　　　　　　　　C. 人参

    D. 芒硝　　　　　　　　　E. 枳实

13. 温脾汤组成药物中无（　　）。

    A. 大黄　　　　　　　　　B. 附子　　　　　　　　C. 枳实

    D. 干姜　　　　　　　　　E. 人参

14. 温脾汤的君药是（　　）。

    A. 附子、大黄　　　　　　B. 附子、芒硝　　　　　C. 大黄、芒硝

    D. 附子、当归　　　　　　E. 附子、干姜

15. 温脾汤的功效是（　　）。

    A. 温里散寒，行气止痛　　B. 攻下寒积，温补脾阳

C. 攻逐寒积，消肿散结　　D. 温肾益精，润肠通便

E. 泄热通便，滋阴益气

16. 济川煎的功效是（　　）。

　　A. 温里散寒，通便止痛　　B. 攻下寒积，温补脾阳

　　C. 攻逐寒积，温中补虚　　D. 温肾益精，润肠通便

　　E. 以上均非

17. 患者便秘腹痛，手足欠温，苔白不渴，脉沉弦而迟，治宜选方（　　）。

　　A. 大承气汤　　　　　　　B. 济川煎　　　　　　　C. 麻子仁丸

　　D. 温脾汤　　　　　　　　E. 黄龙汤

18. 济川煎组成药物中无（　　）。

　　A. 大黄　　　　　　　　　B. 当归　　　　　　　　C. 牛膝

　　D. 肉苁蓉　　　　　　　　E. 泽泻

19. 患者大便秘结，小便清长，腰膝酸软，舌淡苔白，脉沉迟，治宜选方（　　）。

　　A. 大黄附子汤　　　　　　B. 温脾汤　　　　　　　C. 济川煎

　　D. 麻子仁丸　　　　　　　E. 黄龙汤

20. 具有润肠泻热、行气通便功效的方剂是（　　）。

　　A. 大承气汤　　　　　　　B. 小承气汤　　　　　　C. 调胃承气汤

　　D. 麻子仁丸　　　　　　　E. 济川煎

21. 有关大承气汤组成原则的论述，下列错误的是（　　）。

　　A. 大黄为君，泻热通便，荡涤胃肠积滞

　　B. 芒硝为臣，软坚润燥，泻热通便

　　C. 枳实为佐，破气导滞，消积除痞

　　D. 厚朴为佐，下气宽肠，消胀除满

　　E. 甘草为使，调和诸药

22. 患者下痢清水，气臭秽，脐腹疼痛，按之坚硬有块，口舌干燥，脉滑数，治宜选方（　　）。

　　A. 小承气汤　　　　　　　B. 调胃承气汤　　　　　C. 黄龙汤

　　D. 大承气汤　　　　　　　E. 以上均非

23. 患者自痢清水，脘腹胀满，腹痛拒按，身热口渴，神倦少气，神昏肢厥，脉虚，治宜选方（　　）。

　　A. 大承气汤　　　　　　　B. 麻子仁丸　　　　　　C. 黄龙汤

　　D. 济川煎　　　　　　　　E. 小承气汤

24. 温脾汤中应用大黄的作用是（　　）。

　　A. 攻下积滞　　　　　　　B. 清泻热结　　　　　　C. 温下寒积

　　D. 解毒消痈　　　　　　　E. 清热止血

25. 大承气汤中大黄配芒硝的作用是（　　）。

A．温下寒积　　　　　　B．攻下积滞　　　　　　C．泻热逐瘀
D．清泻热结　　　　　　E．以上均非

26．体现"通因通用"治法的方剂是（　　　）。
A．大承气汤　　　　　　B．麻子仁丸　　　　　　C．黄龙汤
D．温脾汤　　　　　　　E．以上均非

27．大承气汤中大黄的用法是（　　　）。
A．同煎　　　　　　　　B．后下　　　　　　　　C．另煎
D．先煎　　　　　　　　E．以上均非

28．温脾汤的君药是（　　　）。
A．附子、干姜　　　　　B．附子、大黄　　　　　C．大黄、干姜
D．大黄、芒硝　　　　　E．附子、芒硝

29．"三承气汤"（大承气汤、小承气汤、调胃承气汤）组成中所共有的药物是
（　　　）。
A．芒硝　　　　　　　　B．枳实　　　　　　　　C．厚朴
D．大黄　　　　　　　　E．甘草

30．大承气汤原方中大黄的煎法，下列正确的是（　　　）。
A．同煎　　　　　　　　B．先煎　　　　　　　　C．焗服
D．先煎枳实、厚朴，后下大黄　　　E．以上均非

31．下列组成中没有大黄的方剂是（　　　）。
A．济川煎　　　　　　　B．温脾汤　　　　　　　C．黄龙汤
D．麻子仁丸　　　　　　E．以上均非

32．十枣汤的 3 味主药研末后所应用的剂量宜（　　　）。
A．0.1～0.5 g　　　　　B．0.5～1.0 g　　　　　C．1.0～2.0 g
D．2.0～2.5 g　　　　　E．2.5～3.0 g

33．胃肠燥热、津液不足之脾约证，治宜选方（　　　）。
A．麻子仁丸　　　　　　B．小承气汤　　　　　　C．济川煎
D．大承气汤　　　　　　E．以上均非

34．由小承气汤变为厚朴三物汤属（　　　）。
A．药味增减变化　　　　　　　　B．药量增减变化
C．剂型更换变化　　　　　　　　D．药味、药量同时增减变化
E．以上均非

35．小承气汤的组成是由大承气汤减去哪一味药物而成？（　　　）
A．芒硝　　　　　　　　B．大黄　　　　　　　　C．枳实
D．厚朴　　　　　　　　E．甘草

（二）多项选择题

1．大承气汤主治热邪积滞壅结肠胃之证，包括（　　　）。
A．阳明腑实证　　　　　B．热结旁流证　　　　　C．热厥证

D. 痉病或发狂证　　　　E. 蓄水证

2. 组成中含有当归的方剂是（　　　）。
    A. 济川煎　　　　　　B. 黄龙汤　　　　　C. 新加黄龙汤
    D. 败毒散　　　　　　E. 麻子仁丸

3. 大承气汤的辨证要点包括（　　　）。
    A. 大便秘结　　　　　B. 脘腹痞满，胀痛拒按　　C. 舌红苔黄厚而燥
    D. 脉沉　　　　　　　E. 恶寒发热

4. 温脾汤的功效是（　　　）。
    A. 泄热逐水　　　　　B. 攻下寒积　　　　C. 温肾益精
    D. 温补脾阳　　　　　E. 行气散结

5. 取大黄以泄热通便为用的方剂是（　　　）。
    A. 温脾汤　　　　　　B. 大承气汤　　　　C. 麻子仁丸
    D. 黄龙汤　　　　　　E. 大黄附子汤

6. 大承气汤与黄龙汤组成中所共有的药物是（　　　）。
    A. 大黄　　　　　　　B. 人参　　　　　　C. 芒硝
    D. 枳实　　　　　　　E. 甘草

7. 慎用或禁用泻下剂的指征是（　　　）。
    A. 年老体弱　　　　　B. 病后伤津或亡血者　　C. 产后
    D. 正值经期　　　　　E. 孕妇

8. 大黄附子汤的辨证要点包括（　　　）。
    A. 腹痛便秘　　　　　B. 胁下偏痛　　　　C. 手足不温
    D. 苔白腻　　　　　　E. 脉弦紧

9. 温脾汤组成中无（　　　）。
    A. 枳实　　　　　　　B. 白芍　　　　　　C. 干姜
    D. 附子　　　　　　　E. 厚朴

10. 使用十枣汤应注意（　　　）。
    A. 遂、戟、芫研为散，大枣煎汤送服
    B. 清晨空腹服用
    C. 三味主药研末，每服 0.5～1.0 g
    D. 年老体弱者慎用，孕妇忌服
    E. 服药得快利后，宜食糜粥以保养脾胃

11. 大承气汤证的四大症特征为（　　　）。
    A. 痞　　　　　　　　B. 满　　　　　　　C. 燥
    D. 实　　　　　　　　E. 热

12. 麻子仁丸的功效包括（　　　）。
    A. 峻下热结　　　　　B. 润肠泄热　　　　C. 润燥增液
    D. 攻逐寒积　　　　　E. 行气通便

13. 在三"承气汤"中，大承气汤具有峻下热结之功是因（　　）。

　　A. 方中大黄用量最多　　　B. 枳实、厚朴行气破积以助攻下

　　C. 大黄后下　　　　　　　D. 大黄与芒硝同用　　　E. 芒硝溶服

14. 泻下剂的作用是（　　）。

　　A. 通导大便　　　　　B. 排除肠胃积滞　　　C. 荡涤实热

　　D. 攻逐水饮　　　　　E. 攻下瘀积

15. 温脾汤中附子配伍大黄的作用是（　　）。

　　A. 峻下热结　　　　　B. 温阳散寒　　　　　C. 润燥增液

　　D. 攻下寒积　　　　　E. 行气通便

（施旭光）

第三章 和 解 剂

（1）熟悉和解剂的概念、分类及应用注意事项。

（2）掌握方剂：小柴胡汤、蒿芩清胆汤、四逆散、逍遥散、半夏泻心汤、葛根黄芩黄连汤、大柴胡汤。

（3）熟悉方剂：痛泻要方、防风通圣散。

（4）了解方剂：达原饮。

重点难点提示

（1）要求掌握、熟悉的方剂的证治特点。

（2）要求掌握的方剂的组成原则（配伍关系）。

（3）邪在少阳，禁汗、禁吐、禁下的机理特点。

（4）小柴胡汤中配伍人参、大枣、炙甘草的意义。

（5）小柴胡汤用治热入血室的机理。

（6）四逆散所治"四逆"的机理。

（7）"培土抑木"法之义。

（8）葛根在葛根黄芩黄连汤方中的配伍意义。

（9）大柴胡汤的配伍特点以及白芍在方中的作用。

和 解 剂 概 说

知识点讲解

1. **概念** 凡具有和解少阳、调和脏腑功能、调和寒热、表里双解等作用，治疗少阳病、脏腑功能失调寒热错杂、表里同病等病证的一类方剂称和解剂。

2. **分类与适应证**

（1）和解少阳：适用于少阳病（半表半里证）。代表方：小柴胡汤、蒿芩清胆汤。

（2）调和肝脾：适用于肝脾不和之证。代表方：四逆散、逍遥散、痛泻要方。

（3）调和寒热（调和肠胃）：适用于肠胃不和之心下痞证。代表方：半夏泻心汤。

（4）表里双解：适用于表里同病之证。代表方：大柴胡汤、防风通圣散、葛根黄芩黄连汤。

3. 使用注意

（1）凡邪在肌表，未入少阳，或邪已入里，阳明热盛者，皆不宜使用和解剂。

（2）劳倦内伤，或气血虚损所致之寒热往来，均不宜使用和解剂。

（3）辨别表证与里证的寒热虚实属性而选。

（4）权衡表、里证的轻重缓急而施治。

■ 重点难点分析 ■

"和解"指具有和解、调和的作用，含和解少阳、调和脏腑功能、调和寒热之意，用治少阳证、脏腑功能不和、寒热互结等病证的一种治法。因其有"调和"之义，故用药较为平和，往往具祛邪与扶正、透表与清里、疏肝与理脾相配相用的特点。

第一节　和解少阳

小柴胡汤 （《伤寒论》）

■ 知识点讲解 ■

【主治】伤寒少阳病；妇人伤寒，热入血室证；疟疾、黄疸及内科杂病见少阳证。

【证机分析】

伤寒邪气
　↓化热内传
少阳（半表半里证）

正邪相争——寒热往来，脉弦。
枢机不利——胸胁苦满。
胆热犯胃——心烦喜呕，默默不欲饮食。
炎上——口苦，咽干，目眩。

辨证要点：寒热往来，胸胁苦满，口苦，脉弦。

【病机】热犯少阳，正邪相争，枢机不利。

【治法】和解少阳（透表泄热，疏畅枢机）。

【方解】

君：柴胡——重用之以透少阳（半表）之邪，疏畅少阳气机的郁滞。

臣：黄芩——清泄少阳（半里）之热。

　*柴胡、黄芩相配，透表泄热，调畅气机，和解少阳。

佐：半夏、生姜——和胃降逆止呕。

　　人参、大枣——益气扶正以祛邪外出，充实正气以防邪气内传。

使（兼）：炙甘草——调和诸药。

配伍要点：柴胡配黄芩；配伍人参、大枣、炙甘草之义。

■ 配伍运用提要 ■

（1）本方为和解少阳的主方，是用治少阳病半表半里证的著名方剂。本方亦治妇人伤寒，热入血室之证，其指妇人月经期间，外受风寒，化热内传，热与血相互搏结，故见经水不当断而断，又伴有少阳寒热往来，胸胁苦满，神志异常等证候者。

（2）少阳病为半表半里证，是邪已离太阳之表，又未入阳明之里。因邪不在表，故不能用汗法；邪不在里，胸腹中又无实邪，亦非吐、下法所宜，故少阳病之治有"三禁"：禁汗、禁吐、禁下也。"其经在半表半里，故法从和解，小柴胡汤之属是也。"（《本草经疏》）

（3）小柴胡汤的运用，张氏强调"有柴胡证，但见一证便是，不必悉具"。说明临床应用小柴胡汤，只要病机相符，证属少阳，即使只有主证的一二个证候，亦可应用。

（4）小柴胡汤方中配伍人参、大枣、炙甘草虽居佐药之位，但寓意颇深。本方主治少阳病，临床并无气虚表现。然而由于少阳内主三焦，外主肌腠，位于半表半里，邪气至此，人体正气旺盛与否，与抗邪、防邪至关重要，因此方中加以三味，旨在以之益气扶正，鼓舞、扶助正气，既有助于君、臣药的驱邪，又能充实正气而实里，防邪气的深入内传。

（5）小柴胡汤为和剂，一般服药后不经汗出而病解，但也有药后得汗而愈者，这是正复邪却，胃气调和所致。

蒿芩清胆汤 （《通俗伤寒论》）

知识点讲解

【主治】少阳湿热痰浊证。

【证机分析】

少阳热盛，正邪相搏——寒热如疟，寒轻热重。

少阳气机郁滞——胸胁胀满，膈闷。

胆热犯胃，胃失和降——口苦，吐酸苦水。

挟痰湿上逆——或呕黄涎而黏。

湿热下注——小便黄短。

胆热偏盛，痰湿内阻之象——舌红苔腻，脉弦滑数。

辨证要点：寒热往来，寒轻热重，吐酸苦水，舌红苔黄腻，脉弦滑数。

【病机】

（1）邪热偏盛，郁滞少阳——→犯胃，胃失和降。

（2）湿热痰浊中阻。

【治法】清胆利湿，和胃化痰，和解少阳。

【方解】

君：青蒿——清透少阳邪热，且气味芳香而能"辟秽宣络"。

　　黄芩——清泄少阳邪热，并清热燥湿。

　＊青蒿、黄芩相配：透邪泄热，引邪外出，和解少阳。

臣：竹茹——清胆胃之热，化痰止呕。

　　半夏——燥湿化痰，降逆和胃。

　　枳壳、陈皮——行气消痰，散结除痞。

佐：碧玉散（滑石、甘草、青黛）。

　　赤茯苓——清热利湿解毒，导邪从下而去。

使：甘草——清热解毒，调和诸药。

配伍要点：本方清透胆热，利湿化痰，分消走泄；组方，青蒿、黄芩配温胆汤（枳壳、赤茯苓）、碧玉散。

配伍运用提要

（1）本方重在清透少阳邪热，兼以清化中焦痰湿，是治少阳热盛兼痰湿内阻的要方。本方既透散于外，又清热于内，兼可化浊辟秽，化浊于中，利湿于下，"分清走泄"。

（2）本方证有少阳热盛、枢机不利的特点，故以蒿、芩和解少阳为君。青蒿辛、苦而寒，芳香透络，透达少阳邪气于外。《重订通俗伤寒论》有谓："青蒿脑清芬透络，从少阳领邪外出，虽较疏达腠理之柴胡力缓，而辟秽宣络之功，比柴胡尤胜。"青蒿与黄芩配伍，清透并用，以清为主，重在清泄少阳半里之热，兼可化浊辟秽。

（3）类方比较：

方名	相同点	不同点
蒿芩清胆汤	均能和解少阳，用治邪犯少阳，气机不利而见寒热往来、胸胁胀满、口苦、脉弦等少阳病证	清胆除热之力较强，并能利湿化痰，理气宽胸。多用治少阳病胆热偏盛，兼有湿热痰浊阻滞之证，临证并见寒轻热重、吐酸苦水、甚或黄涎、舌红苔黄腻、脉弦滑数等证候者
小柴胡汤		功善和解少阳、透表力强、并能益气和胃、扶正祛邪。用治少阳病半表之邪偏重，兼胃虚气逆者，临证每多伴有咽干目眩、不欲饮食等证候

第二节　调 和 肝 脾

四逆散 （《伤寒论》）

知识点讲解

【主治】阳郁厥逆证；肝脾不和证。

【证机分析】

伤寒邪气内传，肝气郁结→气机枢转不利→阳气内郁，不能透达四肢→四逆。

肝气郁结 横逆乘脾 脾气壅滞 { 脾阳不达四肢：四逆（手足不温）。
木乘脾土 （泄利下重） { 肝脾气机郁滞：胸胁、脘腹疼痛，胀闷，脉弦。

辨证要点：胸胁、脘腹疼痛，脉弦。

【病机】肝脾不和（气机郁滞），阳气内郁。

【治法】疏肝理脾，透邪解郁。

【方解】

君：柴胡——疏肝理气，透邪解郁。

臣：白芍——养阴柔肝，缓急止痛。

  *柴胡、白芍相配，疏肝气以调肝之用，养阴血以补肝之体，体用并治。

佐：枳实——行气导滞而理脾。

  *柴胡、枳实相配，疏肝理脾，调畅气机。

使：炙甘草——合白芍酸甘化阴，增强养阴柔肝，缓急止痛之力；调和诸药。

配伍要点：柴胡配枳实；柴胡配白芍；白芍配甘草。

配伍运用提要

（1）本方所治之四逆，乃因外邪传经入里，枢机不利，阳气内郁，不能达于四末所致。与阳衰阴盛所致的四肢厥逆证有本质上的不同。

（2）有谓"肝体阴而用阳"。体阴：指肝主藏血，其本属阴；用阳，指肝主疏泄，以调畅一身的气机也。故四逆散中，以柴胡疏达肝气而调肝之用，以白芍滋养阴血而补肝之体，柴、芍相配，疏肝、养肝，体用并治，为临证疏肝理气的常用药对配伍。

逍遥散 （《太平惠民和剂局方》）

知识点讲解

【主治】肝郁血虚脾弱证。

【证机分析】

肝气郁结 经气郁滞——两胁作痛，乳房胀痛，月经不调，脉弦。
肝郁脾虚 木郁乘脾，脾弱失运——食少神疲，脉虚。
血虚，血不上荣——头痛目眩，口燥咽干脉细。

辨证要点：两胁作痛，目眩，食少体倦，舌淡，脉弦细而虚。

【病机】肝气郁结，血虚脾弱。

【治法】疏肝解郁，养血健脾。

【方解】

君：柴胡——疏肝理气而解郁。

臣：当归——养血补肝，调血行滞。

  *柴胡、当归相配，疏肝气而调肝之用，养阴血而补肝体，体用并治。

  白芍——养血敛阴，柔肝缓急。

佐：白术、茯苓——健脾益气，并资营血生化，又实土以御木乘。

  炙甘草——配白芍以养阴缓急止痛；配术、苓益气和中。

  薄荷——疏达肝气，助柴胡以解肝郁。

  烧生姜——温胃和中。

配伍要点：柴胡配当归；配伍薄荷之作用特点。

配伍运用提要

（1）本方功善疏肝、养血、健脾，为调和肝脾，用治月经不调等病证的名方。

（2）柴胡之用：在小柴胡汤中，针对热传少阳，邪在半表半里之机，重用之既增强其透解少阳之邪之力，又能疏达肝气而解少阳经气之郁滞。在四逆散中针对肝脾气机壅滞，以柴胡疏肝理气，透邪解郁，以治阳郁四逆证及肝脾不和证。在逍遥散中针对肝气郁结之机，以之疏肝解郁，合当归、白芍养肝调肝，以治肝郁血虚之证。

（3）本方加牡丹皮、栀子即加味逍遥散，功效疏肝清热、养血健脾，主治肝郁生热、血虚脾弱者。本方加熟地黄即黑逍遥散，功效疏肝健脾、养血调经，主治逍遥散证而血虚较甚者。

（4）类方比较：

方名	相同点	不同点
逍遥散	均可疏肝理脾，用治肝脾不和之胸胁、脘腹胀痛之证	重在疏肝解郁，兼能养血健脾，为调经的常用方。临证用治肝气郁结，血虚脾弱之月经不调证，临证每伴见经行腹痛、头痛目眩、乳房胀痛、脉弦细等证候者
四逆散		重在疏肝理脾，调畅气机，兼能透邪解郁，原治阳郁四逆之证，临证尤多用治肝脾不和所致之胸胁、脘腹疼痛，脉弦之证

痛泻要方 （《丹溪心法》）

知识点讲解

【主治】脾虚肝郁之痛泻。

脾虚（土虚）<u>肝气横逆乘脾（肝旺）</u>脾运失常——清浊升降失调：大便泄泻。

脾虚肝旺，肝脾不和——腹痛肠鸣，反复发作，泻后腹痛不止，舌苔薄白，脉弦缓。

辨证要点：泄泻，泻必腹痛，肠鸣，脉弦缓。

【病机】脾虚肝乘，脾不健运，清浊升降失调。

【治法】补脾柔肝，祛湿止泻。

【方解】

君：白术——益气补中以治脾虚，健脾燥湿以促脾运。

臣：白芍——养肝柔肝以泻肝之实，缓急止痛。

　　*白术、白芍相配，补脾柔肝，培土抑木，调和肝脾。

佐：陈皮——芳香化湿以醒脾；行气和胃。

　　防风——散肝疏脾；且能升清阳以止泻。

配伍要点：白术配白芍；配伍防风之作用特点。

配伍运用提要

（1）本方主治脾虚肝旺、土虚木乘、脾受克制、升降失常所致泄泻证。

（2）扶土抑木：指针对脾虚肝旺，土虚木乘所致之痛泻证，治以补中健脾，泻肝柔肝的方法。如见大便泄泻、泻必腹痛、反复发作、肠鸣、苔薄白脉弦缓者，治以痛泻要方。

（3）原书方后注"久泻者加炒升麻六钱"，是久泻必致脾气虚陷，加升麻以升发清阳而增止泻之效。

第三节　调 和 寒 热

半夏泻心汤 （《伤寒论》）

知识点讲解

【主治】寒热互结之痞证。

【证机分析】

少阳病误下损伤中阳 { 寒热互结（心下）——心下痞满而不痛。
肠胃升降失司——呕吐、肠鸣下痢。
邪偏热挟湿——苔腻而微黄，脉弦滑数。

↓

邪热乘虚内犯

辨证要点：心下痞满不痛，呕吐，下痢，舌苔薄黄腻。

【病机】寒热错杂，肠胃升降失调。

【治法】寒热平调，散结除痞（辛开苦降法）。

【方解】

君：半夏——辛散开结以除痞，和胃降逆以止呕。

臣：干姜——温中散寒。

　　黄芩、黄连——清降泄热。

　*干姜与黄芩、黄连相配，既寒热并用以平调寒热，又辛开苦降以散结消痞。

佐：人参、大枣——补益脾胃之气以促运化；防温燥、苦寒药伤及虚土。

使（兼）：炙甘草——调和诸药。

配伍要点：寒热并用以和其阴阳，苦辛并进以调其升降，补泻兼施以顾其虚实；黄芩、黄连配干姜；配伍人参、大枣、炙甘草之义。

配伍运用提要

（1）本方为辛开苦降法的代表方。功善辛开苦降，平调寒热以治寒热互结之心下痞证。

（2）本方"泻心"之"心"实指的是"心下"，即肠胃而言。"胃之上脘在于心，故曰泻心，实泻脾也。"（《本草纲目》）李畴人亦曰："名曰泻心，实泻胃中寒热不和之邪耳。"（《医方概要》）而对"心下"的解释，钱天来认为："心下者，心之下，中脘之上，胃之上脘也，胃居心之下，或曰心下也。"（《伤寒溯源集》）

（3）辛开苦降：当寒热互结，肠胃不和而见心下痞满、呕吐下痢时，用辛味药之辛散以开通心下之痞结，配以苦味药之苦降，苦寒以清降泄热，降泄胃气以止呕，两者合用，平调寒热，开结降泄以治心下痞证，这种治法称为"辛开苦降"法。代表方如半夏泻心汤。

（4）本方减干姜二两，再加生姜四两即生姜泻心汤（《伤寒论》），功效和胃消痞、宣散水气，主治水热互结之痞证。

本方重用炙甘草（四两）即甘草泻心汤（《伤寒论》），功效和胃补中、降逆消痞，主治胃气虚弱之痞证。

（5）生姜泻心汤方中重用生姜和胃降逆，宣散水气而消散痞满，配合辛开苦降、补益脾胃之品，用治水热互结于中焦。甘草泻心汤方中重用炙甘草调中补虚，配合辛开苦降之品，用治胃气虚弱、寒热互结所致之痞证。王旭高有谓："半夏泻心汤寒热交结之痞，故苦辛平等；生姜泻心汤治水于热结之痞，故重用生姜以散水气；甘草泻心汤治胃虚气结之痞，故加重甘草以补中气而痞自除。"（《王旭高医书六种》）

第四节　表里双解

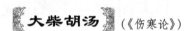 大柴胡汤 （《伤寒论》）

知识点讲解

【主治】少阳阳明合病。

【证机分析】

邪犯少阳，机枢不利——寒热往来，胸胁胀满。

胆热扰心，犯胃，心神不宁——郁郁微烦，呕逆不止。

邪入阳明，化热成实，腑气壅滞——心下满痛或痞硬，大便不解或下痢，苔黄，脉弦数有力。

辨证要点：往来寒热，腹痛便秘，舌红苔黄，脉弦数。

【病机】邪犯少阳，郁而发热，热入阳明，实热郁积。

【方解】

君：柴胡——疏邪透表。

臣：大黄——泻热通腑。

　　黄芩——擅清少阳之郁热。

　　枳实——行气破结。

＊柴胡、黄芩相伍，透表泄热，和解少阳。

＊枳实、大黄相配，泻热除结，行气除痞。

佐：白芍——柔肝缓急止痛。

＊白芍配大黄，治腹中实痛，配枳实理气和血，以除心下满痛。

半夏、生姜——和胃降逆止呕。

使（兼）：大枣——和中、调药。

配伍要点：柴胡、黄芩配大黄、枳实。

配伍运用提要

（1）邪在少阳不宜用下法，本方为什么用下法？按原方作者之意，本方证系少阳病不解，而邪热又已内传阳明所致。邪犯少阳则枢机不利，故见往来寒热，胸胁苦满，郁郁微烦等少阳证，少阳证未解，邪热已入阳明之腑，故又见便秘或下痢不畅，腹痛等阳明腑实证，其机理与大承气汤证（《伤寒论》）相同，但病情较轻。既然有阳明腑实证，则宜用下法，现少阳阳明并病，在治法上，则宜以和解少阳为主，兼以清泄腑实。

（2）类方比较：

方名	相同点	不同点
大柴胡汤	均能和解少阳，用治热犯少阳之寒热往来、胸胁苦满、口苦、脉弦等证	兼能内泻阳明热结，属"和"、"下"并用的表里双解剂。用治热犯少阳、热结阳明兼见心下痞硬、腹痛、便秘等证候者
小柴胡汤		透解少阳邪气力强，功善和解少阳，并能益气和胃。主治少阳病半表半里证以寒热往来、口苦咽干、心烦喜呕、胸胁苦满、脉弦为特征者

防风通圣散 《宣明论方》

知识点讲解

【主治】风热壅盛、表里俱实证；疮疡肿痛、头面疮癣证；皮肤瘙痒、丹斑瘾疹证。

【证机分析】

外感风邪，正邪相争——憎寒壮热。

内有蕴热，充斥上下——口苦而干，二便秘涩，头晕、目赤，舌苔黄腻，脉数。

辨证要点：憎寒壮热，口苦而干，二便秘涩，舌苔黄，脉数。

【方解】

防风、荆芥、麻黄、薄荷——轻浮发散，疏风解表。

石膏、黄芩——清泄肺胃。

桔梗、连翘——清宣上焦，解毒利咽。

滑石、栀子——清热利湿，导邪自小便解。

大黄、芒硝（炙甘草）——泄热通便，破结通腑。

*滑石、栀子、大黄、芒硝（炙甘草）分消二便，泻热于下。

当归、白芍、川芎——养血和血。

白术、甘草——健脾和中，监制苦寒以免伤胃。

生姜——和胃助运。

诸药相配，泻中寓补，使"汗不伤表，下不伤里"。

配伍要点：本方以解表、攻里、清热、补益诸药并用，体现了汗、下、清、补四法；本方以祛邪为主，表里同治，重在清泄里热。

配伍运用提要

（1）治法特点分析：本方治证的特征是外有风邪，内有实热，内外俱病，表里俱实。因此，治之既要发汗解表，驱邪从皮毛而出，又要通利二便，引热从下而去。本方汗、下、清、利四法并用，上、中、下三焦并治，故可用于风热壅盛、表里俱实之证。

（2）本方为何可治疮疡肿痛、头面疮癣证，皮肤瘙痒、丹斑瘾疹证？疮疡肿毒、斑疹瘾疹等属于风热壅盛，气血壅滞者，其病位在肌腠，其症必有发热恶寒、局部红肿热痛、舌红苔黄、脉数有力，治之既要发汗解表、清热泻火、活血消肿，亦需兼以通利二便，引热毒从下而出，因此，亦可用本方治之。此时，麻黄、荆芥、防风、薄荷的作用，一是发汗透毒，令肌腠之毒邪随汗而外解；二是畅行营卫，类似仙方活命饮之用防风、白芷。至于大黄、芒硝，因与当归、川芎相伍，则奏活血消肿，兼有通便泄热之效。

葛根黄芩黄连汤 （《伤寒论》）

知识点讲解

【主治】表证未解，邪热入里证。

【证机分析】

表证未解，里热已成——身热（微寒），口渴，苔黄（黄腻），脉数（滑数）。

热迫阳明——胸脘烦热，下痢臭秽，肛门灼热。

辨证要点：身热（微寒），下痢臭秽，烦渴，苔黄（黄腻），脉数（滑数）。

【病机】太阳表证未解，邪热陷阳明。

【治法】清泄里热，解肌散邪。

【方解】

君：葛根——外解肌表之邪，内清阳明之热，升清阳而止泻痢。

臣：黄芩、黄连——清泻阳明邪热，清热燥湿以止泻。

佐使：炙甘草——和中调药。

配伍要点：解表与清里并用，尤重清里。

配伍运用提要

（1）协热下痢：指表邪未解，热邪内陷阳明而出现的身热、下痢、胸脘烦热、口渴、舌红、苔黄、脉滑数的湿热泄泻证。

（2）主治证病机分析：本方原治伤寒表证未解，误用下法而协热下痢证。此时，表证未解，故见身热；误用攻下，虚其里气，表邪乘虚入里（阳明）而成里热，故见下痢，胸脘烦热，汗出，口渴。此时，"邪陷于里者十之七，而留于表者十之三……"（《伤寒贯珠集》）。因此，治之宜表里双解而以清里为主。

（3）葛根在方中的配伍意义：本方主治表证未解，邪热入里证，治之宜表里双解而以清里为主。但在具体运用上，凡表里俱病者，一般宜以解表为先，故此方中重用味甘辛性凉的葛根为君，一是辛凉解表退热，二是取其升发脾胃清阳之气以治下痢，三是甘凉生津止渴。

和解剂综合试题

一、填空题

1. 小柴胡汤与蒿芩清胆汤均具有_____ 的功效；前者并能_____，而后者则重在_____。

2. 柴胡在小柴胡汤中的作用是_____；在四逆散中的作用是_____，在逍遥散中的作用是_____。

3. 妇人热入血室证，治宜选方_____；肝郁血虚脾弱之月经不调，治宜选方_____；肝脾不和，气机郁滞之胁痛、脘腹疼痛，治宜选方_____。

4. 半夏泻心汤中配伍干姜、黄芩、黄连的作用是_____、_____、_____；小青龙汤中配伍干姜、细辛、五味子的作用是_____、_____、_____。

5. 蒿芩清胆汤的功效是_____，主治_____证；大柴胡汤的功效是_____，主治_____证。

6. 痛泻要方主治痛泻证的病机是_____；葛根黄芩黄连汤主治热利证的病机是_____；济川煎主治便秘证的病机是_____；麻子仁丸主治大便干结证的病机是_____。

7. 逍遥散的组方集_____、_____、_____三法于一炉。防风通圣散的组方集_____、_____、_____、_____四法于一方。

8. 小柴胡汤有"三禁"方之称，其"三禁"是指_____、_____、_____。三拗汤之"三拗"是指_____、_____、_____。

9. 辛开苦降法的代表方是_____；解表攻里法的代表方是_____；解表清里法的代表方是_____。

10. 四逆散中柴胡配枳实的作用是_____，柴胡配白芍的作用是_____；小柴胡汤中柴胡配黄芩的作用是_____；逍遥散中柴胡配当归的作用是_____

_____。

11. 葛根黄芩黄连汤的功效是_____；主治_____证；方中的君药是_____。

12. 大柴胡汤的功效是_____；主治_____证；方中的君药是_____。

13. 防风通圣散的功效是_____；主治_____证；其中包括了_____、_____、_____、_____治法。

14. 少阳阳明合病，治宜选方_____；风热壅盛，表里俱实者，治宜选方_____；协热下痢，治宜选方_____。

15. 解表清里法的代表方是_____；解表攻里法的代表方是_____。

二、名词术语解释

1. 和解少阳　　2. 热入血室　　3. 肝脾不和　　4. 辛开苦降
5. 表里双解剂　　6. 协热下痢

三、默写方剂歌诀

1. 小柴胡汤　　2. 蒿芩清胆汤　　3. 半夏泻心汤　　4. 逍遥散
5. 葛根黄芩黄连汤　　6. 大柴胡汤　　7. 防风通圣散

四、病例分析

要求：分析下列病例，作出中医证的辨证诊断，并拟定治法、处方（包括方名、药物以及剂量、药物的特殊用法）。

1. 梁××，女，35岁。主诉：寒热往来，胸胁胀满，经水适断2天。缘患者一向月经不调，上周经来而劳累，自觉"外感"，症见恶寒，发热，头痛，咽痛。自服"感冒药"（具体不详），而病未好转，遂至月经中断，寒热往来，胸胁胀满，心中烦闷，情志抑郁而默默不欲食，食后欲呕，口苦咽干，目眩，舌苔薄白，脉弦。

2. 何××，男，28岁。主诉：右胁疼痛，寒热往来，呕吐黄涎4天。缘患者素有慢性胆囊炎病史，近日因饮食不节，加之感受外邪而见右胁疼痛，恶心呕吐，寒热并作。曾服用消炎利胆片而未效。来诊时症见胁胀疼痛，寒热如疟，发热甚而恶寒轻，口苦，胸膈满闷，呕吐酸苦水、黄涎，巩膜微黄，小便黄短，舌红苔白腻，脉弦滑数。

3. 李××，女，41岁。主诉：心下痞满，呕吐下痢3天。患者3天前因受寒而见头痛，寒热往来，胁痛，脉弦。曾自服牛黄解毒片、大黄苏打片而未见效，反而下痢呕吐多次，遂来门诊治疗。来诊时，患者自觉心下痞，腹满不痛，不欲饮食，恶心呕吐，肠鸣下痢，每日泻下3～4次，粪质稀烂，舌苔黄腻，脉滑数。

4. 何××，男，28岁。主诉：右胁疼痛，寒热往来4天。缘患者素有慢性胆囊炎病史，近日因饮食不节，加之感受外邪，而见右胁疼痛，恶心呕吐，寒热并作。曾服消炎利胆片治疗而未效。来诊时表现为胁胀疼痛，寒热如疟，呕不止，心下满疼，大便不通，舌红苔黄，脉弦数有力。

5. 蒋××，男，36岁。主诉：恶寒，发热，泄泻，腹痛，口渴2天。缘患者4天前始患感冒，头痛身热，恶寒，咽痛，经治疗后恶寒头痛等明显减轻，因食油腻煎炸食品，感冒未愈而又见腹痛、肠鸣、泄泻。来诊时诉：发热4天，微恶风寒，胸脘烦闷，泄泻数次，泻下秽臭粪便，但无脓血，肛门灼热，腹痛肠鸣，口中作渴，舌红苔黄，脉浮滑数。

五、简答题

1. 简述痛泻要方中配伍防风的意义。

2. 简述柴胡在小柴胡汤、四逆散、逍遥散中的配伍作用。

3. 简述半夏泻心汤组方配伍的特点。

4. 简述逍遥散组方配伍的特点。

5. 简述半夏在半夏泻心汤、蒿芩清胆汤、小柴胡汤中的作用特点。

6. 简述大柴胡汤组方配伍特点。

7. 防风通圣散选药组方体现哪些治法？

8. 表里双解剂临床使用要注意什么？

9. 简述葛根在葛根黄芩黄连汤中的配伍意义。

10. 简述防风通圣散的治法特点。

六、论述题

1. 试述小柴胡汤和蒿芩清胆汤的功效、主治的异同。

2. 分析小柴胡汤的组成原则。

3. 分析逍遥散的组成原则。

4. 分析蒿芩清胆汤的组成原则。

5. 分析大柴胡汤的组方原则。

6. 试述大柴胡汤与小柴胡汤组成、功效、主治的异同。

7. 葛根黄芩黄连汤、芍药汤、白头翁汤均可治痢，临证如何区别运用？

七、选择题

（一）单项选择题

1. 小柴胡汤组成药物中无（　　　）。

    A. 半夏　　　　　　　　　B. 人参　　　　　　　　　C. 黄芩

    D. 茯苓　　　　　　　　　E. 生姜

2. 蒿芩清胆汤组成药物中无（　　　）。

    A. 竹茹　　　　　　　　　B. 滑石　　　　　　　　　C. 青黛

    D. 枳壳　　　　　　　　　E. 人参

3. 患者女性，29岁，近月来两胁隐痛，口燥咽干，精神不振，不思饮食，月经错后，乳房胀痛，舌淡，脉弦而虚，治宜选方（　　　）。

    A. 逍遥散　　　　　　　　B. 蒿芩清胆汤　　　　　　C. 大柴胡汤

    D. 小柴胡汤　　　　　　　E. 半夏泻心汤

4. 小柴胡汤主治证候中无（　　　）。

    A. 寒热往来　　　　　　　B. 脘腹痞硬　　　　　　　C. 心烦喜呕

    D. 默默不欲饮食　　　　　E. 口苦咽干，脉弦

5. 半夏泻心汤中应用干姜的主要作用是（　　　）。

    A. 温中祛寒　　　　　　　B. 降逆止呕　　　　　　　C. 温肺化饮

    D. 回阳救逆　　　　　　　E. 以上均非

6. 小柴胡汤中柴胡配伍黄芩的作用是（　　）。
   A. 调和营卫　　　　　B. 和解少阳　　　　　C. 疏肝泄热
   D. 理气疏肝　　　　　E. 解表燥湿

7. 蒿芩清胆汤的功效是（　　）。
   A. 清胆利湿，和胃化痰　　B. 和解少阳，和胃化痰
   C. 清胆利湿，健脾益气　　D. 调和肝脾，行气解郁
   E. 分清化浊，利胆退黄

8. 下列除哪一项外，均为逍遥散的主治证候？（　　）
   A. 胸胁作痛，头痛目眩　　B. 口燥咽干，舌淡
   C. 食少体倦，脉弦而虚　　D. 心下痞满
   E. 月经不调，乳房作胀

9. 逍遥散中柴胡配伍当归、白芍的作用是（　　）。
   A. 疏肝健脾　　　　　B. 疏肝理气　　　　　C. 疏肝养血
   D. 柔肝止痛　　　　　E. 养血健脾

10. 具有疏肝理脾、透邪解郁功效的方剂是（　　）。
    A. 逍遥散　　　　　B. 四逆散　　　　　C. 小柴胡汤
    D. 蒿芩清胆汤　　　E. 以上均非

11. 逍遥散组成药物中无（　　）。
    A. 当归　　　　　B. 薄荷　　　　　C. 枳实
    D. 白术　　　　　E. 白芍

12. 小柴胡汤与蒿芩清胆汤均具有和解少阳的作用，但其中蒿芩清胆汤功效重在
    （　　）。
    A. 清肝泻火，芳香化湿　　B. 清胆利湿，和胃化痰
    C. 清热利胆，调和肝脾　　D. 调和肠胃，降逆止呕
    E. 和解少阳，透热解郁

13. 逍遥散与四逆散组成中所共有的药物是（　　）。
    A. 柴胡、白芍　　　　B. 白术、茯苓　　　　C. 柴胡、当归
    D. 枳实、甘草　　　　E. 当归、白芍

14. 半夏在半夏泻心汤中的作用是（　　）。
    A. 燥湿化痰，降逆止咳　　B. 温中化痰，软坚散结
    C. 辛散痞结，降逆止呕　　D. 化痰散结，行气止呕
    E. 以上均非

15. 患者寒热如疟，寒轻热重，胸胁胀闷，吐酸苦水或黄涎，舌红苔白腻，脉弦滑
    数，治宜选方（　　）。
    A. 小柴胡汤　　　　B. 蒿芩清胆汤　　　　C. 大柴胡汤
    D. 半夏泻心汤　　　E. 以上均非

16. 逍遥散与蒿芩清胆汤所共有的药物是（　　）。
    A. 柴胡、白芍　　　　B. 枳实、陈皮　　　　C. 茯苓、甘草

D. 黄芩、半夏　　　　　　E. 白术、当归

17. 逍遥散的功效是（　　）。
    A. 疏肝解郁，养血健脾　　　　B. 透邪解郁，理气疏肝
    C. 清利肝胆，和胃化痰　　　　D. 疏肝健脾，行气止痛
    E. 疏肝理气，活血调经

18. 半夏泻心汤与小柴胡汤所共有的药物是（　　）。
    A. 柴胡、黄芩　　　　B. 半夏、人参　　　　C. 黄连、干姜
    D. 生姜、大枣　　　　E. 炙甘草、枳实

19. 痛泻要方的功效是（　　）。
    A. 补脾理气，化湿和胃　　　　B. 补脾柔肝，祛湿止泻
    C. 补脾祛湿，清肠止泻　　　　D. 清热燥湿，解毒止泻
    E. 补脾柔肝，清热止泻

20. 痛泻要方与逍遥散所共有的药物是（　　）。
    A. 陈皮、防风　　　　B. 柴胡、茯苓　　　　C. 白术、白芍
    D. 当归、甘草　　　　E. 薄荷、烧生姜

21. 四逆散所治"四逆"证的病机是（　　）。
    A. 阳气衰微，不能温养四肢　　B. 血虚阳弱，复感于寒，寒凝经脉
    C. 阳气内郁，不能透达四肢　　D. 寒积中结，阴阳之气不相顺接
    E. 以上均非

22. 患者腹痛时发，肠鸣泄泻，泻必腹痛，两胁疼痛，舌苔薄白，脉弦而缓，治宜选方（　　）。
    A. 四逆散　　　　B. 半夏泻心汤　　　　C. 逍遥散
    D. 痛泻要方　　　E. 以上均非

23. 半夏泻心汤组成药物中无（　　）。
    A. 柴胡、生姜　　　　B. 人参、干姜　　　　C. 黄芩、黄连
    D. 半夏、大枣　　　　E. 炙甘草

24. 患者初见寒热往来，胸胁苦满，因泻后而成心下痞硬，胀满而不痛，时有呕吐，肠鸣泄泻，舌苔微黄而腻，脉弦，治宜选方（　　）。
    A. 半夏泻心汤　　　　B. 小柴胡汤　　　　C. 大柴胡汤
    D. 逍遥散　　　　　　E. 以上均非

25. 痛泻要方组成药物中无（　　）。
    A. 白术　　　　B. 枳实　　　　C. 白芍
    D. 陈皮　　　　E. 防风

26. 半夏泻心汤的功效是（　　）。
    A. 补气健脾，散结消痞　　　　B. 平调寒热，散结除痞
    C. 降逆化痰，调和肝脾　　　　D. 平调寒热，理气和胃
    E. 以上均非

27. 小柴胡汤与蒿芩清胆汤所共有的药物是（　　）。

A. 人参　　　　　　　B. 黄芩　　　　　　　C. 柴胡
D. 青蒿　　　　　　　E. 枳壳

28. 小柴胡汤与大柴胡汤组成中所共有的药物是（　　）。
　　A. 黄芩、半夏　　　B. 人参、生姜　　　C. 枳实、白芍
　　D. 大黄、柴胡　　　E. 大枣、炙甘草

29. 小柴胡汤中应用黄芩的作用是（　　）。
　　A. 清泄肺热　　　　B. 清泄少阳邪热　　C. 清热燥湿
　　D. 清气分实热　　　E. 清热止血

30. 寒热互结，肠胃不和之心下痞证，治宜选方（　　）。
　　A. 四逆散　　　　　B. 小柴胡汤　　　　C. 逍遥散
　　D. 半夏泻心汤　　　E. 以上均非

31. 逍遥散中养血柔肝的"药对"是（　　）。
　　A. 柴胡与白芍　　　B. 当归与白芍　　　C. 柴胡与炙甘草
　　D. 当归与炙甘草　　E. 当归与白术

32. 逍遥散中当归配白芍的意义是（　　）。
　　A. 补血去瘀　　　　B. 滋阴补血　　　　C. 养血柔肝
　　D. 疏肝理气　　　　E. 缓急止痛

33. 少阳热重兼痰湿内阻之证，治宜选方（　　）。
　　A. 四逆散　　　　　B. 小柴胡汤　　　　C. 半夏泻心汤
　　D. 逍遥散　　　　　E. 蒿芩清胆汤

34. 属于"寒热并用"而配伍的方剂是（　　）。
　　A. 麻黄杏仁甘草石膏汤　B. 半夏泻心汤　　C. 银翘散
　　D. 桂枝汤　　　　　E. 温脾汤

35. 半夏泻心汤与葛根黄芩黄连汤所共有的药物是（　　）。
　　A. 黄连、黄芩　　　B. 半夏、甘草　　　C. 葛根、白术
　　D. 人参、大枣　　　E. 干姜

36. 组成中无黄芩的方剂是（　　）。
　　A. 小柴胡汤　　　　B. 大柴胡汤　　　　C. 半夏泻心汤
　　D. 防风通圣散　　　E. 痛泻要方

37. 组成中无白芍的方剂是（　　）。
　　A. 逍遥散　　　　　B. 蒿芩清胆汤　　　C. 大柴胡汤
　　D. 痛泻要方　　　　E. 四逆散

38. 含有碧玉散的方剂是（　　）。
　　A. 大柴胡汤　　　　B. 蒿芩清胆汤　　　C. 防风通圣散
　　D. 半夏泻心汤　　　E. 以上均非

39. 逍遥散中薄荷的作用是（　　）。
　　A. 协助解表　　　　B. 条达肝气　　　　C. 清利头目
　　D. 宣肺利咽　　　　E. 清热解毒

40. 属于小柴胡汤的主治证的是（　　　）。
    A. 伤寒少阳证　　　　　B. 阳郁厥逆证　　　　　C. 寒热互结证
    D. 少阳湿热证　　　　　E. 以上均非

41. 属于表里双解的方剂是（　　　）。
    A. 半夏泻心汤　　　　　B. 痛泻要方　　　　　　C. 逍遥散
    D. 四逆散　　　　　　　E. 葛根黄芩黄连汤

42. 大柴胡汤的功效是（　　　）。
    A. 透邪解郁，疏肝理脾　　　　B. 和解少阳，内泻热结
    C. 疏肝补脾，胜湿止泻　　　　D. 疏风解表，清热通便
    E. 和解少阳

43. 大柴胡汤重用生姜，是由于症见（　　　）。
    A. 往来寒热　　　　　　B. 胸胁苦满　　　　　　C. 郁郁微烦
    D. 心下痞鞕　　　　　　E. 呕不止

44. 大柴胡汤组成中无（　　　）。
    A. 大黄　　　　　　　　B. 人参　　　　　　　　C. 枳实
    D. 白芍　　　　　　　　E. 半夏

45. 大柴胡汤与小柴胡汤的共有药物是（　　　）。
    A. 黄芩、半夏　　　　　B. 人参、生姜　　　　　C. 枳实、白芍
    D. 大黄、柴胡　　　　　E. 大枣、炙甘草

46. 大柴胡汤与蒿芩清胆汤的共有药物是（　　　）。
    A. 青蒿、竹茹　　　　　B. 大黄、白芍　　　　　C. 陈皮、枳壳
    D. 黄芩、半夏　　　　　E. 柴胡、大枣

47. 大柴胡汤与逍遥散的共有药物是（　　　）。
    A. 柴胡、白芍　　　　　B. 白术、茯苓　　　　　C. 半夏、生姜
    D. 大黄、枳实　　　　　E. 当归、大枣

48. 含和、下两法于一方的方剂是（　　　）。
    A. 小柴胡汤　　　　　　B. 葛根黄芩黄连汤　　　C. 小承气汤
    D. 防风通圣　　　　　　E. 大柴胡汤

49. 集汗、下、清、补四法于一方的方剂是（　　　）。
    A. 大柴胡汤　　　　　　B. 防风通圣散　　　　　C. 九味羌活汤
    D. 葛根黄芩黄连汤　　　E. 调胃承气汤

50. 组成中无黄芩的方剂是（　　　）。
    A. 小柴胡汤　　　　　　B. 大柴胡汤　　　　　　C. 半夏泻心汤
    D. 防风通圣散　　　　　E. 痛泻要方

51. 组成中无白芍的方剂是（　　　）。
    A. 逍遥散　　　　　　　B. 蒿芩清胆汤　　　　　C. 大柴胡汤
    D. 痛泻要方　　　　　　E. 四逆散

52. 患者身热下痢，泻下秽臭大便，肛门灼热，胸脘烦热，口渴，汗多，舌红苔

黄，脉滑数，治宜选方（　　）。

    A. 白头翁汤　　　　　　B. 大柴胡汤　　　　　C. 四逆散

    D. 槐花散　　　　　　　E. 葛根黄芩黄连汤

53. 风热壅盛，表里俱实证，治宜选方（　　）。

    A. 银翘散　　　　　　　B. 麻黄杏仁甘草石膏汤　　C. 防风通圣散

    D. 大柴胡汤　　　　　　E. 桑菊饮

54. 患者见往来寒热，腹痛便秘，舌红苔黄，脉弦数，治宜选方（　　）。

    A. 银翘散　　　　　　　B. 麻黄杏仁甘草石膏汤　　C. 防风通圣散

    D. 大柴胡汤　　　　　　E. 桑菊饮

55. 具体和解少阳，内泻热结功效的方剂是（　　）。

    A. 银翘散　　　　　　　B. 麻黄杏仁甘草石膏汤　　C. 防风通圣散

    D. 大柴胡汤　　　　　　E. 桑菊饮

56. 患者见憎寒壮热，口苦而干，二便秘涩，头晕、目赤，舌苔黄腻，脉数，治宜选方（　　）。

    A. 银翘散　　　　　　　B. 麻黄杏仁甘草石膏汤　　C. 防风通圣散

    D. 大柴胡汤　　　　　　E. 桑菊饮

57. 葛根黄芩黄连汤与小柴胡汤的共有药物是（　　）。

    A. 大黄　　　　　　　　B. 人参　　　　　　　C. 枳实

    D. 黄芩　　　　　　　　E. 半夏

58. 五积散的主治证是（　　）。

    A. 外感风寒，内伤生冷证　　　B. 外感风寒，内伤湿滞证

    C. 外感风热，内伤生冷证　　　D. 外感风寒，内伤食积证

    E. 外感风寒，瘀血内停证

59. 葛根黄芩黄连汤的主治证是（　　）。

    A. 表邪未解，邪热入里证　　　B. 表邪未解，湿浊内阻证

    C. 表邪已解，邪热入里证　　　D. 表邪未解，内伤食积证

    E. 以上均非

60. 大柴胡汤的主治证是（　　）。

    A. 少阳阳明合病　　　　B. 太阳少阳合病　　　C. 少阳证

    D. 阳明腑实证　　　　　E. 太阳阳明合病

（二）多项选择题

1. 和法的功效包括（　　）。

    A. 和解少阳　　　　　　B. 调和寒热　　　　　C. 调和肝脾

    D. 表里双解　　　　　　E. 和血行滞

2. 半夏泻心汤中干姜配伍黄芩、黄连的作用是（　　）。

    A. 寒热并用　　　　　　B. 辛开苦降　　　　　C. 降逆和胃

    D. 调和寒热　　　　　　E. 散结消痞

3. 小柴胡汤中应用柴胡的作用是（　　）。

A．升举阳气   B．透少阳之邪   C．解肌发表

D．疏畅少阳气机   E．疏肝解郁

4．蒿芩清胆汤的组成药物中有（ ）。

A．半夏   B．赤茯苓   C．黄芩

D．枳壳   E．陈皮

5．逍遥散的功效是（ ）。

A．疏肝解郁   B．透解郁热   C．养血健脾

D．清热散结   E．活血止痛

6．组成中含有半夏、黄芩的方剂有（ ）。

A．半夏泻心汤   B．逍遥散   C．大柴胡汤

D．小柴胡汤   E．蒿芩清胆汤

7．小柴胡汤主治（ ）。

A．少阳病   B．妇人伤寒，热入血室证

C．肝郁血虚脾弱证 D．内伤杂病而见少阳证者

E．疟疾、黄疸见少阳证者

8．半夏泻心汤的配伍特点是（ ）。

A．寒热并用   B．表里同治   C．辛开苦降

D．标本兼治   E．补泄兼顾

9．逍遥散主治月经不调证的病机包括（ ）。

A．肝郁   B．瘀阻   C．血虚

D．蕴热   E．脾弱

10．痛泻要方中应用防风的作用是（ ）。

A．祛风   B．散寒   C．散肝

D．燥湿   E．疏脾

11．组成中含有薄荷的方剂是（ ）。

A．银翘散   B．逍遥散   C．小柴胡汤

D．桑菊饮   E．败毒散

12．小柴胡汤的主治证候包括（ ）。

A．往来寒热   B．心烦喜呕   C．舌红绛

D．口苦咽干   E．胸胁苦满

13．四逆散中应用柴胡的作用是（ ）。

A．疏肝理气   B．透少阳之邪   C．透邪解郁

D．解肌发表   E．升阳举陷

14．小柴胡汤证的治法有"三禁"，具体指：（ ）。

A．禁汗   B．禁吐   C．禁补

D．禁清   E．禁下

15．蒿芩清胆汤中青蒿配伍黄芩的作用是（ ）。

A．和解少阳   B．透热达邪   C．燥湿化浊

D. 清泄肺热　　　　　E. 清退虚热

16. 下列属于大柴胡汤主治病证的有 （　　）。
　　A. 心下满痛　　　　　B. 往来寒热　　　　　C. 呕不止
　　D. 大便不解　　　　　E. 郁郁微烦

17. 防风通圣散的组成中有 （　　）。
　　A. 当归、熟地、白术　　B. 川芎、当归、白芍　　C. 芍药、柴胡、甘草
　　D. 熟地、防风、荆芥　　E. 甘草、石膏、滑石

18. 下列属于防风通圣散主治证候的是 （　　）。
　　A. 口苦而干　　　　　B. 往来寒热　　　　　C. 二便秘涩
　　D. 头晕　　　　　　　E. 目赤

19. 下列属于葛根黄芩黄连汤的主治病证的是 （　　）。
　　A. 下痢臭秽　　　　　B. 往来寒热　　　　　C. 烦渴
　　D. 脉数　　　　　　　E. 下痢清谷

20. 大柴胡汤的功效是 （　　）。
　　A. 和解少阳　　　　　B. 内泻热结　　　　　C. 清热泻下
　　D. 疏风解表　　　　　E. 清利肝胆

21. 大柴胡汤组成药物中含有 （　　）。
　　A. 大黄　　　　　　　B. 人参　　　　　　　C. 枳实
　　D. 白芍　　　　　　　E. 半夏

22. 葛根黄芩黄连汤组成药物中含有 （　　）。
　　A. 葛根　　　　　　　B. 黄连　　　　　　　C. 黄芩
　　D. 黄柏　　　　　　　E. 甘草

23. 防风通圣散配伍中含有以下哪些治法? （　　）
　　A. 汗法　　　　　　　B. 下法　　　　　　　C. 清法
　　D. 和法　　　　　　　E. 补法

24. 防风通圣散主治证包括 （　　）。
　　A. 风热壅盛，表里俱实证　　B. 皮肤瘙痒证　　C. 丹斑瘾疹证
　　D. 头面疮癣证　　　　　E. 疮疡肿痛证

25. 表里双解剂分为以下哪几类? （　　）
　　A. 解表清里　　　　　B. 解表温里　　　　　C. 解表泻下
　　D. 解表散寒　　　　　E. 解表清热

（施旭光　孙喜稳）

第四章 清 热 剂

学习基本要求

（1）熟悉清热剂的概念、适应范围、分类及使用注意。

（2）掌握方剂：白虎汤、犀角地黄汤、清营汤、黄连解毒汤、普济消毒饮、导赤散、龙胆泻肝汤、清胃散、芍药汤、白头翁汤、清暑益气汤、青蒿鳖甲汤。

（3）熟悉方剂：竹叶石膏汤、凉膈散、泻白散、玉女煎、六一散、香薷散、新加香薷饮。

（4）了解方剂：左金丸、泻黄散、清骨散。

重点难点提示

（1）掌握、熟悉方剂的证治特点。

（2）掌握方剂的组成原则（配伍关系）。

（3）甘寒清热与苦寒清热的运用原则。

（4）清虚热方与滋阴清热方的区别。

（5）白虎汤甘寒清热的配伍特点。

（6）竹叶石膏汤中配伍半夏的意义。

（7）"入营犹可透热转气"之含义；清营汤方中配伍丹参的意义。

（8）犀角地黄汤中配伍丹皮的意义。

（9）黄连解毒汤的组方配伍特点；苦寒直折法的含义。

（10）普济消毒饮方中配伍升麻、柴胡的意义。

（11）导赤散中木通配生地的作用特点。

（12）试结合病机、肝的生理特点以及组方药物分析龙胆泻肝汤中配伍柴胡、当归、生地的意义。

（13）清胃散中黄连配升麻的意义。

（14）玉女煎清补并用的配伍特点。

（15）芍药汤的配伍特点（通用法）；"调气则后重自除""行血则便脓自愈"的含义。

（16）白头翁汤主治证的病机。

（17）阴暑的含义；香薷散中配伍香薷的意义。

（18）何谓养阴透热法及青蒿鳖甲汤组方配伍意义。

清热剂概说

知识点讲解

1. 概念

（1）组成：清热药物为主。

（2）作用：清热、泻火、凉血、解毒、祛暑、清虚热——"清法"。

（3）治证：里热证。

2. 分类及适应证

（1）清气分热：适用于气分热证。代表方：白虎汤、竹叶石膏汤。

（2）清营凉血：适用于营血热证。代表方：清营汤、犀角地黄汤。

（3）清热解毒：适用于火热毒盛证。代表方：黄连解毒汤、普济消毒饮、凉膈散。

（4）清脏腑热：适用于脏腑热证。代表方：导赤散、龙胆泻肝汤、左金丸、泻白散、清胃散、玉女煎、芍药汤、白头翁汤。

（5）清热祛暑：适用于夏日暑病。代表方：六一散、清暑益气汤、香薷散、新加香薷饮。

（6）清虚热：适用于虚热证。代表方：青蒿鳖甲汤。

3. 使用注意

（1）辨别病位：热邪在表而未入里者，或表热入里与积滞互结而成热结积滞者，均不宜使用。

（2）辨别热证的真假：真寒假热证，虽有发热的表现，亦不宜用，勿被假象所迷惑。

（3）辨别热证虚实：如屡用清热泻火之剂而热仍不退者，属阴虚火旺，此时切忌再用苦寒泻火，当以壮水制火之法，使阴复热退。

（4）配伍扶正药：本类方剂药性寒凉，易于败胃或内伤中阳，不宜过用，必要时配用和胃护正之品，以使祛邪而不伤阳、败胃。

（5）可用反佐法：如邪热炽盛，服药拒格不进时，可用反佐法。

重点难点分析

（1）立法依据：里热证有热在气分与血分之异，实热、虚热之分，具体脏腑之别。依据"热者寒之"、"温者清之"理论，皆当如法清之，属八法中的"清法"。

（2）温、热、火三者之间的关系：温、热、火三者为同一属性。温盛为热，热极为火，温为热之渐，火为热之极。区别只是程度不同而已，故统称之为"热"。

（3）清虚热方与滋阴清热方的区别：清虚热类方剂有养阴退热作用，适于虚热证；如温病后期，阴液已伤，热留阴分，症见夜热早凉，舌红少苔，脉数者，治宜清透邪热，养阴退热；代表方如青蒿鳖甲汤。而滋阴清热方则针对阴虚所生的内热，症见骨蒸潮热，或盗汗咯血，治宜养阴为主，辅以清热降火者，则非本类方剂之范畴。

第一节　清气分热

白虎汤 (《伤寒论》)

知识点讲解

【主治】阳明气分热盛证。

【证机分析】

$$
气分热盛
\begin{cases}
充斥内外——壮热，心烦。\\
热邪伤津——烦渴引饮。\\
热邪迫津外泄——大汗。\\
热盛于脉——脉洪有力。
\end{cases}
$$

辨证要点：身大热，汗大出，口大渴，脉洪大。

【病机】

温病热邪内传气分——气分热盛。

伤寒化热内传阳明经——津液损伤。

【治法】清热除烦，生津止渴。

【方解】

君：石膏——清热泻火，除烦生津。

臣：知母——清热除烦，润燥生津。

　＊石膏、知母相须为用，加强清热除烦、生津止渴的作用。

佐使：粳米、炙甘草——和中益胃。

配伍要点：辛甘大寒之石膏与苦寒质润之知母，相须而用，清热之力倍增；寒凉的石膏、知母配伍益胃护津的粳米和甘草，防寒凉伤胃，祛邪不伤正。

配伍运用提要

（1）白虎汤方名的含义：白虎是中国古代神话中的西方金神，被称为是"司秋之阴兽"，但旧时也有认为白虎即凶神，俗称白虎煞。它具有"虎啸谷风冷，凉风酷暑消"的特点，形象地说明了虎啸山林、凉风阵阵的感觉。张仲景用此方来形容该方的强大的清热作用。

（2）阳明气分证与阳明腑实的区别：阳明气分热证是由于外感寒邪，入里化热，里热炽盛，但未与胃肠燥屎、宿食等有形实邪相结，热结成实。

（3）白虎汤不用苦寒直折或泻下药清热的原因：白虎汤主治证邪已离表，故不可发汗；里热虽盛，但无腑实，又不宜攻下；此外，里热虽盛，但已伤津，又不宜苦寒直折，苦寒之品，每易化燥，易伤其津。邪从表入里，只有选用甘寒清热生津，清热之中兼以透热外出，方为上法。正如吴鞠通所说："白虎本为达热出表。"（《温病条辨》）

竹叶石膏汤 (《伤寒论》)

知识点讲解

【主治】伤寒、温病、暑病余热未清，气津两伤证。

【证机分析】

气分余热未清 { 重蒸于内：身热多汗，虚烦不寐。
　　　　　　　 扰胃，胃气不和：心胸烦闷，气逆欲呕。

辨证要点：身热多汗，气逆欲呕，烦渴喜饮，口干，舌红少苔，脉虚数。

【病机】余热未清，气津两伤证。

【治法】清热生津，益气和胃。

【方解】

君：石膏——清热泻火，生津止渴。

　　竹叶——清热除烦。

　*石膏、竹叶相配，清热生津，除烦止渴。

臣：人参——益气生津。

　　麦冬——养阴生津，清热除烦。

佐：半夏——和胃降逆止呕。

　　粳米——益胃和中。

使（兼）：炙甘草——益气和中，调和药性。

配伍要点：石膏配竹叶；本方清补并用，"以大寒之剂，易为清补之方"（《医宗金鉴》）。

配伍运用提要

（1）类方比较：

方名	相同点	不同点
白虎汤	均有清热生津作用，均可用于气分热证，症见身热、汗出、口渴、脉数	清热之力较强，适于气分热甚、邪盛正实者，属"大寒之剂"，身大热，汗大出，口大渴，脉洪大为辨证要点
竹叶石膏汤		清热之力稍逊，但兼能益气和胃，适用于余热未清、气阴已伤、邪实正虚者，属"清补之方"，身热多汗、气逆欲呕、烦渴喜饮、口干、舌红少苔、脉虚数为辨证要点

（2）半夏在竹叶石膏汤中的配伍意义。本方原治阳明病，病后热势虽减，但气津已伤之证。余热未清，邪热扰胃，则出现气逆欲呕。佐以半夏降逆和胃。方中麦冬倍用于半夏，其意在于缓和半夏之温燥，而麦冬得半夏则滋而不腻。

第二节　清营凉血

清营汤 《温病条辨》

知识点讲解

【主治】热入营分证。

【证机分析】

热传营分——身热夜甚，斑疹隐隐，舌绛而干，口渴或不渴，脉细数。

热入营分，营血通心，热扰心营——时有谵语，神烦少寐。

辨证要点：身热夜甚，神烦少寐，斑疹隐隐，舌降而干，脉数。

【病机】温热病，热邪内传营分，营阴损伤，但未入血分。

【治法】清营解毒，透热养阴。

【方解】

君：犀角（今用水牛角）——清营解毒。

臣：生地黄、玄参——清营解毒，助君清解营分热毒；养阴生津，以治营热伤阴。

　　麦冬——清热养阴生津。

佐：金银花、连翘——清热解毒，轻宣透邪。

　　竹叶心、黄连——清心除烦。

　　丹参——清心除烦，活血散瘀，防热与血结，引药入心。

配伍要点：以犀角（今用水牛角）配生地黄、玄参体现了"热淫于内，治以咸寒，佐以苦甘"的配伍方法；金银花、连翘、黄连、竹叶心相配，既清心解毒以除烦，又透热外出，使营热透出气分而解；营热伤阴，故用麦冬、生地黄、玄参清热养阴，治热盛伤阴；营热易波及血分，故以丹参清热凉血，活血散瘀，防血与热结。

配伍运用提要

（1）透热转气：治疗温病热入营分的一种治法。当邪热初入营分之时，证见身热夜甚，神烦少寐，时有谵语，斑疹隐隐，舌绛。治疗上除清营解毒外，尚清气透热，导营热向外透发，从外而解的治法，正如叶天士所谓"入营犹可透热转气"之说。

（2）清营汤中配伍丹参：热入营血易于热与血结而致瘀，配用丹参既能加强清热凉血，又能活血散瘀，以防热与血结。

（3）使用注意事项：使用本方宜注意舌诊，正如原著所说："舌白滑者，不可与也。"舌质绛而苔白滑，是夹有湿邪之象，误用本方（本方有生地黄、麦冬、玄参等甘寒多汁之品），则助湿留邪。必须是热伤营阴，方可使用。

犀角地黄汤 （《备急千金要方》）

知识点讲解

【主治】

（1）热入血分证：身热谵语，斑疹紫黑，神昏，舌深绛，脉细数。

（2）热伤血络证：血热妄行之吐衄、便血、溲血等。

（3）蓄血发狂证：善忘如狂，漱水不欲咽，胸中烦闷，自觉腹满，大便色黑易解者。

【证机分析】

热入血分——身热夜甚，舌绛。

热扰心神——神昏谵语。

血热迫血妄行——吐血、衄血、斑疹。

辨证要点：各种出血，斑疹紫黑，神昏谵语，身热，舌降。

【病机】温热病，热毒深陷血分，以致耗血、动血。

【治法】清热解毒，凉血散瘀。

【方解】

君：犀角（今用水牛角）——清心凉血，清热解毒。

臣：生地黄——清热凉血，养阴生津。

佐使：芍药——养血敛阴（白芍）；凉血散瘀（赤芍）。

牡丹皮——清热凉血，活血散瘀。

配伍要点：凉血与活血祛瘀并用。

配伍运用提要

（1）热入血分：即热邪深入血分之意。血分是温热病传变最深入的一个阶段，多由营分病发展而来，表现为发热夜甚、神昏、躁动不安，并见吐血、衄血、斑疹紫黑、舌深绛等证候。

（2）凉血之中配伍养阴：本方原治蓄血发狂证，后世温病学家用于热入血分证。在治法上，除需清热凉血外，尚须养阴散血，此即叶天士所说的"入血就恐耗血动血，直须凉血散血"（《温热经纬》）之意。方中以犀角（今用水牛角）凉血解毒，兼能清心安神。"留得一分自家之血，即减一分上升之火"（《温热经纬》），故又选用甘寒多液，善入血分之生地黄，一是凉血解毒，二是滋养阴血。

（3）凉血之中配伍散血：一是热与血相搏而致瘀，二是离经之血滞留成瘀。综观全方，凉血之中，兼能养阴，使热清血宁而无耗血之虑，止血之中兼能散血，使血止而无留瘀之弊。叶天士谓："入血就恐耗血动血，直须凉血散血。"凉血与活血散瘀并用。

第三节　清热解毒

黄连解毒汤 （《外台秘要》）

知识点讲解

【主治】三焦火毒热盛证；痈疮疔毒。

【证机分析】

火热毒盛，内扰心神——大热烦躁错语不眠。

热灼津伤——口燥咽干。

热迫血妄行——吐衄发斑。

辨证要点：大热烦扰，口燥咽干，舌红苔黄，脉数有力。

【病机】火热毒盛，充斥三焦，波及上下内外。

【治法】泻火解毒。

【方解】

君：黄连——清心泻火，兼泻中焦之火。

臣：黄芩——清肺热，泻上焦之火。

佐：黄柏——清下焦之火。

　　栀子——清泻"三焦"之火，又导热下行，兼引药入"三焦"并为使。

配伍要点：苦寒直折，上下俱清，三焦兼顾。

配伍运用提要

（1）苦寒直折法：针对火热毒盛实热证的一种治法，火热毒盛充斥三焦。直需泻火解毒，集多种苦寒之品于一方苦寒直折，火邪去而热毒解，诸症可愈。

（2）黄连在方中的配伍意义：本方为大苦大寒之剂，泻火之力强，尤善清心火，因心主神明，火主于心，泻火先泻心，心火宁则诸经之火处降。

（3）使用注意事项：本方集苦寒之品于一方，苦寒之品易于化燥，本方所治之证，应是热毒虽盛而未伤津者。若出现热毒伤阴，舌绛而干，则不宜使用。

普济消毒饮 （《东垣试效方》）

知识点讲解

【主治】大头瘟。

【证机分析】

风热疫毒之邪 { 壅于上焦：恶寒发热。
　　　　　　　 攻冲头面：头面红肿热痛，咽喉不利，舌红，苔黄，脉浮数有力。

辨证要点：头面红肿痛，恶寒发热，舌红苔白兼黄，脉浮数。

【病机】风热疫毒之邪壅于上焦，攻冲头面。

【治法】清热解毒，疏风散邪。

【方解】

君：黄连、黄芩——清热解毒。

臣：连翘、牛蒡子、薄荷、僵蚕——疏散头面风热。

佐：玄参、马勃、板蓝根——清热解毒，利咽，助君解疫毒。

桔梗——清利咽喉，助马勃、板蓝根治咽喉不利。

柴胡、升麻——疏风散热，郁而发之，并引药上行。

陈皮——理气疏壅。

使：甘草——清热解毒，调和诸药。

配伍要点：集苦寒解毒药于一方相得益彰；清疏并用；升降并用，相反相成。

配伍运用提要

（1）大头瘟：又名大头天行，是一种病证，是由于风热疫毒之邪壅于头面，以致气血壅滞不通。临床表现以头面红肿焮痛为主，咽喉不利，舌燥口渴，舌红苔白兼黄，脉浮数有力。

（2）方中配伍升麻、柴胡的意义：本方治证系风热疫毒之邪壅于头面，以致气血壅滞不通而致。因此，治疗上既要清热解毒，又要疏散风热，才能达到消肿止痛的目的。方中在使用大队清热之品的同时用少许升麻、柴胡既能助臣药以疏散风热，达到火郁发之的目的，同时也可以协助诸药上达头面。

凉膈散 （《太平惠民和剂局方》）

知识点讲解

【主治】上中二焦邪热炽盛证。

【证机分析】

热聚胸膈——胸膈烦热，身热口渴，舌红脉数。

火热上冲——面赤唇焦，口舌生疮，咽痛吐衄。

热积于中，燥实内结——便秘，溺赤。

辨证要点：胸膈烦热，面赤唇焦，便秘溲赤，舌红苔黄，脉滑数。

【病机】上中二焦邪热炽盛。

【治法】泻火通便，清上泄下。

【方解】

君：连翘——清热解毒，去上焦热。

臣：黄芩——清胸膈郁热。

栀子——泻三焦之火，导热下行。

佐：薄荷、竹叶——轻清疏散，解热于上。

大黄、芒硝——泻火通便，导热于下。

佐使：白蜜、甘草——益胃护中，缓和药性。

配伍要点：清上泻下，以泻代清。

配伍运用提要

（1）以泻代清法：凉膈散主治证病机中上焦（胸膈）热聚，此为无形之热；中焦（胃）热结，此为有形之热，因此，立法上，有形之热则非下不可，无形之热则非清莫属，故以清、下二法合用（以清为主）最为恰当。而且泻下可以加强清热效果，使热有出路。方中连翘既能清热，又能透热。黄芩、栀子清泄上焦胸膈郁热，大黄、芒硝清泻中焦胃腑热结，四药相伍，令无形、有形之热得以分消。

（2）不单独使用峻下法：本方为膈热证而设。其病机为上焦（胸膈）热聚，此为无形之热；中焦（胃）热结，此为有形之热。因此，立法上，有形之热则非下不可，无形之热则非清莫属，故以清、下二法合用最为恰当。虽有便秘，但无腹痛胀满，阳明腑实证尚未全具，因此，治之则只宜缓下而不能峻攻，故又用甘草、蜂蜜缓和硝、黄之急下，并使泻下而不伤胃，为使药。综观全方，清上之中兼以泻下，使上焦热得以清解，中焦之实由下而去，上下分清，各走其位。

第四节　清脏腑热

导赤散 （《小儿药证直诀》）

知识点讲解

【主治】心经火热证；心热移于小肠证。

【证机分析】

心经蕴热 $\begin{cases} \text{热扰心胸——心胸烦热，口渴，口舌生疮，舌红脉数。} \\ \text{移热于小肠——小便赤涩。} \end{cases}$

辨证要点：心胸烦热，口渴，口舌生疮或小便赤涩，舌红脉数。

【病机】心经蕴热，热扰心胸或心热移于小肠。

【治法】养阴清心，利水通淋。

【方解】

君：生地黄——清心凉血，养阴增液。

臣：木通——清心降火，利水通淋。

　＊君臣相配，利水而不伤阴，养阴而不恋邪，清心泄热。

佐：竹叶——清心除烦，引热下行。

佐使：甘草梢——直达茎中而止淋痛；调和诸药。

配伍要点：清热、养阴、利水之品配伍，利水不伤阴，泻火不伐胃，养阴不恋邪。

配伍运用提要

（1）本方主治证既然"心经有热"，何以不用苦寒直折之法？一是热邪不甚，《医宗金鉴·删补名医方论》在评论导赤散时曾言"此则……火不实……"即是此意；二是原方作者创制导赤散之时，考虑小儿为稚阳之体，所谓"水虚"的特点，不可轻易苦寒攻伐，故用甘寒之生地黄以清心火、养肾水。

（2）方中生地黄配木通的意义：本方主治心经有热之证，也可用治心热移于肠之证。治之既须清心火，又要利水，利水的目的是引心火从小便出，所谓"导赤"即是此意。方中生地黄，既能清心火，又能养阴液。木通，利水降火，引热下行。木通虽属苦寒之品，但与生地内配伍则利水而不伤阴；生地养阴不恋邪。

龙胆泻肝汤 （《医方集解》）

知识点讲解

【主治】肝胆实火上炎证；肝胆湿热下注证。

【证机分析】

肝胆经
- 实火上炎——头痛，目赤肿痛，口苦，耳鸣耳肿，暴躁易怒。
- 经气不利——胁痛。
- 湿热下注——阴肿阴痒，小便淋浊，妇女带下黄臭，舌红苔黄腻，脉弦滑数。

辨证要点：胁痛目赤，耳聋耳肿，口苦溲赤，舌红苔黄，脉弦数有力。

【病机】肝胆实火上炎或湿热下注。

【治法】清肝胆实火，泻下焦湿热。

【方解】

君：龙胆草——清肝胆实火，泻肝胆湿热。

臣：黄芩、山栀子——泻火解毒，清热燥湿。

  *龙胆草、黄芩、山栀子相须，清肝泻火，燥湿清热。

佐：泽泻、木通、车前子——清热利湿，导湿热之邪下行，从小便而去。

  生地黄、当归——补血养阴，防肝热伤阴血；泻中兼补又防苦燥渗利伤阴。

  柴胡——疏肝清热，使气疏而热郁解；引药归入肝胆（兼使药）。

使：甘草——调和诸药。

配伍要点：清泻与渗利并用，上泻肝火，下痢湿热；泻中有补，祛邪不伤正；照顾肝之生理特点，配用柴胡疏肝气，使肝气条达，肝火下泻。

配伍运用提要

（1）方中配伍生地、当归的意义：本方主治肝经之病，既有肝经实火上炎所致的头痛，目赤肿痛，暴躁易怒，又有肝经湿热下注（湿热俱重），故见睾丸肿痛重坠，小便短赤等。治宜清肝胆实火，泻下焦湿热。肝藏血，肝有热又易伤阴血，方中大队苦寒渗利的药物也容易伤阴，故用生地黄滋肝阴，当归尾活血舒肝，泻中有补，苦燥而不伤阴，祛邪不伤正。

（2）方中配伍利水药的意义：本方既可治肝火上炎，又可治肝经湿热下注，此两证候，不论是病因，或病位都不相同，何以都辅以利水？本方中以泽泻、木通、车前子等药之利水渗湿，其目的是引火下行；而针对肝经湿热下注证，采用利水渗湿的方法，其目的是引湿热外出，因此，都有必要辅以利水。

左金丸 （《医方集解》）

知识点讲解

【主治】肝火犯胃证。

【证机分析】

肝郁化火 { 经气不利——胁肋胀疼。
肝火犯胃，胃失和降——嘈杂吞酸，呕吐口苦，呕吐口苦，脘痞嗳气。
肝火内盛——舌红苔黄，脉弦数。

辨证要点：胁痛口苦，呕吐吞酸，舌红苔黄，脉弦数。

【病机】肝郁化火，肝火犯胃。

【治法】清肝泻火，降逆止呕。

【方解】

君：黄连——苦寒，入心肝胃，既清肝火，又清胃火，泻心火；肝胃并治。

佐：吴茱萸——辛热，开肝郁，降逆止呕；制约黄连苦寒之性。

配伍要点：肝胃并治，苦降辛开，寒热并用，以寒为主。

配伍运用提要

（1）方名含义：根据五行学说，心为肝之子。"实则泻其子"，通过泻心火可以达到泻肝火的目的。汪昂在评论左金丸时曾云："心者肝之子，故用黄连泻心火为君，使火不能克金，金能制木，则肝平矣。"（《医方集解》）本方命名为左金丸，其意亦在于此。

（2）方中配伍黄连的意义：本方治证系因肝经火郁，肝火横逆犯胃所致。方中黄连苦寒既能泻肝火，又能清胃热，泻心火。肝火清自不横逆犯胃；胃火得清则胃火自降；入心泻心火，此即"实则泻其子"之法，心火清则肝火平。黄连在方中有一举三得之功。

（3）方中配伍吴茱萸的意义：本方治证由于肝火犯胃所致。治之既要清肝火，疏肝郁，又要和胃降逆。方中在以大剂量苦寒的黄连清泻肝火之外，又少佐辛热而入肝经之吴茱萸有两个方面的作用：一是疏散火郁，取"火郁发之"之义，并能疏肝解郁，使肝气得以疏泄；二是吴茱萸虽为辛热之品，但与六倍的黄连相伍，则疏散火郁而不助其热，且可制约黄连之过于苦寒，使黄连清胃火而无伤胃之虑。两药相伍，一寒一热，辛开苦降，以苦降肝火为主，兼于辛开疏散火郁，对于肝经火郁、津液未伤者，用之甚为恰当。

泻白散 (《小儿药证直诀》)

知识点讲解

【主治】肺热喘咳证。

【证机分析】

肺有伏火 { 肺气上逆：喘咳，气急，舌红，苔黄，脉细数。
热伏阴分：皮肤蒸热，日晡尤甚。

辨证要点：咳喘气急，皮肤蒸热，舌红苔黄、脉细数。

【病机】肺有伏火郁热。热伤阴分，以致肺气不降而喘咳，肺热阴伤而"热蒸"。

【治法】清泻肺热，平喘止咳。

【方解】

君：桑白皮——清泻肺热，平喘止咳。

臣：地骨皮——清肺中伏火，助君药平喘止咳；养阴退虚热。

佐使：粳米、炙甘草——益气养胃，调和诸药。

配伍要点：肺脾并治，甘寒清降肺热，甘平养胃益肺。

配伍运用提要

(1) 方中配伍桑白皮、地骨皮的意义：本方治证的病因病机为肺中伏火。肺主气，以清肃下降为顺，现肺有伏火，治宜清泄肺热，平喘止咳。然肺为娇脏，兼之本方乃针对小儿稚阴之体而设，故在遴选药物时，宜避苦寒之品，而以甘寒或甘凉之品为首选。桑白皮色白，性味甘寒，既能清泄肺热，又能止咳平喘，药力虽逊，但无伤肺之弊，故重用为君。地骨皮味甘、微苦而性寒，清肺中伏火，并擅退阴虚发热，为臣药。君臣相伍，清肃肺气之力得以增强，肺气肃降，咳喘则可自愈。

(2) 培土生金法：泻白散主治证的病机为肺中伏火，灼伤阴液，肺阴亏虚。方中以炙甘草、粳米健脾益胃，虚则补其母，培土生金，达到养胃以益肺的目的。

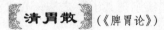 ## 清胃散 (《脾胃论》)

知识点讲解

【主治】胃火牙痛。

【证机分析】

胃有积热 { 胃火上攻——牙痛头痛，面颊发热，口气热臭，唇舌颊腮肿痛。
热邪伤津——口干舌燥。
热蒸肉腐——牙龈肿烂。
热伤血络——牙宣出血。

辨证要点：牙痛牵引头痛，口气热臭，舌红苔黄，脉滑数。

【病机】胃有积热，循阳明经脉上攻。

【治法】清胃，凉血。

【方解】

君：黄连——清胃泻火。

臣：升麻——清热解毒，宣达郁火；升散上行。

　　＊黄连得升麻，泻火而无凉遏之弊；升麻得黄连，散火而无升焰之虞。

佐：生地黄——凉血止血，清热养阴。

　　牡丹皮——清热凉血，消肿止痛。

　　当归身——养血和血，防胃热及苦寒之品伤及阴血。

使（兼）：升麻——引药入阳明。

配伍要点：气血两清；升降并用；泻中寓补。

配伍运用提要

（1）方中配伍黄连与升麻的意义：本方治证之病机为胃有积热，胃火上攻，迫血上溢而见牙痛牵引头痛，口气热臭，舌红苔黄，脉滑数等证。热虽盛，但未伤津，故可采用苦寒直折之法。方中黄连直折胃腑之火，为君药。升麻既善于清泄阳明热毒，又能辛散胃中积热，有"火郁发之"之意，故重用为臣。黄连得升麻，则泻火而无凉遏之弊，升麻得黄连，则散火而无升焰之虑。

（2）本方治法特点：本方主治证热虽盛，但未伤津，可采用苦寒直折之法。胃有热则阴血亦必受损，故又以生地黄凉血滋阴，当归身养阴血；热入血分迫血妄行，故用丹皮清热凉血。当归身配丹皮，尚有活血消肿的作用，三药共为佐药，气血两清，泻中寓补。

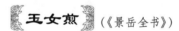

玉女煎（《景岳全书》）

知识点讲解

【主治】胃热阴虚证。

【证机分析】

胃热循经上攻——牙痛头痛，消谷善饥。

热盛伤阴——口渴，舌红苔干。

热扰心神——烦热。

肾阴亏损——齿松牙衄，脉浮洪，重按无力。

辨证要点：牙痛齿松，烦热干渴，舌红苔黄而干。

【病机】阳明有余，胃火上攻，兼少阴不足，虚火内扰。

【治法】清胃热，滋肾阴。

【方解】

君：石膏——清胃火。

臣：熟地黄——滋阴补肾。

佐：知母——清热滋阴，助石膏清胃热，助熟地滋肾阴。

　　麦冬——清热养阴。

　　使：牛膝——引热下行，兼补肝肾。

　　配伍要点：清补并用。

配伍运用提要

　　（1）本方治法分析：本方所治乃因少阴不足、阳明有余所致。阳明之脉，上行头面，循于牙龈，阳明有余，胃火上攻，故见牙痛、头痛；火迫血上溢，故见牙龈出血；肾阴不足，虚火上炎，故牙齿松动。综上所述，可知本方证系水亏与火盛相因为病，而以火盛为主因，故其立法清胃热为主，辅以滋肾阴。

　　（2）类方比较：

方名	相同点	不同点
玉女煎	均有清胃泻火之功，用于胃热之牙痛、面颊肿痛等	泻火药与凉血药并用，功专清胃凉血，泻火力强，为气血两清之剂，治胃实热证。凡胃火炽盛，内陷血分而致牙痛、口臭面颊肿痛、脉滑数者多用
清胃散		泻火药与滋阴药同用，功专清胃热且能滋肾，虚实并治，为清补之剂。用治火盛阴亏证。凡阳明有余，少阴不足之牙痛、牙龈浮肿、齿松口渴多饮脉细数者多用

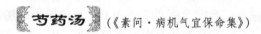 芍药汤 （《素问·病机气宜保命集》）

知识点讲解

【主治】湿热痢疾。

【证机分析】

湿热壅滞 {
气机郁滞——腹痛，里急后重。
气滞血瘀，壅郁成脓——便脓血，赤白相兼。
湿热下迫——肛门灼热，小便短赤，苔黄腻，脉滑数。
}

辨证要点：痢下赤白，腹痛里急，苔腻微黄。

【病机】湿热疫毒下注大肠，壅滞气机，气血不和。

【治法】清热燥湿，调气和血。

【方解】

　　君：白芍——缓急止痛，敛阴养血。

　　臣：黄芩、黄连——清热燥湿，厚肠止痢。

　　　　大黄——泄热去积，"通因通用"。

　　佐：木香、槟榔——行气导滞，消积止痛；"调气则后重自除"。

　　　　当归——补血行血，"行血则便脓自愈"。

　　　　肉桂——助当归以行血；反佐之以制芩、黄苦寒伤阳与冰伏湿热之邪。

使：炒甘草——调和诸药，配白芍缓急止痛。

配伍要点：以清热燥湿为本，兼以气血并治。寓有"通因通用"之法。寒热并用，以寒为主。大黄配黄连、黄芩，清中有泻，导热下行；大黄配当归，活血行滞，以除"便脓"；大黄配槟榔，消积导滞，使积滞去而痢止。

配伍运用提要

（1）"调气则后重自除"、"行血则便脓自愈"的含义：本方治证乃因湿热积滞蕴于大肠所致。湿热熏灼大肠，可致气血瘀滞，故见腹痛；湿热与瘀血相搏，化为脓血，故见下痢脓血，赤白相兼；湿热下注，故见肛门灼热；气机壅滞，故见里急后重。大黄泄热祛积，活血化瘀，有"通因通用"之意；当归活血，合大黄则祛瘀化腐，此为"行血则便脓自愈"之理；木香、槟榔行气导滞，使积滞去则气机舒畅而腹痛、里急后重自可消除，此为"调气则后重自除"之理。

（2）肉桂在方中的配伍意义：肉桂辛甘芳香，醒脾和胃，温化水湿，又可防寒凉之品冰伏湿热之邪。而且，肉桂在大队寒凉药中，其温热之性得制而无助火之虑。

白头翁汤 （《伤寒论》）

知识点讲解

【主治】热毒痢疾。

【证机分析】

疫毒邪热蕴积肠中 ┤气机郁滞：腹痛，里急后重。
　　　　　　　　薰灼气血成脓：泻下脓血，赤多白少。
　　　　　　　　下迫大肠：肛门灼热。

辨证要点：下痢赤多白少，腹痛，里急后重，舌红苔黄，脉弦数。

【病机】热毒壅滞肠中，深陷血分。

【治法】清热解毒，凉血止痢。

【方解】

君：白头翁——清热解毒，凉血止痢。

臣：黄连、黄柏——清热燥湿，厚肠止痢。

佐：秦皮——清热燥湿，收涩止痢。

使（兼）：秦皮——入大肠经。

配伍要点：集苦寒清热解毒药于本方，清解中兼以凉血、收涩。

配伍运用提要

类方比较：

方名	相同点	不同点
白头翁汤	均有清热解毒、燥湿止痢之功，用治热毒湿热痢疾	配连、柏为主，能入血分，侧重于解毒凉血，使血分热毒清而痢止，用治热毒壅滞于肠，深入血分而致的血热毒痢、下痢脓血、赤多白少、发热腹痛、舌红、苔黄、脉数
芍药汤		以白芍配黄连、黄芩为主，重在清热燥湿，兼调和气血，泻下积滞，寓"通因通用"。用治湿热壅滞、气血瘀滞而成的湿热下痢，用治便下脓血、赤白相兼、腹痛里急后重、苔黄腻、脉滑数者

第五节 清 热 祛 暑

六一散 （又名益元散）（《黄帝素问宣明论方》）

知识点讲解

【主治】暑热夹湿之证，膀胱湿热下注证。

【治证机理】

暑热夹湿，邪气内扰——身热烦渴，小便不利，或泄泻。

湿热下注，膀胱气化不利——小便赤涩淋痛。

辨证要点：身热烦渴，小便不利。

【病机】暑热夹湿内蕴；膀胱湿热下注。

【治法】清暑（热）利湿。

【方解】

君：滑石——清热解暑，利水通淋。

佐使：甘草——清热解毒，和中调药。

＊滑石、甘草相配，清热利湿并行。

配伍要点：滑石配甘草。

配伍运用提要

（1）本方配伍特点：药性和平，清热而不留湿，利水而不伤阴，为治感受暑热夹湿，或膀胱湿热下注证的著名方剂。

（2）本方加青黛即碧玉散。

清暑益气汤 （《温热经纬》）

知识点讲解

【主治】暑热气津两伤证。

【治机分析】

中暑受热——身热汗多，尿赤心烦。

暑热伤津——口渴。

暑热耗气——体倦少气，精神不振，脉虚数。

辨证要点：身热汗多，口渴，体倦少气，脉虚数。

【病机】感受暑热，气耗津伤。

【治法】清暑益气，养阴生津。

【方解】

君：西瓜翠衣——清热解暑，生津止渴。

西洋参——益气养阴，清热生津。

臣：荷梗——清热解暑，以助西瓜衣清解暑热。

石斛、麦冬——养阴清热，以助西洋参补养生津。

佐：黄连、知母、竹叶——清热泻火除烦。

使：甘草、粳米——益胃和中，调和诸药。

配伍要点：祛暑清热与益气养阴并用。

配伍运用提要

（1）清暑益气法：当夏月感受暑热，耗伤气津后，出现身热汗多、心烦口渴、体倦少气、神疲乏力、脉虚等证候时，选用清解暑热药，配伍益气生津药，使暑热去，气津复的一种治法。

（2）本方配伍特点：针对夏月感暑，耗伤气津所致。全方药物大略可分为两部分，一部分清热解暑，如西瓜翠衣、荷梗、黄连、知母、淡竹叶；另一部分益气生津，如西洋参、石斛、麦冬、甘草、粳米。两部分有机配伍，使暑热得清，气津得复，诸症自除。

（3）类方比较：

方名	相同点	不同点
清暑益气汤	均有清暑热、益气津的作用，均可用于暑热气津两伤证	清解暑热，养阴生津之力较强，多用于中暑受热，暑伤气津，症见身热汗多、口渴、体倦少气、脉虚数者
竹叶石膏汤		清热除烦之力强，并能和胃，多用于热病余热未清，气津两伤，胃气不和而见发热汗多、口渴、胸闷欲呕、气短乏力、舌红、脉虚数者

香薷散 （《太平惠民和剂局方》）

知识点讲解

【主治】夏月伤于寒湿之阴暑证。

寒湿束表，正邪交争，经气不利——恶寒发热，无汗，身重头痛，脉浮。

暑湿伤中，脾失健运，气机升降失调——胸闷泛恶，腹痛吐泻，舌苔白腻。

辨证要点：恶寒发热，无汗，头重胸闷，舌苔白腻，脉浮。

【病机】寒束肌表，暑湿伤中。

【治法】祛暑解表，化湿和中。

【方解】

君：香薷——解表散寒，祛暑化湿。

臣：厚朴——行气下气，化湿除满。

佐：白扁豆——健脾和中，渗湿消暑。

配伍要点：解表与化湿并用，健脾与行气同用。

配伍运用提要

（1）阴暑：指夏月乘凉饮冷，感受寒湿所致的一种病证，临床以恶寒发热，无汗，头重胸闷，舌苔白腻，脉浮为特征。

（2）本方配伍特点：本方针对阴暑所设，主治外感寒邪，内伤暑湿，内外合病之证。方中香薷外可解表散寒，内可祛暑化湿，称为夏月之麻黄，辅以厚朴化湿除满，扁豆健脾渗湿消暑。三药合用表里同治，达祛暑解表、化湿和中之效。

新加香薷饮 （《温病条辨》）

知识点讲解

【主治】暑温夹湿，复感风寒之证。

【证机分析】

风寒束表，卫阳被郁——恶寒，身疼，无汗，脉浮。

暑热内郁——发热，面赤，口渴，小便赤涩，舌红，脉数。

暑湿内郁——胸中烦闷，苔白腻。

辨证要点：夏月暑天而发热，恶寒，无汗，口渴，舌红苔腻，脉浮数。

【病机】暑温夹湿内蕴，兼风寒外束。

【方解】

君：香薷——芳香质轻，外散风寒，内化水湿。

臣：鲜扁豆花——散寒解暑，健健和胃，清热化湿。

金银花、连翘——透肌解表，清热逐风。

＊香薷、鲜扁豆花、金银花、连翘共用，辛凉宣散，透泄暑热。

佐：厚朴——苦辛性温，燥湿化滞，行气消闷。

配伍要点：清热祛暑辅以化湿和中，以清热祛暑为主。

配伍运用提要

（1）本方治法特点：以祛暑解表，清热化湿立法。温病最忌辛温，恐其化燥助热，然暑温夹湿而兼表寒者，汗不能出，不唯不忌，且正欲借助辛温药物以散寒解表，开闭疏郁。

（2）类方比较：

方名	相同点	不同点
新加香薷饮	同属祛暑之剂，均有解表散寒、化湿和中的作用	清热祛暑力强而化湿和中之力弱，主治风寒束表，暑温夹湿内蕴、暑热偏重之证
香薷散		重用香薷，入酒同煎，为辛温之剂，并能健脾利湿，主治暑令感寒挟湿、寒湿均盛之证

第六节　清　虚　热

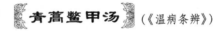 青蒿鳖甲汤 （《温病条辨》）

知识点讲解

【主治】温病后期，邪伏阴分证。

【证机分析】

余热内伏阴分——夜热早凉。

阴液耗伤——热退无汗。

阴虚内热——舌红少苔，脉细数。

辨证要点：夜热早凉，热退无汗，舌红少苔，脉细数。

【病机】温病后期，热伏阴分，耗伤阴液。

【治法】养阴透热。

【方解】

君：青蒿——苦辛寒而芳香，清热透络，引邪外出。

　　鳖甲——咸寒入阴，滋阴清热，入络搜邪。

＊青蒿、鳖甲合用，有"先入后出之妙"，鳖甲引药入阴，滋阴退热；青蒿透邪外出，清退阴分伏热，共达滋阴透热之功。

臣：生地黄——养阴凉血，使阴复而热退。

　　知母——滋阴降火，助鳖甲退虚热。

佐：牡丹皮——清热凉血，退阴分伏热。

配伍要点：方中青蒿与鳖甲同用，是本方配伍的关键。吴瑭曰："此方有先入后出之妙，青蒿不能直入阴分，有鳖甲领之入也；鳖甲不能独出阳分，有青蒿之出也。"

配伍运用提要

（1）养阴透热法：温病后期，阴液已伤，而邪热仍稽留阴分导致夜热早凉，热退无汗，舌红少苔，脉细数时，用养阴退热药鳖甲，配合芳香透热药青蒿治疗，为使阴复热退、热透邪出的一种治法，代表方为青蒿鳖甲汤。

（2）本方治法特点：青蒿鳖甲汤治证为温病后期，阴液已伤，而邪热仍稽留阴分所致。需要注意的是，此邪热非壮火，故不宜苦寒化燥之品，以免苦寒伤阴。此外，虽有阴虚，但邪热仍留阴分，故又不能纯用养阴之品，纯用养阴则因滋腻太过而恋热留邪。立法宜以清透邪热为主，辅以养阴。

（3）"先入后出"配伍：青蒿鳖甲汤治证为温病后期，阴液已伤，而邪热仍稽留阴分所致。立法宜以清透邪热为主，辅以养阴。青蒿芳香，既能清虚热，又能透邪外出，但不能入阴分；鳖甲直入阴分，善于退虚热，但不能透热于外。两药合用，有"先入后出之妙"，鳖甲引药入阴，滋阴退热；青蒿透邪外出，清退阴分伏热，共达滋阴透热之功。

清热剂综合试题

一、填空题

1. 清热剂具有_____作用，用以治疗_____，其立法依据是_____。

2. 白虎汤、竹叶石膏汤均具有_____的功效。白虎汤用治_____证；竹叶石膏汤用治_____证。

3. 黄芩在普济消毒饮中的作用是_____；在芍药汤的作用是_____；在凉膈散中的作用是_____。

4. 柴胡在龙胆泻肝汤中的作用是_____；在普济清毒饮中的作用是_____；在小柴胡汤中的作用是_____。

5. 阳明气分热盛证治宜选方_____；阳明腑实证治宜选方_____；伤寒温病后期，余热未清证治宜选方_____。

6. 湿热痢治宜选方_____；热毒痢治宜选方_____；协热下痢治宜选方_____。

7. 清营汤主治_____证，其治法中除了清营分之热外，还体现_____的治疗方法。

8. 黄连解毒汤组成药物有_____；功效是_____；该方体现了_____之法。

9. 普济消毒饮的功效是_____；其主治证是_____；升麻柴胡在方中的配伍作用是_____。

102

10. 导赤散由_____组成；其功效是_____；主治证是_____。

11. 香薷散的组成为_____；功效是_____；主治证是_____。

12. 六一散的组成为_____；功效是_____；主治证是_____。

13. 清暑益气汤的君药是_____；具有_____的功效；主治_____。

14. 祛暑剂分为_____、_____、_____、_____四类方剂。

二、名词术语解释

1. 苦寒直折法　2. 大头瘟　3. 透热转气　4. 热入血分　5. 透热养阴

6. 祛暑剂　7. 阴暑　8. 清暑益气

三、默写方剂歌诀

1. 普济消毒饮　2. 清营汤　3. 清暑益气汤

四、病例分析

要求：分析下列病例，作出中医证的辨证诊断，并拟定治法、处方（包括方名、药物以及剂量、药物的特殊用法）。

1. 李××，女，40岁。主诉：发热，烦躁不安，时有谵语，斑疹隐隐1天。患者1周前始发热，头痛，微恶风寒，曾服感冒药，但汗出不畅，热时退时复。昨天始突然加重，发热不退，夜间为甚，心中烦热，躁动少寐，服用退烧药（不详）而热不退，渐见神志改变，时有谵语，目常喜开或紧闭，唇干口渴，皮下斑疹隐隐，但无紫斑，舌绛而干，苔少，脉细数。

2. 陈××，男，30岁。主诉：发热不退，口渴，汗出2天。时值盛夏，患者劳作田间，下蒸日晒，汗出颇多，一时贪凉，遂致外感，初恶寒发热，头痛咽干，自服退热镇痛药2天，病反加剧。近二天发热至39℃，不恶寒而反恶热，口渴引饮，心烦面红，大汗，脉洪大有力。

3. 高××，男，41岁。主诉：头痛目赤，口苦，胁痛二周余。患者平素有高血压病史，常易发怒。近几周来，因工作繁忙，休息欠佳，经常发脾气，血压不稳，自服降压药，血压虽降，但自觉头痛，胁痛，口苦。来诊时见头痛，甚则如劈，胁痛易怒，心中烦闷，口苦咽干，耳鸣耳胀，面红目赤，夜睡不安，小便短黄，大便稍结，舌红苔黄，脉弦数有力。

4. 林××，女，28岁。主诉：腹痛，泄泻，泻下脓血便1周余。患者由外地来穗打工，舟车劳顿。1周前在车站小食档用餐后，腹中疼痛，下痢泄泻，发热。曾自服藿香正气丸等，病未好转，但亦无积极治疗。昨天始病情加剧，腹痛频作，肠鸣腹泻，泻下脓血样大便，赤多于白，量少而不畅，里急后重，发热，口渴，渴欲饮水，舌红稍降，苔黄，脉弦数。

5. 主诉：身热汗多，口渴，体倦少气5天。患者平素体弱，甚少户外劳动。1周前参加义务劳动，时值仲夏，中午气温达32℃，下蒸日晒，汗出频频，头晕脑热，口渴引饮，回家后突然发热头痛，以为休息后即可恢复，并不在意。第二天始发热约38.5℃，面红心烦，口渴引饮，仍汗出较多，体倦乏力，气短，精神不振，脉虚数。

五、简答题

1. 简述普济消毒饮中配伍升麻、柴胡的意义。

2. 简述黄芩在小柴胡汤、蒿芩清胆汤、黄连解毒汤、龙胆泻肝汤、芍药汤中的作用特点。

3. 简述白虎汤的主治病证及禁忌证。

4. 简述犀角地黄汤治疗热伤血络所致出血证，为何配伍活血之丹皮，意义何在？

5. 左金丸主治肝火犯胃证，为何配伍辛热之吴茱萸？

6. 芍药汤治疗痢疾为何配伍泻下之大黄，有何意义？

7. 简述祛暑剂配伍用药的特点。

8. 知母在白虎汤、清暑益气汤、青蒿鳖甲汤中分别起什么作用？

六、论述题

1. 试述芍药汤与白头翁汤功效、主治的异同。

2. 结合主治证病机试述龙胆泻肝汤中配伍生地、当归的意义。

3. 试述清胃散中黄连与升麻的配伍意义。

4. 试述青蒿鳖甲汤中青蒿、鳖甲的配伍意义。

5. 分析清营汤的组方原则。

6. 试述清暑益气汤的组方原则。

7. 试述香薷饮与六一散功效、主治的异同。

七、选择题

(一) 单项选择题

1. 具有清热除烦、生津止渴功效的方剂是（　　）。
   A. 黄连解毒汤　　　　　B. 竹叶石膏汤　　　　　C. 清暑益气汤
   D. 清营汤　　　　　　　E. 白虎汤

2. 白虎汤与竹叶石膏汤的共有药物是（　　）。
   A. 人参、炙甘草　　　　B. 竹叶、半夏　　　　　C. 麦冬、半夏
   D. 石膏、粳米　　　　　E. 知母、黄连

3. 清营汤治证的表现无（　　）。
   A. 身热夜甚　　　　　　B. 斑疹紫黑　　　　　　C. 心烦少寐
   D. 时有谵语　　　　　　E. 舌绛脉细数

4. 银花、连翘在清营汤中的作用是（　　）。
   A. 清热解毒，透热转气　　　　B. 疏散风热，清泄里热
   C. 清热解毒，消痈散结　　　　D. 清热解暑，生津止渴
   E. 以上均非

5. 具有清热解毒、凉血散瘀功用的方剂是（　　）。
   A. 清营汤　　　　　　　B. 犀角地黄汤　　　　　C. 竹叶石膏汤
   D. 黄连解毒汤　　　　　E. 普济消毒饮

6. 黄连解毒汤组成中无（　　）。
   A. 栀子　　　　　　　　B. 黄芩　　　　　　　　C. 黄连

D. 黄柏   E. 金银花

7. 普济消毒饮与黄连解毒汤的共有药物是（　　）。
   A. 玄参、连翘   B. 柴胡、升麻   C. 黄芩、黄连
   D. 连翘、栀子   E. 板蓝根、桔梗

8. 患者身热夜甚，心烦少寐，时有谵语，口渴，斑疹隐隐，舌绛而干，脉数，治宜选方（　　）。
   A. 犀角地黄汤   B. 普济消毒饮   C. 黄连解毒汤
   D. 导赤散   E. 清营汤

9. 透热养阴法的代表方是（　　）。
   A. 清营汤   B. 四逆散   C. 大补阴丸
   D. 当归六黄汤   E. 青蒿鳖甲汤

10. 凉膈散与大承气汤的共有药物是（　　）。
   A. 栀子、黄芩   B. 大黄、芒硝   C. 厚朴、枳实
   D. 连翘、薄荷   E. 甘草、竹叶

11. 胸膈烦热，面赤唇焦，烦躁口渴，口舌生疮，咽痛吐衄，便秘溺黄，舌红苔黄，脉滑数，治宜选方（　　）。
   A. 白虎汤   B. 黄连解毒汤   C. 大承气汤
   D. 凉膈散   E. 犀角地黄汤

12. 清营汤与导赤散的共有药物是（　　）。
   A. 玄参、麦冬   B. 生地黄、竹叶   C. 木通、甘草
   D. 金银花、连翘   E. 丹参、黄连

13. 具有清心利水功用，又能养阴的方剂是（　　）。
   A. 清营汤   B. 泻白散   C. 猪苓汤
   D. 导赤散   E. 五苓散

14. 龙胆泻肝汤与逍遥散的共有药物是（　　）。
   A. 柴胡、当归   B. 白术、白芍   C. 茯苓、泽泻
   D. 生地黄、木通   E. 薄荷、甘草

15. 患者头痛目赤，耳肿疼痛，胁痛易怒，口苦咽干，小便短黄，舌红苔黄，脉弦数，治宜选方（　　）。
   A. 龙胆泻肝汤   B. 导赤散   C. 四逆散
   D. 黄连解毒汤   E. 镇肝熄风汤

16. 泻白散的功效是（　　）。
   A. 清泻肺热，平喘止咳   B. 清热宣肺，化痰平喘
   C. 清气化痰，降气平喘   D. 泻肺利水，平喘止咳
   E. 养阴润肺，敛气止咳

17. 体现"入营犹可透热转气"理论的方剂是（　　）。
   A. 仙方活命饮   B. 清营汤   C. 凉膈散
   D. 败毒散   E. 普济消毒饮

18. 组成中含有增液汤药物的方剂是（　　　　）。
　　A. 竹叶石膏汤　　　　　　B. 清营汤　　　　　　　C. 普济消毒饮
　　D. 玉女煎　　　　　　　　E. 清燥救肺汤

19. 清胃散的功效是（　　　　）。
　　A. 清胃泻火　　　　　　　B. 清胃燥湿　　　　　　C. 清胃凉血
　　D. 凉血化瘀　　　　　　　E. 泻火止痛

20. 腹痛下痢，便下脓血，赤白相兼，里急后重，肛门灼热，小便短赤，舌苔黄腻，脉弦数，治宜选方（　　　　）。
　　A. 葛根黄芩黄连汤　　　　B. 槐花散　　　　　　　C. 芍药汤
　　D. 真人养脏汤　　　　　　E. 乌梅丸

21. 患者身大热，口大渴，汗大出，脉洪大，治宜选方（　　　　）。
　　A. 白虎汤　　　　　　　　B. 黄连解毒汤　　　　　C. 大承气汤
　　D. 凉膈散　　　　　　　　E. 犀角地黄汤

22. 龙胆泻肝汤与导赤散的共有药物是（　　　　）。
　　A. 黄芩、栀子　　　　　　B. 泽泻、车前子　　　　C. 生地黄、木通
　　D. 柴胡、当归　　　　　　E. 龙胆草、竹叶

23. 龙胆泻肝汤组成中无（　　　　）。
　　A. 泽泻　　　　　　　　　B. 白芍　　　　　　　　C. 黄芩
　　D. 生地黄　　　　　　　　E. 柴胡

24. 患者心胸烦热，口渴面赤，常欲冷饮，口舌生疮，小便短赤，时有涩痛，舌尖红，脉数，治宜（　　　　）。
　　A. 清暑益气汤　　　　　　B. 白虎汤　　　　　　　C. 导赤散
　　D. 黄连解毒汤　　　　　　E. 六一散

25. 患者阴肿、阴痒、筋痿、阴汗，小便淋浊，舌红苔黄腻，治宜（　　　　）。
　　A. 龙胆泻肝汤　　　　　　B. 导赤散　　　　　　　C. 四逆散
　　D. 黄连解毒汤　　　　　　E. 镇肝熄风汤

26. 丹参在清营汤中的作用是（　　　　）。
　　A. 活血化瘀，养心安神　　　　B. 清心凉血，活血化瘀
　　C. 养血清心，透邪外出　　　　D. 清热解毒，消痈散结
　　E. 清热凉血，透热养阴

27. 患者咳嗽，气喘，口渴欲饮，皮肤蒸热，日晡尤甚，舌红苔黄，脉细数，治宜（　　　　）。
　　A. 麻黄杏仁甘草石膏汤　　B. 定喘汤　　　　　　　C. 桑菊饮
　　D. 泻白散　　　　　　　　E. 清气化痰丸

28. 芍药汤与白头翁共有的药物是（　　　　）。
　　A. 黄连　　　　　　　　　B. 黄芩　　　　　　　　C. 黄连、黄芩
　　D. 黄连、黄柏　　　　　　E. 黄芩、大黄

29. 地骨皮在泻白散中的作用是（　　　）。
    A. 养阴生津　　　　　　B. 清肺养阴　　　　　　C. 透热养阴
    D. 清肺化痰　　　　　　E. 敛肺止咳

30. 清胃散与龙胆泻肝汤的共有药物是（　　　）。
    A. 牡丹皮、黄连　　　　B. 生地黄、当归　　　　C. 升麻、赤芍
    D. 栀子、黄芩　　　　　E. 泽泻、车前子

31. 患者牙痛，痛连头部，面颊发热，其齿喜冷而恶热，时流牙血，牙龈红肿，口气热臭，口干舌燥，舌红苔黄，脉滑数，治宜（　　　）。
    A. 玉女煎　　　　　　　B. 白虎汤　　　　　　　C. 黄连解毒汤
    D. 消胃散　　　　　　　E. 升麻葛根汤

32. 升麻在清胃散中的作用是（　　　）。
    A. 清热解毒，升散郁热，兼以引经　　　B. 清热泻火，凉血化斑，兼以止血
    C. 清胃泻火，消肿止痛，兼以调胃　　　D. 清胃凉血，泻火消肿，兼以调药
    E. 以上均非

33. 玉女煎与白虎汤的共有药物是（　　　）。
    A. 麦冬、牛膝　　　　　B. 知母、石膏　　　　　C. 熟地黄、甘草
    D. 竹叶、粳米　　　　　E. 麦冬、知母

34. 玉女煎与竹叶石膏汤的共有药物是（　　　）。
    A. 石膏、麦冬　　　　　B. 石膏、知母　　　　　C. 麦冬、知母
    D. 甘草、粳米　　　　　E. 熟地黄、牛膝

35. 治疗阴虚盗汗证的代表方是（　　　）。
    A. 清营汤　　　　　　　B. 四逆散　　　　　　　C. 大补阴丸
    D. 当归六黄汤　　　　　E. 青蒿鳖甲汤

36. 青蒿鳖甲汤组成中无（　　　）。
    A. 生地黄　　　　　　　B. 地骨皮　　　　　　　C. 牡丹皮
    D. 知母　　　　　　　　E. 鳖甲

37. 温病后期，邪伏阴分，而见夜热早凉，热退无汗，舌红苔少，脉细数，治宜（　　　）。
    A. 清骨散　　　　　　　B. 清暑益气汤　　　　　C. 当归六黄汤
    D. 青蒿鳖甲汤　　　　　E. 蒿芩清胆汤

38. 具有清虚热、退骨蒸功效的方剂是（　　　）。
    A. 青蒿鳖甲汤　　　　　B. 清骨散　　　　　　　C. 当归六黄汤
    D. 大补阴丸　　　　　　E. 知柏地黄丸

39. 青蒿在青蒿鳖甲汤中的作用是（　　　）。
    A. 芳香辟秽，清退虚热　　　　B. 清热透络，引邪外出
    C. 清热解暑，和解截疟　　　　D. 滋阴退热，引邪外出
    E. 以上均非

40. 清暑益气汤、竹叶石膏汤、导赤散的共有药物是（　　）。
    A. 生地黄　　　　　　　B. 知母　　　　　　　C. 木通
    D. 竹叶　　　　　　　　E. 麦冬

41. 祛暑利湿法的代表方是（　　）。
    A. 香薷散　　　　　　　B. 六一散　　　　　　C. 清暑益气汤
    D. 五苓散　　　　　　　E. 竹叶石膏汤

42. 组成中含有六一散药物的方剂是（　　）。
    A. 清暑益气汤　　　　　B. 藿香正气散　　　　C. 蒿芩清胆汤
    D. 温胆汤　　　　　　　E. 导赤散

43. 清暑益气汤组成中无（　　）。
    A. 石膏　　　　　　　　B. 西洋参　　　　　　C. 竹叶
    D. 知母　　　　　　　　E. 黄连

44. 清暑益气汤与清营汤的共有药物是（　　）。
    A. 金银花、连翘、竹叶　B. 竹叶、黄连、知母　C. 知母、黄连、石斛
    D. 竹叶、黄连、麦冬　　E. 石斛、竹叶、麦冬

45. 清暑益气汤除清暑益气的功用外，尚有（　　）。
    A. 敛阴止汗　　　　　　B. 利水化湿　　　　　C. 和胃止呕
    D. 化湿止泻　　　　　　E. 养阴生津

46. 清暑益气汤治证的表现无（　　）。
    A. 体倦少气　　　　　　B. 身热汗多　　　　　C. 心烦口渴
    D. 神疲谵语　　　　　　E. 脉虚数

47. 清暑益气汤与竹叶石膏汤的共有药物是（　　）。
    A. 石膏、石斛　　　　　B. 麦冬、竹叶　　　　C. 黄连、知母
    D. 知母、粳米　　　　　E. 半夏、麦冬

48. 患者感暑后身热汗多，心烦口渴，体倦少气，精神不振，小便短赤，脉虚数，
    治宜（　　）。
    A. 六一散　　　　　　　B. 竹叶石膏汤　　　　C. 清暑益气汤
    D. 桂苓甘露饮　　　　　E. 生脉散

49. 香薷散主治证为（　　）。
    A. 阴暑证　　　　　　　B. 阳暑证　　　　　　C. 暑湿证
    D. 寒暑证　　　　　　　E. 以上均非

50. 六一散方中滑石与甘草的比例是（　　）。
    A. 6:1　　　　　　　　B. 1:6　　　　　　　C. 3:1
    D. 1:3　　　　　　　　E. 5:1

（二）多项选择题

1. 下列方剂中石膏、知母同用的有（　　）。
    A. 玉女煎　　　　　　　B. 白虎汤　　　　　　C. 凉膈散

D. 竹叶石膏汤　　　　　　E. 桂苓甘露饮

2. 下列方剂中麦冬、生地同用的有（　　）。
　　A. 竹叶石膏汤　　　　B. 清营汤　　　　　　C. 犀角地黄汤
　　D. 增液承气汤　　　　E. 青蒿鳖甲汤

3. 黄连解毒汤的主治病证包括（　　）。
　　A. 热病吐血、衄血　　B. 热甚发斑　　　　　C. 湿热黄疸
　　D. 外科痈疡　　　　　E. 身热下痢

4. 体现"火郁发之"的方剂有（　　）。
　　A. 麻黄杏仁甘草石膏汤　B. 清胃散　　　　　C. 普济消毒饮
　　D. 凉膈散　　　　　　E. 小青龙汤

5. 犀角地黄汤的组成药物有（　　）。
　　A. 犀角　　　　　　　B. 生地黄　　　　　　C. 赤芍
　　D. 丹参　　　　　　　E. 牡丹皮

6. 可治疗牙痛的方剂有（　　）。
　　A. 导赤散　　　　　　B. 龙胆泻肝汤　　　　C. 清胃散
　　D. 左金丸　　　　　　E. 玉女煎

7. 清热剂适用于（　　）。
　　A. 阳明经热盛证　　　B. 热入营血证　　　　C. 气阴虚内热证
　　D. 阳明腑实证　　　　E. 热伏阴分，久热不退证

8. 犀角地黄汤与青蒿鳖甲汤共有的药物是（　　）。
　　A. 生地黄　　　　　　B. 芍药　　　　　　　C. 知母
　　D. 鳖甲　　　　　　　E. 牡丹皮

9. 可治疗下痢的方剂有（　　）。
　　A. 葛根黄芩黄连汤　　B. 芍药汤　　　　　　C. 痛泻要方
　　D. 白虎汤　　　　　　E. 小承气汤

10. 导赤散与龙胆泻肝汤共有的药物是（　　）。
　　A. 生地黄　　　　　　B. 黄芩　　　　　　　C. 竹叶
　　D. 木通　　　　　　　E. 甘草

11. 清暑益气汤组成药物中有（　　）。
　　A. 石膏　　　　　　　B. 西洋参　　　　　　C. 竹叶
　　D. 知母　　　　　　　E. 黄连

12. 清暑益气汤的主治证包括下列哪些症状？（　　）
　　A. 身热汗多　　　　　B. 体倦少气　　　　　C. 精神不振
　　D. 心烦口渴　　　　　E. 小便清长

13. 六一散的主治证包括下列哪些症状？（　　）
　　A. 身热　　　　　　　B. 小便不利　　　　　C. 泄泻
　　D. 小便清长　　　　　E. 烦渴

14. 香薷散的主治证包括下列哪些症状？（　　）

    A. 恶寒发热   B. 无汗   C. 胸闷

    D. 腹痛吐泻   E. 头重身疼

15. 桂苓甘露饮的主治证包括下列哪些症状？（　　）

    A. 发热头痛   B. 烦渴引饮   C. 小便不利

    D. 霍乱吐泻   E. 大便秘结

16. 香薷散的功效是（　　）。

    A. 解表散寒   B. 祛暑解表   C. 化湿和中

    D. 发汗祛湿   E. 温肺化饮

（全世建）

第五章　温　里　剂

学习基本要求

（1）熟悉温里剂的概念、适应范围、分类及使用注意事项。
（2）掌握方剂：理中丸、小建中汤、吴茱萸汤、四逆汤、当归四逆汤、阳和汤。
（3）熟悉方剂：黄芪桂枝五物汤。

重点难点提示

（1）要求掌握、熟悉的方剂的证治特点。
（2）要求掌握的方剂的组成原则（配伍特点）。
（3）理中丸中干姜配伍人参的意义。
（4）小建中汤中药物的配伍特点（辛甘化阳，酸甘化阴）。方中如何体现"甘温除热"法？
（5）吴茱萸汤的治证特点，其用治阳明寒呕、厥阴头痛、少阴吐利证的机理。
（6）吴茱萸汤重用生姜的配伍意义。
（7）回阳救逆的含义；四逆汤中配伍干姜、附子的意义。
（8）当归四逆汤的配伍特点；方中配伍干姜、附子有何意义。
（9）何谓血痹？
（10）阳和汤中配伍麻黄的作用特点。

温里剂概说

知识点讲解

1．概念
（1）组成：温里药物为主。
（2）功效：温里助阳，散寒通脉——"温法"。
（3）治证：里寒证。

$$成因：\begin{array}{l}外寒直中\\寒从内生\end{array}\left.\right\}寒邪在里\left\{\begin{array}{l}中焦虚寒\\经脉凝滞\\亡阳欲脱\end{array}\right.$$

2．分类及适应证
（1）温中祛寒：适用于中焦虚寒证。代表方：理中丸、小建中汤、吴茱萸汤。

（2）回阳救逆：适用于阳衰阴盛证。代表方：四逆汤。

（3）温经散寒：适用于寒凝经脉证。代表方：当归四逆汤、黄芪桂枝五物汤、阳和汤。

3. 使用注意事项

（1）本类方剂多由辛燥温热药组成，每易耗伤阴液，故应用宜中病即止，不宜用于阴虚证。

（2）注意辨别寒热真假，如真热假寒者不宜应用温里剂。

（3）若素体阳虚者，应温补并用。故本类方剂组成上，多配补阳药同用，以提高疗效。

配伍运用提要

（1）立法依据：里寒证依据"寒者热之"、"治寒以热"的理论作为立法依据。

（2）治法特点：里寒证的成因，不外寒从内生与外寒直中两个方面。前者多为虚寒，治宜"甘热"，多用辛热与甘温补气药配伍组方，温补并重；后者多为实寒，治宜辛热，多用大辛大热药为主组方或配伍少量补气药，以防辛散伤正，以温为主。

第一节　温中祛寒

理中丸 （《伤寒论》）

知识点讲解

【主治】脾胃虚寒证或阳虚失血、小儿慢惊、病后喜唾涎沫、胸痹、霍乱等。

【证机分析】

中焦虚寒 ┫ 阳虚寒凝——脘腹冷疼，不渴，手足不温，舌淡苔白，脉沉细。
　　　　　 ┃ 阳虚失摄——失血。
　　　　　 ┗ 运化失司——食少，呕吐，自利。

辨证要点：腹痛喜温、喜按，吐利不渴，舌淡苔白，脉沉迟。

【病机】中焦虚寒，脾胃运化、升降失常。

【治法】温中祛寒，补气健脾。

【方解】

君：干姜——性味辛热，温中祛寒。

臣：人参——甘、微温，补气健脾。

　＊干姜、人参相配，温阳散寒，补气健脾，虚寒并治。

佐：白术——苦温，健脾燥湿。

　＊人参、白术相须为用，既补中气而助祛寒，又燥脾湿以促运化。

使：炙甘草——益气和中，调和诸药。

配伍要点：温补并用而以温为主，温中阳，故曰"理中"；辛热祛里寒，甘温补中虚，虚寒兼顾。

配伍运用提要

（1）温阳止血法。用温补脾阳的药物，来恢复脾统血之功能，达到止血目的的治法，用于脾阳虚寒之出血证。代表方如理中丸。

（2）本方以温中为主，为何要补气？理中丸主治证为脾胃虚寒证，除以寒为主外，还有阳气虚。方中人参甘温益气，健脾补中，培补后天之本，使脾气健旺而阳自复。

（3）理中丸与人参汤的区别：理中丸与人参汤组方药物及用量相同，只是剂型不同。人参汤药力比丸剂大，且易吸收，故起效快，适用于寒邪较甚者，凡脾胃虚寒见有胸腹胀满者，均宜用汤剂。

小建中汤 （《伤寒论》）

知识点讲解

【主治】中焦虚寒之虚劳里急证；虚劳心悸证；虚劳发热证。

【证机分析】

中焦 ｛阳气不足，脘腹失于温养——腹中时疼，喜温喜按，舌淡苔白，脉沉弱或虚弦。

虚寒 ｛阴血亏虚，心失所养——面色无华，心悸，手足烦热，咽干口燥。

辨证要点：腹疼喜温喜按，面色无华，舌淡红，脉沉弱或虚弦。

【病机】中焦虚寒，筋脉失养，营卫俱虚，阴阳失调。

【治法】温中补虚，和里缓急。

【方解】

君：饴糖——甘温入脾，温中补虚，缓急止疼。

臣：桂枝——温运阳气。

＊桂枝、饴糖合用，辛甘化阳，以补阳气。

芍药——和里养阴，缓急止痛。

＊芍药、饴糖合用，酸甘化阴，以和阴液。

＊桂枝、芍药共为臣药，一温一凉，一散一收，以调和阴阳，化生气血。

佐：生姜、大枣——补益脾胃，增强温中补虚之效。

使：炙甘草——调和诸药。

配伍要点：饴糖、桂枝合用，辛甘化阳；芍药、饴糖合用，酸甘化阴。气血营卫之中取治于中，通过温建中气，资营卫化生以养五脏，故名建中。

配伍运用提要

（1）甘温除热法：指应用性味甘温的药物组合成方，以治疗机体因虚而发热的一种治法。如小建中汤治疗阳虚发热。

（2）辛甘化阳：是以辛温药和甘温药配伍使用，辛甘相配，能化生人体之阳气，以助驱邪外出。如小建中汤中饴糖与桂枝相配。"酸甘化阴"是用酸味药和甘味药相互配伍以益阴的治法，临床用于阴不济阳证，如小建中汤之芍药之酸与饴糖之甘相配，从而起到化生阴液的作用。

吴茱萸汤 （《伤寒论》）

知识点讲解

【主治】肝寒犯胃或中虚胃寒证。

【证机分析】

胃中虚寒   （阳明）胃中虚寒，浊阴上逆——呕吐，胃脘疼痛，吞酸。
浊阴上逆   （厥阴）肝寒犯胃，浊阴上逆——巅顶头痛，干呕吐涎沫。
           （少阴）肾寒犯胃——吐利，手足逆冷，烦躁欲死，舌淡苔白，脉沉弦细。

辨证要点：呕吐，或巅顶头痛，畏寒肢冷，舌淡苔白滑，脉沉弦细。

【病机】胃中虚寒，浊阴上逆。

【治法】温肝暖胃，降逆止呕。

【方解】

君：吴茱萸——温胃止呕，温肝降逆，温肾止吐利。

臣：生姜——温胃散寒，和中止呕。

  ＊吴茱萸、生姜相配，温中有降，增强降浊阴，止呕吐之功。

佐：人参——补脾益气，养胃生津，既扶中气之虚，又顾津液之伤。

使：大枣——调药和中，制约吴茱萸烈性。

配伍要点：肝胃肾并治，温补并行；以温中降逆为主，佐以益气护阴。

配伍运用提要

（1）吴茱萸在方中的作用。本方治证为胃中虚寒、浊阴上逆或肝寒犯胃，故见呕吐、吞酸嘈杂或少阴吐利，治宜温肝暖胃降逆止呕，温肾止吐利。吴茱萸味辛性热，入肝、脾、肾三经，既可温肝暖胃，降逆止呕，又可温肾止吐利，一药三证皆宜，故为君药。

（2）重用生姜之义。本方主治证虽涉及肝、肾，但究其病机，或为外寒内犯厥阴，肝寒犯胃或肾寒吐利，均与寒邪犯胃有关，见症皆有呕吐。生姜辛温，最善温胃散寒，和中止呕，为呕家之圣药，与吴茱萸相配，散寒降浊之功益著，因此宜重用。

第二节 回阳救逆

四逆汤 (《伤寒论》)

知识点讲解

【主治】少阴病；太阳病汗多亡阳者。

【证机分析】

心肾阳气衰微，不能温养四肢——四肢厥冷，脉微欲绝。

肾阳衰微，不能温脾——呕吐，腹痛，下痢清谷，舌淡苔白滑。

辨证要点：四肢厥冷，恶寒倦卧，神衰欲寐，脉沉微细。

【病机】阴寒内盛，阳气衰微。

【治法】回阳救逆。

【方解】

君：附子——大辛大热，温肾祛寒，回阳救逆。

臣：干姜——温阳散寒。

 *附子、干姜相须为用，回阳救逆，逐寒之力尤大。

佐使：炙甘草——益气温中，调和诸药，助干姜制约附子之毒性。

配伍要点：附子配干姜，大辛大热，相须为用，功专力强以破阴复阳。

配伍运用提要

（1）回阳救逆：当肾阳衰微，阴寒内盛，不能温养四肢，出现四肢厥冷，脉微欲绝时，用壮阳温里的药物治疗，使阳气恢复，寒凝祛散。这种治法称为回阳救逆。

（2）立法特点：本方原治太阳病误汗亡阳，或寒邪深入少阴所致的阳虚寒厥证。为心脾肾三经阳衰阴盛之危重证，治之非纯阳之品不能破其阴寒而复其阳气。因此，立法时既要温肾暖脾，又要振奋心阳，而在疗效又要快捷而强劲，此即原方作者所言"急温之，宜四逆汤"（《伤寒论》）之意。

（3）使用注意事项：本方原用生附子毒性较大，现已改用制附子。本方属救急方剂，宜急煎服用；但附子又须久煎，为此一般煎煮60～90分钟为宜。若四肢厥冷属于"真热假寒"者，禁用本方。

第三节 温经散寒

当归四逆汤 (《伤寒论》)

知识点讲解

【主治】血虚寒凝经脉证。

【证机分析】

血虚阳弱，寒凝经脉，四肢失于温养——手足厥寒，舌淡，脉细。

血虚阳弱，寒凝经脉，血脉不利——腰、股、腿、足疼痛。

辨证要点：手足厥寒，舌淡，脉细。

【病机】血虚阳弱，经脉受寒，凝滞不通。

【治法】温经散寒，养血通脉。

【方解】

君：当归——辛甘温，滋阴补血，温通血脉。

　　桂枝——温经散寒，活血通脉。

臣：芍药——益阴敛营，助当归补益营血。

　　细辛——温经散寒，助桂枝温通血脉。

佐：木通（通草）——通利血脉。

　　大枣、炙甘草（兼使药）——补中调药。

配伍要点：养血和营与辛散温通相合，温经而不燥，养血而不滞。

配伍运用提要

（1）病机特点：本方主治证脉虽沉细，但不见下痢清谷，腹痛吐涎，可知其寒不在脏腑，而在经脉。治宜温经散寒，养血通脉。

（2）四逆散、四逆汤、当归四逆汤三方用药、功效、主治皆不同，临证当加以鉴别。四逆散药性偏凉，主治热厥，是阳气内郁、不达四末而致，其冷在肢端，不过肘膝，且脉弦。四逆汤、当归四逆汤均治寒厥，但四逆汤大辛大热，主治少阴病阴寒内盛，阳衰至极而见一身虚寒证象，其冷过肘膝，脉沉细微。当归四逆汤辛甘而温，主治血虚寒凝，病位在经脉而不在脏腑，其肢厥程度较四逆汤证轻。

黄芪桂枝五物汤 （《金匮要略》）

知识点讲解

【主治】营卫虚弱之血痹。

【证机分析】

卫外不固，腠理疏松——动则汗出，微恶风寒。

营阴亏虚，邪客血脉——四肢麻木，身体不仁，舌淡，脉微涩而紧。

辨证要点：肌肤麻木不仁，舌淡脉微而涩。

【病机】气血营卫不足，卫外不固，感受风邪，血行不畅。

【治法】益气温经，和营通痹。

【方解】

君：黄芪——甘温益气健脾，固表实卫。

臣：桂枝——散风寒而温经通痹。

　　白芍——养血和营通血脉。

佐使：生姜——疏散风邪，调和脾胃。

　　　　大枣——养血益气，调和脾胃。

配伍要点：黄芪配桂枝；桂枝配白芍。

配伍运用提要

（1）血痹病：血痹病出自《金匮要略》，其发病的原因，张仲景认为是养尊处优之人，肌肤虽丰盛，而筋骨却脆弱，气血营卫不足，动则汗出，汗出则阳气更虚，稍微感受风邪，则可因血行不畅而出现肌肤麻木不仁。病位在肌肤血脉，属营血凝滞之病。

（2）血痹病位在肌肤血脉，属营血凝滞之病，为什么不独治血分？血痹病虽然病位在肌肤血脉，属营血凝滞之病，但治之不宜独治血分，而是应以补气温阳为主。主要是因为病人本身阳气虚弱，通过补气温阳可以达到气行则血行的目的。

阳和汤 （《外科证治全生集》）

知识点讲解

【主治】阴疽证。

【证机分析】

素体阳虚，精血不足；寒痰凝滞痹阻于筋骨、肌肉、血脉——局部漫肿无头，酸痛无热，皮色不变，口淡不渴，舌淡苔白，脉沉细或沉迟。

辨证要点：阴疽证之局部漫肿无头，皮色不变，酸痛无热，舌淡苔白，脉沉细或沉迟。

【病机】阳虚寒凝，营血虚滞，寒痰痹阻于肌肉、筋骨、血脉。

【治法】温阳补血，散寒通滞。

【方解】

君：熟地黄——重用以填精髓，补阴血。

　　鹿角胶——填精髓，助阳气。

　＊熟地黄、鹿角胶合用则养血助阳，填精益髓。

臣：肉桂、姜炭——温里散寒，通利血脉。

　＊君、臣相配以温阳补血，散寒通脉，使补不碍胃，补不留邪。

佐：麻黄——开泄腠理，发越阳气，宣通卫气以散肌表腠理之寒凝。

　　白芥子——豁寒痰，通经络，利气机，尤善祛皮里膜外之痰以散结消肿。

佐使：甘草——合温里散寒药以解阴毒，兼以调药为使。

配伍要点：温阳补血，填精益髓，双补阴阳；助阳补血，散寒通脉，邪正兼顾，补虚扶正为主，散寒祛邪为辅；宣通阳气以温运营血津液而杜痰之源。

配伍运用提要

（1）方名究义：因本方能化阴凝而布阳和，故名"阳和汤"。

（2）特殊药用法：麻黄在方中只起开泄腠理、发越阳气之用，用量宜轻，以免辛散太过而耗伤正气。

（3）使用注意事项：阴疽破溃者，不宜应用本方。

温里剂综合试题

一、填空题

1. 温里剂可分为_____、_____、_____等三类方剂。

2. 当归四逆汤的组成为桂枝汤去_____，倍_____，加_____而成。

3. 温里剂的立法依据是_____、_____；属于"八法"中之_____法。

4. 中焦虚寒之腹痛，宜用_____；虚劳里急之腹痛，宜用_____；厥阴虚寒之腹痛，宜用_____。

5. 小建中汤的君药是_____，体现了辛甘化阳作用的配伍是_____；体现了酸甘化阴的配伍是_____。

6. 小建中汤的功效是_____；主治证是_____；组成中桂枝、芍药之比是_____。

7. 吴茱萸汤的组成是_____；功效_____；方中用量最大的药物是_____。

8. 当归四逆汤的君药_____；方剂功效_____；主治_____。

9. 理中丸的君药_____；其在方中的作用是_____。四逆汤的君药_____；其在方中的作用是_____。

10. 白芍在桂枝汤的作用是_____；在小建中汤的作用是_____；在当归四逆汤的作用是_____。

11. 阳和汤的功用是_____，_____。方中的君药是_____。

12. 阳和汤中熟地配鹿角胶目的在于_____，熟地黄配麻黄的目的在于_____。

二、名词术语解释

1. 甘温除热 2. 温里剂 3. 回阳救逆 4. 温阳止血法

三、默写方剂歌诀

1. 当归四逆汤 2. 黄芪桂枝五物汤 3. 小建中汤 4. 阳和汤

四、病例分析

要求：分析下列病例，作出中医证的辨证诊断，并拟定治法、处方（包括方名、药物以及剂量、药物的特殊用法）。

1. 黄××，男，47 岁。主诉：胃痛 2 天。患者胃病已 10 年，曾作过 X 线钡餐检查，诊断为"十二指肠球部溃疡"，多在饥饿时作痛，喜温喜按，遇寒则甚。两天前吃大量绿豆糖水，胃痛又作，胃纳差，食后胃脘胀，嗳气泛酸，口淡多涎，便溏肢冷，舌淡苔白滑，脉沉细。

2. 张××，女，36 岁。主诉：头顶痛加剧，呕吐心烦 3 天，患者近两年来经常头痛，以头顶痛为甚，伴有脘闷欲呕，心烦，渴不欲饮，四肢不温，舌淡苔白滑，脉弦细。

五、简答题

1. 吴茱萸汤治疗呕吐，为何配伍甘补之人参、大枣？

2. 温里剂的临床使用要注意什么？

3. 四逆散、四逆汤、当归四逆汤均治疗"四逆"之证，其病机及药物配伍有何不同？

4. 简述四逆汤附子配干姜的意义。

六、论述题

1. 试述小建中汤的组方原则。

2. 试述理中丸与小建中汤在组成、功用、主治及药物配伍方面的异同。

3. 在温里剂中写出三首桂枝、芍药同用的方剂，并答出其用药比例及在方中的配伍意义。

4. 分析阳和汤的功用、主治及组成原则。

七、选择题

（一）单项选择题

1. 患者腹痛月余，时有发作，喜温喜按，按之痛减，舌淡苔白，脉细弦。治当首选（　　）。

    A. 理中汤　　　　　　　　B. 小建中汤　　　　　　C. 吴茱萸汤

    D. 香砂六君子汤　　　　　E. 逍遥散

2. 吴茱萸汤的组成是（　　）。

    A. 吴茱萸、人参、干姜、大枣　　　B. 吴茱萸、人参、生姜、甘草

    C. 吴茱萸、人参、生姜、大枣　　　D. 吴茱萸、人参、白术、大枣

    E. 吴茱萸、人参、白术、甘草

3. 吴茱萸汤的功效是（　　）。

    A. 温阳祛寒，益气健脾　　　　　B. 益气健脾，温化痰涎

    C. 温中祛寒，补气健脾　　　　　D. 温中补虚，降逆止呕

    E. 以上均非

4. 吴茱萸汤中君药吴茱萸的作用，下列哪一项是错误的？（　　）

    A. 开郁化滞　　　　　B. 散寒救逆　　　　　C. 降浊止呕

    D. 中暖脾胃　　　　　E. 下暖肝肾

5. 具有温中祛寒，补气健脾功效的方剂是（　　）。

    A. 桂枝汤　　　　　　　　B. 四君子汤　　　　　　C. 理中丸

    D. 归脾汤　　　　　　　　E. 黄芪桂枝五物汤

6. 理中丸的组成是（　　）。

    A. 人参、茯苓、白术、炙甘草　　　B. 人参、茯苓、白术、生姜

    C. 人参、白术、干姜、炙甘草　　　D. 人参、茯苓、白术、大枣

E. 陈皮、人参、茯苓、甘草

7. 下列除哪一项外，均为理中丸主治证范畴？（　　）

  A. 小儿慢惊由中焦虚寒所致

  B. 阳虚失血证

  C. 脾胃虚寒所致的胸痹

  D. 脾胃寒湿，气机阻滞之脘腹胀痛

  E. 脾胃虚寒之下痢

8. 下列哪一项与小建中汤的主治证无关？（　　）

  A. 虚劳腹痛　　　　　　　　B. 中阳虚弱，手足烦热

  C. 虚劳盗汗，五心烦热　　　D. 中焦虚寒，面色无华

  E. 虚劳心悸，烦躁不宁

9. 当归四逆汤的组成是（　　）。

  A. 桂枝汤去大枣，加黄芪、当归

  B. 桂枝汤去生姜，倍大枣，加当归、细辛、通草

  C. 桂枝汤去生姜，加当归、细辛、通草

  D. 桂枝汤去大枣，倍生姜，加当归、细辛、通草

  E. 桂枝汤去生姜，加当归、黄芪

10. 当归四逆汤所治"手足厥寒"证的病机是（　　）。

  A. 血虚阳弱，寒凝经脉　　　B. 阳气内郁，不达四末

  C. 热结肠胃，脾土壅滞　　　D. 阳气衰微，四肢失以温养

  E. 以上均非

11. 当归四逆汤的功效是（　　）。

  A. 温经散寒，养血通脉　　　B. 活血化瘀，温经通脉

  C. 温经散瘀，活血止痛　　　D. 温经补血，散寒通滞

  E. 活血化瘀，四阳救逆

12. 下列除哪一项外，均为当归四逆汤治证表现？（　　）

  A. 手足厥冷　　　　B. 肢体痹痛　　　　C. 腹痛下痢

  D. 舌淡苔白　　　　E. 脉象沉细

13. 肝寒犯胃，胃中虚冷所致胃脘疼痛，呕逆嘈杂，治宜选用（　　）。

  A. 良附丸　　　　　B. 理中丸　　　　　C. 丁香柿蒂汤

  D. 吴茱萸汤　　　　E. 厚朴温中汤

14. 小建中汤的组成是（　　）。

  A. 桂枝汤去生姜，加饴糖　　　B. 桂枝汤易桂枝为肉桂，加饴糖

  C. 桂枝汤倍桂枝，加饴糖　　　D. 桂枝汤倍芍药，加饴糖

  E. 以上均非

15. 四逆汤的君药是（　　）。

  A. 干姜　　　　　　B. 生姜　　　　　　C. 附子

  D. 甘草　　　　　　E. 人参

16. 小建中汤中芍药的作用是（　　　）。
　　A. 养血敛阴，温中散寒　　　　B. 敛阴和营，缓急止痛
　　C. 养血敛阴，降气平喘　　　　D. 敛阴和营，温中散寒
　　E. 养血敛阴，利水消肿

17. 小建中汤的君药是（　　　）。
　　A. 芍药　　　　　　B. 人参　　　　　　C. 黄芪
　　D. 桂枝　　　　　　E. 饴糖

18. 组成中无姜的方是（　　　）。
　　A. 理中丸　　　　　B. 小建中汤　　　　C. 四逆汤
　　D. 当归四逆汤　　　E. 吴茱萸汤

19. 配伍中体现"辛甘化阳"及"酸甘化阴"的方剂是（　　　）。
　　A. 理中丸　　　　　B. 阳和汤　　　　　C. 小建中汤
　　D. 中茱萸汤　　　　E. 四逆汤

20. 黄芪桂枝五物汤的主治证是（　　　）。
　　A. 行痹　　　　　　B. 寒痹　　　　　　C. 血痹
　　D. 湿痹　　　　　　E. 热痹

21. 黄芪桂枝五物汤中无（　　　）。
　　A. 大枣　　　　　　B. 生姜　　　　　　C. 芍药
　　D. 甘草　　　　　　E. 桂枝

22. 下列哪项不是吴茱萸汤的主治证？（　　　）
　　A. 胃中虚寒，浊阴上逆　　　　B. 肝寒犯胃，浊阴上逆
　　C. 肝胃虚热，浊阴上逆　　　　D. 少阴虚寒吐利
　　E. 以上均非

23. 桂枝与白芍用量比例为1:2的方剂是（　　　）。
　　A. 桂枝汤　　　　　B. 小青龙汤　　　　C. 小建中汤
　　D. 黄芪桂枝五物汤　E. 当归四逆汤

24. 理中丸与四君子汤组成中相同的药物是（　　　）。
　　A. 人参、白术、炙甘草　B. 人参、茯苓、炙甘草　C. 白术、生姜、茯苓
　　D. 生姜、茯苓、炙甘草　E. 人参、生姜、白术

25. 小建中汤与补中益气汤均可用治（　　　）。
　　A. 中焦虚寒　　　　B. 虚劳发热　　　　C. 阴虚发热
　　D. 中气下陷　　　　E. 营卫不和

26. 吴茱萸汤与当归四逆汤共有药物是（　　　）。
　　A. 干姜　　　　　　B. 桂枝　　　　　　C. 炙甘草
　　D. 芍药　　　　　　E. 大枣

27. 理中丸的君药是（　　　）。
　　A. 干姜　　　　　　B. 人参　　　　　　C. 白术
　　D. 桂枝　　　　　　E. 炙甘草

28. 大建中汤的功效是（　　　）。
   A. 温中散寒，和里缓急　　　　B. 温中散寒，降逆止痛
   C. 温中散寒，回阳救逆　　　　D. 温中散寒，降逆止呕
   E. 温中散寒，理气止痛

29. 黄芪桂枝五物汤的功效是（　　　）。
   A. 温中散寒，和营通痹　　　　B. 温中散寒，益气温经
   C. 益气温经，和营通痹　　　　D. 温中散寒，降逆止呕
   E. 温中散寒，理气止痛

30. 黄芪桂枝五物汤所治血痹证的病机是（　　　）。
   A. 血虚受寒，寒客肝脉　　　　B. 表虚受风，邪客血脉
   C. 素体阳虚，寒凝湿滞　　　　D. 气血不足，外感风寒湿邪
   E. 以上均非

31. 下列除哪一项外，均是阳和汤组成中的药物？（　　　）
   A. 麻黄　　　　　　　　B. 桂枝　　　　　　　　C. 甘草
   D. 熟地黄　　　　　　　E. 肉桂

32. 阳和汤中熟地配麻黄的意义在于（　　　）。
   A. 补血发表　　　　　　B. 调和营卫　　　　　　C. 温通宣散而不伤正
   D. 温精养血　　　　　　E. 以上均非

33. 阳和汤的君药是（　　　）。
   A. 鹿角胶、肉桂　　　　B. 熟地、鹿角胶　　　　C. 麻黄
   D. 熟地　　　　　　　　E. 鹿角胶

34. 阳和汤的功效是（　　　）。
   A. 温阳补血，祛湿散寒　　　　B. 温阳补血，散寒通滞
   C. 生精益髓，祛风通络　　　　D. 散寒祛湿，温通经络
   E. 温阳补血，祛痰散结

35. 阳和汤与生化汤的共同药物是（　　　）。
   A. 鹿角胶　　　　　　　B. 炮姜　　　　　　　　C. 白芥子
   D. 熟地黄　　　　　　　E. 肉桂

（二）多项选择题

1. 理中丸主治中焦虚寒诸证，具体包括（　　　）。
   A. 中焦虚寒腹痛证　　　　　　B. 阳虚失血证
   C. 中焦虚寒小儿慢惊证　　　　D. 中焦虚寒泄泻下痢证
   E. 中焦虚寒病后喜唾涎沫证

2. 主治病证中吐、利并见的是（　　　）。
   A. 理中丸　　　　　　　B. 小建中汤　　　　　　C. 吴茱萸汤
   D. 四逆汤　　　　　　　E. 回阳救急汤

3. 可治疗霍乱的方剂是（　　　）。
   A. 香薷散　　　　　　　B. 桂苓甘露饮　　　　　C. 清暑益气汤

D. 六一散　　　　　　　　　E. 理中丸

4. 小建中汤与桂枝汤共有的药物是（　　　）。

　　A. 芍药　　　　　　　B. 桂枝　　　　　　　C. 甘草

　　D. 生姜　　　　　　　E. 大枣

5. 小建中汤主治证的表现有（　　　）。

　　A. 腹中时痛　　　　　B. 心中悸动　　　　　C. 手足心热

　　D. 久泻久痢　　　　　E. 崩中漏下

6. 吴茱萸汤主治病证是（　　　）。

　　A. 虚寒呕吐　　　　　B. 虚劳里急　　　　　C. 厥阴头痛

　　D. 阳虚寒厥　　　　　E. 少阴吐利

7. 下列方剂中附子、干姜共用的是（　　　）。

　　A. 理中丸　　　　　　B. 四逆汤　　　　　　C. 温脾汤

　　D. 麻黄附子细辛汤　　E. 小建中汤

8. 当归四逆汤与桂枝汤共有的药物是（　　　）。

　　A. 桂枝　　　　　　　B. 生姜　　　　　　　C. 大枣

　　D. 甘草　　　　　　　E. 芍药

9. 当归四逆汤的功效包括（　　　）。

　　A. 温经散寒　　　　　B. 益气温经　　　　　C. 养血通脉

　　D. 和里缓急　　　　　E. 理气止痛

10. 小建中汤主治证包括（　　　）。

　　A. 中焦虚寒之虚劳里急腹痛证　　B. 虚劳发热证

　　C. 虚劳心中悸动证　　　　　　　D. 中阳不足，饮停心下证

　　E. 虚劳阳虚下痢证

11. 阳和汤的组成药物中有（　　　）。

　　A. 鹿角霜、干姜、黄芪、炮山甲

　　B. 麻黄、白芥子、鹿角胶

　　C. 桂枝、当归、党参、黄芪

　　D. 熟地、姜炭、肉桂、甘草

　　E. 玄参、干姜、附子

12. 阳和汤主治证候中有（　　　）。

　　A. 漫肿无头　　　　　B. 红肿热痛　　　　　C. 口中不渴

　　D. 舌淡苔白　　　　　E. 脉沉细

（高洁）

第六章 补 益 剂

（1）熟悉补益剂的概念、适应范围、分类及应用注意事项。

（2）掌握方剂：四君子汤、参苓白术散、补中益气汤、玉屏风散、生脉散、四物汤、归脾汤、八珍汤、六味地黄丸、大补阴丸、炙甘草汤、一贯煎、肾气丸、地黄饮子、百合固金汤。

（3）熟悉方剂：当归补血汤、泰山磐石散、左归丸、右归丸。

（1）掌握、熟悉的方剂的证治特点。

（2）掌握的方剂的组成原则（配伍关系）。

（3）补益剂的使用注意事项。

（4）补气与补血法、补阴与补阳法的关系，以及补气剂、补血剂、补阴剂和补阳剂配方特点。

（5）根据五行学说阐述补脾、补肺、补肝、补肾等之关系。

（6）金水相生法、培土生金法、补气生血法、甘温除热法等的含义及代表方。

（7）补中益气汤中黄芪与柴胡、升麻与柴胡、黄芪与当归的配伍关系。

（8）玉屏风散中黄芪与防风、黄芪与白术的配伍关系。

（9）四物汤中熟地黄与当归、当归与川芎、熟地黄与白芍、当归与白芍的配伍关系。

（10）归脾汤"归脾"之义；方中配以补气药的意义。

（11）当归补血汤中黄芪与当归配伍的关系；重用黄芪的意义；本方药物用量比例的意义。

（12）为什么把泰山磐石散的作用比喻为"泰山磐石"？

（13）炙甘草汤中药物配伍关系（炙甘草与人参、生地黄与麦冬、桂枝与炙甘草等）。

（14）左归丸药物组成与六味地黄丸药物组成的区别；减"三泻"药物而加滋阴补肾药的意义。

（15）大补阴丸中"培本"药与"清源"药的关系。

（16）一贯煎中选用干地黄、当归、麦冬的意义。为什么方中加入苦燥寒凉之川楝子？

（17）一贯煎与四逆散都可治胁肋疼痛，其证治机理、临床表现有何不同？

（18）补肺阿胶汤中补肺药与清肺化痰药的关系及方中配伍特点。

（19）肾气丸中补阴与补阳药的关系；方中选用附子、桂枝之意义。

（20）右归丸去"三泻"之品，再加温肾助阳之药，意义何在？

（21）地黄饮子的配伍要点。

补益剂概说

知识点讲解

1．概念

（1）组成：以补益药为主。

（2）作用：滋养、补益人体气血阴阳不足，强壮脏腑功能的作用（具体包括补气、补血、气血双补、补阴、补阳、阴阳并补等）——为补法的具体表现。

（3）立法依据："虚者补之"，"损者益之"。

（4）主治证：各种虚证（包括气虚证、血虚证、阴虚证、阳虚证、脾胃气虚证、肺气不足证、肝肾阴虚证、心脾两虚证、肝血不足证等）。

2．分类及适应证

（1）补气：适用于脾肺气虚证。常见面色萎白，肢体倦怠乏力，少气懒言，语音低微，甚则动则气促汗出，食少便溏，舌淡苔白，脉虚弱等。代表方：四君子汤、参苓白术散、补中益气汤、玉屏风散、生脉散。

（2）补血：适用于营血亏虚证。常见面色萎黄，唇爪色淡，眩晕心悸，或妇女月经不调，量少色淡，舌质淡，脉细等。代表方：四物汤、当归补血汤、归脾汤。

（3）气血双补：适用于气血两虚证。常见面色无华，头晕目眩，心悸怔忡，食少倦怠，气短懒言，舌淡脉细弱等。代表方：八珍汤、泰山磐石散、炙甘草汤。

（4）补阴：适用于肝肾阴虚的病证。常见形体羸瘦，头晕耳鸣，潮热颧红，五心烦热，盗汗遗精，腰膝酸软，舌红少苔，脉细数等。代表方：六味地黄丸、左归丸、大补阴丸、一贯煎。

（5）补阳：适用于肾阳虚弱的病证。常见形寒肢冷，腰膝冷痛，小便不利或小便频数，阳痿早泄或女子宫寒不孕，舌淡苔白，脉沉细等。代表方：肾气丸、右归丸。

（6）阴阳并补：适用于肾阴亏虚、肾阳不足、阴阳两虚的病证。常见头目眩晕，腰膝酸软，阳痿遗精，畏寒肢冷，自汗盗汗，午后潮热等。代表方：地黄饮子。

3．使用注意

（1）据因而补：补益剂是针对虚证而设的一类方剂，而虚证又有气血阴阳所虚的不同，故应用时首先要辨明其虚之所在，分别选用相应的方剂以补之，方能奏效，补在点子上。

（2）兼顾气和血、阴和阳的关系：由于人体中五脏相关，气血同源，阴阳互根的关系，故在运用补益剂治疗虚证时，补血的方剂每多配伍补气药，补气以生血，既益气健脾，也可促进新血的化生；而补阳的方剂，又每多配伍补阴的药物，补阴以生阳，补阴以扶阳，使阳气生化有源，又阳有所依而不耗伤阴精。

（3）注意调整脾胃的功能：做到补而不滞，必要时可配伍理气消导之品，调畅气机，促进脾胃运化的功能，以利于补益药剂的吸收，加快虚证的恢复。

（4）辨别虚证的真假：有谓"大实有羸状，至虚有盛候"，临证务必分辨清虚证或实证，以免造成"虚其虚"、"实其实"之误。

（5）辨别虚证的缓急：治宜缓补、峻补分施，从而分别选用不同的方剂，酌定药物的剂量，或确定丸、散剂及汤剂的应用。

（6）补益剂宜文火久煎，服药时间以空腹服用为佳。

重点难点分析

1. 证治机理

（1）补先天与后天：虚证成因颇多，但归纳起来不外先天不足及后天失调。肾为先天之本，禀赋不足、发育不良可致体质虚弱，治宜补肾益精；后天失调包括饮食不洁，劳倦过度，情志不畅，病后失调等，可导致气、血、阴、阳诸不足，治宜补益脾胃，使脾胃健旺，气血生化而治疗各种虚证。

（2）气血阴阳为纲，五脏为目：虚证无论先天或后天因素而致，治疗时都不能离开五脏的调补，具体治法包括补肺气、健脾益气、补养肝血、滋养心血、补益肝肾、温肾助阳等。而五脏的虚损又不外乎气、血、阴、阳。因此，以气血阴阳为纲，结合五脏为目，是对虚证辨证论治的关键。

（3）补气与补血的关系：补气、补血两者关系密切。气为血之帅，血为气之母，气血相生。《脾胃论》说："血不自生，须得生阳气之药，血自旺矣。"《温病条辨》说："血虚者，补其气而血自生。"因此，血虚者补血时，宜加入补气之品以助生化，或重在补气以生血，如当归补血汤。如因大失血而致血虚者，尤应补气固脱，此非纯补血所能。对气虚者，一般以补脾益气为主，可配伍少许补血药，以达到补虚强壮之目的。

（4）补阴与补阳的关系：补阴、补阳两者关系亦十分密切。据阴阳互根的关系，孤阴不生，独阳不长，因此善补阳者必阴中求阳，善补阴者亦要助以补阳以达到"泉源不竭"。如《景岳全书》说："善补阳者，必于阴中求阳，则阳得阴助而生化无穷；善补阴者，必于阳中求阴，则阴得阳生而泉源不竭。"

2. 立法依据

《内经》说："虚者补之"，"损者益之。"虚指气血阴阳诸基本物质的不足，不足则宜补充，故具体包括补气、补血、补阴、补阳诸法。损指损伤或亏损，具体如冲任虚损、脾胃虚损、肝肾亏虚、心血亏损等，故以增益、强化之法治疗，包括补益脾胃、补中益气、滋补肝肾、补养心血等法。

3. 临证应用

（1）虚证表现颇多，除一般之气虚、血虚、阳虚、阴虚之外，亦可表现为中气下陷之脏器下垂证（如胃下垂、脱肛、肾下垂等）、血虚发热证、心脾两虚之心悸怔忡、正气卫外不固之虚汗证等。应用时应据其具体病位及病机的不同，辨证论治。

（2）正气不足，每必气血精津耗散滑脱而出现虚汗不止、或泄泻无度、或遗精滑泄、或大失血等，此时应急则治其标，以固涩收敛为主，则非单用补虚所适宜。

第一节　补　气

四君子汤 （《太平惠民和剂局方》）

知识点讲解

【主治】脾胃气虚证。面色㿠白，语音低微，四肢乏力，食少便溏，舌淡脉虚弱。

【证机分析】

脾胃 { 水谷精气生化不足——面色㿠白，体倦乏力，语音低微，舌淡脉虚弱。

气虚 { 运化无力——不思饮食，大便溏薄。

辨证要点：面色㿠白，气短体倦，食少便溏，舌淡，脉虚弱。

【病机】脾胃虚弱，运化乏力。

【治法】补益脾胃。

【方解】

君：人参——甘温补气，健脾养胃。

臣：白术——补气益中，健脾燥湿。

　*人参、白术相配，相须为用，增强补中气，益脾胃之力，以治脾胃气虚之证。

佐：茯苓——甘淡而健脾渗湿。

　*白术、茯苓合用，健脾祛湿之力更强，有健脾胃、促运化、强壮脾胃的功能。

使：炙甘草——益气和中，调和诸药。

配伍要点：人参配白术、茯苓，补气兼运化水湿。

配伍运用提要

（1）本方治证病机：本方所治之证乃因脾胃气虚，运化乏力所致。但气虚运化力弱，仍未致气滞而无腹胀肠鸣之证，又须明确。

（2）本方配伍特点：集四味具有补气佳品于一方，相须为用，补气健脾力强，为补气的基本方，方中人参配白术，补中益气，补中兼燥湿，白术与茯苓为伍，燥湿利湿并行，使该方既补脾虚，又可促进湿浊之运化，十分宜于脾虚运化乏力之证。

（3）补气基本方：四君子汤益气健脾，温而不燥，善治脾胃气虚之证，为补气之基本方，后世加味衍变出许多方，如异功散、六君子汤、香砂六君子汤等，都是临床常用方剂。

参苓白术散 （《太平惠民和剂局方》）

知识点讲解

【主治】脾胃气虚挟湿证；肺脾气虚，痰湿咳嗽证。

【证机分析】

脾虚挟湿 { 脾胃气虚，运化无力——食少便溏，面色萎黄，四肢乏力，形体消瘦，舌淡、脉虚缓。
湿浊阻滞，气机不畅——胸脘痞闷，吐泻，苔白腻。

辨证要点：面色萎黄，食少，便溏、泄泻，腹胀，舌淡苔白腻，脉虚缓。

【病机】脾胃气虚，湿浊阻滞。

【治法】益气健脾，渗湿止泻。

【方解】

君：人参——甘温益气，补气健脾。

白术——益气补中，健脾燥湿。

茯苓——健脾渗湿。

*人参、白术、茯苓合用既增强益气补中之力，又具健脾祛湿以促运化之能，针对脾虚挟湿，功用尤著。

臣：山药、莲子肉——补脾益气，固涩止泻。

扁豆、薏苡仁——健脾祛湿。

佐：砂仁——行气调滞，芳香化湿，醒脾和胃。

陈皮——理气和胃。

桔梗——宣肺宽胸，载药上行以输精补肺，故本方含培土生金之意。

大枣——补脾养胃。

使：甘草——调药和中。

配伍要点：以四君子汤加渗湿健脾之品，虚实并治。本方以补气健脾药（四君子汤）配陈皮、桔梗组成，桔梗上行入肺，陈皮燥湿化痰诸药合用，输布精气养肺，体现"培土生金"之法。配伍桔梗的意义。方中桔梗一是借其升浮之性，与渗利药配伍，降中寓升；二则取其上行入肺，以其宣利肺气。

配伍运用提要

（1）主治证特点：本方所治之证乃因脾胃气虚，湿浊阻滞所致，即所谓"脾虚挟湿"。

（2）本方配伍特点：本方补虚、渗湿、行滞、调气诸功具备，而且其药性平和，温而不燥，补气之力较四君子汤为强，兼能渗湿和保肺，为临床治疗脾虚挟湿泄泻证的常用方；亦可用治肺虚久咳痰多者，体现了"培土生金"之法。

（3）培土生金法：即补脾益肺法，指用补益脾土的药物，治疗肺脾两虚之证，使脾气健运，能正常化生水谷精气，上养于肺，以治疗肺脏亏虚病证的一种治法。代表方如参苓白术散。

（4）本方健脾渗湿并重，亦可用于脾气亏虚，运化乏力，水湿内停之水肿，小便不利等。若兼肾虚者，可酌加杜仲、怀牛膝、车前子、泽泻。

补中益气汤 （《脾胃论》）

知识点讲解

【主治】脾胃气虚证：饮食减少，体倦肢软，少气懒言，面色㿠白，大便溏薄，脉虚弱。气虚下陷证：脱肛，子宫脱垂，久泻久痢，崩漏，体倦气短乏力，舌淡脉虚。气虚发热证：身热，自汗，渴喜热饮，气短乏力，舌淡脉虚大无力。

【证机分析】

脾胃气虚（中气不足）
- 中气下陷——脱肛，子宫脱垂，久泻，久痢，崩漏。
- 运化无力，气血生化不足——体倦食少，少气懒言，舌淡脉虚弱。
- 气虚发热——发热，自汗，渴喜热饮。

辨证要点：体倦食少，少气懒言，舌淡脉虚弱。

【病机】脾胃气虚，中气下陷，气虚发热。

【治法】补中益气，升阳举陷，甘温除热。

【方解】

君：黄芪——益气补中，升阳固表。

臣：人参、白术、炙甘草——补气补中，健脾益胃。

　＊君臣相合，既增强补益脾气之力，又具升阳之功。

佐：陈皮——理气和中，使全方补而不滞。

　　当归——养血补虚。

佐使：升麻、柴胡——升阳举陷，引药上行，引气向上。

　＊黄芪与柴胡、升麻相配，尤善补气升阳，使升举脾胃清阳之气力更强。

配伍要点：补气药与升提药相配，为益气升阳、甘温除热的代表方；方中以黄芪配柴胡、升麻，尤善益气而升阳，体现了"虚者补之"、"陷者升之"、"甘温除热"之法。

配伍运用提要

（1）主治证病机：本方所治之证虽多，但究其病机乃因脾胃虚弱，中气不足为主，若中气下陷者，则见脏器下垂、久泻久痢之证；若气虚发热者，又有发热，渴喜热饮，体倦乏力之征。

（2）本方配伍特点：补气药与升提药配伍，故其功善益气升阳，乃益气升阳法的代表方；亦是甘温除热法的代表方之一，临证尤多用治气虚下陷诸证及气虚发热证。方中人参、黄芪、白术、甘草配伍，补一身之气，佐以升麻、柴胡升阳举陷，如此配伍体现了"虚者补之"、"陷者升之"、"甘温除热"之法。

（3）气虚发热：气虚发热的机理，迄今学术界尚无定论，但大多数学者认为，气虚发热为劳倦内伤，脾胃气虚以致脏腑功能失调，或阳气外越所致。遵《内经》"劳者温之"、"损者益之"以及"温能除大热"之旨，本方以"辛甘温之剂，补其中而升其阳"的方法治之，体现了"甘温除热法"。若阴虚发热或阳热炽盛则忌用。

（4）升麻、柴胡用量。本方以益气升阳为用，故方中当重用黄芪，而升麻、柴胡则用量宜轻。

（5）类方比较：

方名	相同点	不同点
补中益气汤	均具有益气补中，健脾养胃之功。用治脾胃气虚而见面色萎白，少气体倦，纳呆，舌淡脉虚弱等	功善益气升阳，"甘温除热"。临证尤多用治气虚下陷之脏器下垂证、久泻久痢证、崩漏证以及气虚发热证
四君子汤		重在益气补中，并能健运脾胃，为补气的基础名方，亦是治脾胃气虚证的代表方。凡中气不足，脾胃运化乏力而见面色㿠白、气短体倦、食少便溏、脉虚弱者，均可应用

玉屏风散 （《究原方》，录自《医方类聚》）

知识点讲解

【主治】表虚自汗证。亦治体虚易感风邪者。

【证机分析】

肺脾气虚 {卫外不固，腠理疏松，津液外泄——恶风汗出，或易感风邪。
水谷精气化生不足——面色㿠白，或少气乏力，舌淡苔薄白，脉浮虚软。

辨证要点：汗出恶风，面色㿠白，舌淡脉浮而虚。

【病机】表虚卫气不固，腠理疏松。

【治法】益气固表止汗。

【方解】

君：黄芪——大补肺脾之气而固表止汗。

臣：白术——健脾益气，固表止汗。

*黄芪、白术相须为用，增强益气实卫、固表止汗之力。

佐：防风——辛散疏风而御邪。

*黄芪、防风配伍，补散并用，黄芪补气固表，配伍防风则固表而不留邪，防风疏风解表，配伍黄芪则疏表而不伤正。

配伍要点：全方三药合用，补中寓散，散中有补，共奏益气实卫，固表止汗之效；用之犹如御风的屏障，珍贵如玉，故名玉屏风散。

配伍运用提要

（1）病机特点：本方所治之自汗证或体虚易感风邪之证，乃因卫气虚弱，不能固表而致。

（2）治法特点：本方体现了益气固表法，为治气虚自汗证的代表方，亦是一首补中寓散、补散兼施的方剂。故用之，卫气不固之自汗可止，气虚外感风邪亦可散。

（3）用量特点：临证应用本方以治气虚自汗者，方中黄芪、白术均须重用，原著中黄芪、白术的用量均为2两，而防风的用量宜轻，原著中为1两。

生脉散（《医学启源》）

知识点讲解

【主治】温热暑热病后，耗气伤阴证：汗多，神疲，体倦乏力，气短懒言，咽干口渴，脉虚数；久咳肺虚气阴两伤证：干咳少痰，气短，自汗，口干，舌燥，苔薄少津，脉虚细。

【证机分析】

暑热病后邪去正虚 {正气不足：气短体倦，神疲懒言，动则气促，汗出脉虚。
气阴两虚 {阴津亏损：口渴咽干，舌燥苔薄津少。

辨证要点：气短体倦，口渴咽干，汗出，脉虚细。

【病机】气阴两虚。

【治法】益气生津，敛阴止汗。

【方解】

君：人参——大补元气，益气生津止汗。

臣：麦冬——养阴生津，益心除烦。

*人参、麦冬合用，益气养阴之功益彰，气阴双补。

佐：五味子——敛阴止汗，生津止渴。

配伍要点：三药合用，一补、一清、一敛，共奏益气生津、敛阴止汗、养心生脉之效；气复津回，汗止阴存，气阴充养于心脉，则脉绝可复生，故曰生脉散。

配伍运用提要

（1）主治证特点：本方所治诸证，皆因气阴两虚而致。因生脉散具滋补收敛之性，故应用时尤须辨明，外邪已尽，仅见气阴耗伤者，方可用之。若表证未解，或暑热尚在者，不可误用。

（2）治法特点：本方药仅三味，包括了补、清、敛三法，功善益气养阴，为治气阴两虚证的常用方。若属气阴不足，阴虚有热者，可用西洋参代替人参。近代医家张锡纯说："西洋参性凉而补，凡欲用人参而不受人参之温补者，皆可以此代之。"（《医学衷中参西录》）

（3）生脉散人参、麦冬、五味子三味相合，功善益气补阴，不仅为暑伤气阴、久咳肺虚之主方，而且是气阴两伤之急救之剂。

第二节 补 血

四物汤 (《仙授理伤续断秘方》)

知识点讲解

【主治】营血虚滞证。

【证机分析】

营血虚滞
（冲任虚损）
$\begin{cases} 营血不足，不能上荣——面色萎黄，唇爪无华，头晕目眩，舌淡。 \\ 血虚心失所养——心悸失眠。 \\ 营血不足，血滞不行——月经不调，经量减少，经行腹痛，脉细涩。 \end{cases}$

辨证要点：唇爪无华，眩晕心悸，舌淡脉细。

【病机】营血虚滞，血行不畅。

【治法】补血、和血。

【方解】

君：熟地黄——甘润味厚，滋阴养血。

臣：当归——补血养肝，活血调经。

 ＊熟地黄、当归相须为用，增强补虚养血之力，又具活血行滞之功。

佐：白芍——和营阴，养肝血。

 川芎——活血行气，调经止痛。

 ＊白芍、川芎助君、臣以增加活血行血之效。

配伍要点：熟地黄、白芍得当归、川芎之助则补血而不滞血；当归、川芎与熟地黄、白芍同用则行血而不伤血；本方滋而不腻，温而不燥，补中有行，补而不滞，共奏补血养肝、行血调血之效。

配伍运用提要

（1）补血、调经的常用基础方。一切血虚证、月经不调证或妇女胎前产后属于冲任虚损，营血虚滞者，均可以本方加减调治。

（2）配伍特点：方中熟地黄与白芍相合，重在养血滋阴，和营补虚，以治血虚之主因，当归与川芎相配，则长于和血行滞，故四药同治一方，补中有通，具有补血而不滞血，行血而不伤血的特点。

（3）加减运用：本方由《金匮要略》之胶艾汤衍化而成，胶艾汤由川芎、阿胶、甘草、艾叶、当归、白芍、干地黄组成，功能养血补虚，温经止血，用治冲任虚损、崩漏下血、月经过多、淋漓不止者；本方中加桃仁、红花，是为桃红四物汤（《医宗金鉴》），功能养血活血，祛瘀通脉，为治血虚而瘀阻较甚而致月经不调证的常用方剂，也是临证治疗血瘀证的基础方剂。

（4）类方比较：

方名	相同点	不同点
四物汤	均有补血和血之功，用治肝血不足而见头目眩晕，月经不调，舌淡，脉细之证	重在养血补虚，并能行血调经，为临证补血，调经的基本方剂。多用治冲任虚损，营血虚滞所致之血虚证，以及妇女月经不调证和胎前、产后血虚兼滞者。临证以面色萎黄，眩晕心悸，舌淡，脉细等证为特征
逍遥散		重在疏肝解郁，兼能养血健脾，为妇科调经的常用方剂。多用治肝气郁滞，血虚脾弱之月经不调证或胁痛证。临证见两胁作痛，头痛目眩，口燥咽干，食少体倦，舌淡，脉弦而虚等证

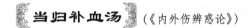
当归补血汤（《内外伤辨惑论》）

知识点讲解

【主治】劳倦内伤，血虚发热证；妇女经期、产后血虚发热证；疮疡溃后，久不愈合者。

【证机分析】

虚劳内伤 { 血虚阳浮——肌热面赤，脉洪大，按之无力。
阴血不足——烦渴引饮，渴喜热饮。

辨证要点：肌热（身虽热而热不甚高），口渴喜热饮，脉洪大而虚，重按无力。

【病机】血虚气弱，阳浮于外。

【治法】补气生血。

【方解】

君：黄芪——大补脾肺元气，以资生血之源。

臣：当归——养血和营。

＊黄芪、当归相配，补气生血，气旺血生。

配伍要点：有形之血不能速生，无形之气所当急固之理。黄芪配当归，补气生血，气旺血生，血充气固，阳生阴长，阴平阳秘，虚热自退。

配伍运用提要

（1）主治证特点：本方所治诸证，皆因劳倦内伤，气虚血弱而致。即营血亏虚，元气不足之虚于内，而阳浮于外之血虚重证。本证当须与白虎汤证之身大热而汗出、口大渴而喜冷饮、脉洪大而有力等阳明经热盛证相鉴别。凡阴虚内热者，忌用本方。

（2）本方配伍分析：方中重用黄芪，大补脾肺元气，以资生血之源；加入当归养血和营，黄芪当归用量之比是5:1，如此配伍可达扶阳存阴，阳生阴长，气旺血生，血充气固，阴平阳秘，则虚热自退。故本方功善补气生血，为治血虚发热证的代表方，也体现了"甘温除热"法。

归脾汤 (《济生方》)

知识点讲解

【主治】 心脾气血两虚证；脾不统血证。

【证机分析】

思虑过度
- 脾气虚弱
  - 脾失健运——食少体倦，舌淡苔白，脉细弱。
  - 脾不统血——便血或崩漏（月经超前，量多色淡，或淋漓不止）、紫癜。
- 劳伤心脾、心血不足——面色萎黄，心悸失眠，健忘多梦，盗汗，虚热。

辨证要点：心悸失眠，食少体倦，或便血或崩漏，舌淡苔白，脉细弱。

【病机】 思虑过度，劳伤心脾，气血两虚。

【治法】 益气补血，健脾养心。

【方解】

君：人参——甘温，补脾益气。

　　龙眼肉——甘温，补益心脾，养血安神。

　*人参、龙眼肉合用，益气养血，补脾益心，心脾两调。

臣：黄芪、白术——益气补中，健脾养胃。

　　当归——补血和营，助龙眼肉补血养心。

　　远志、茯神——宁心安神益志。

　　木香——理气醒脾，使全方补而不滞。

佐：酸枣仁——养心血，安心神。

使：炙甘草——益气和中，调和诸药。

配伍要点：气血双补，重在补气；心脾两调，重在补脾。意在益气以生血，补脾以统血，达到气旺血生、统血归脾之目的。

配伍运用提要

（1）主治证特点：本方健脾与养心并重，气血双补，为调补心脾的常用方剂。用治脾气虚弱、心血不足、心脾两虚之证。

（2）重用补气药意义：本方为补血之剂，但方中配伍黄芪、人参、白术等补气药的意义有三：①益气补中健脾，以治脾虚之证；②益气生血，以治心血不足之证；③益气摄血，以治脾虚气不摄血之出血证。

（3）加减运用：本方补脾以统血，益气以摄血，以治脾虚，血失所统之血证，如月经过多，崩漏便血等，方中无用止血之品，属治本之剂，应用时应去木香之辛散，以防动血，亦可酌情加入止血之药，如阿胶、艾叶、仙鹤草，共达标本兼顾之效。

（4）类方比较：

方名	相同点	不同点
归脾汤	均具有养血补虚之功，用治血虚而见眩晕心悸、面色萎黄、舌淡、脉细之证	重在益气健脾，兼能养血补心，气血双补，心脾两调，并善于益气摄血，多用治心脾两虚、气血不足而见心悸失眠、健忘神疲、食少体倦、面色萎黄、舌淡、脉细弱者；以及脾虚气不摄血所致之便血、皮下紫癜、崩漏等出血证
四物汤		长于养血补虚，并能活血调经，为补血、调经的基本方剂。多用于冲任虚损、营血虚滞所致之血虚证及月经不调证。临证以面色萎黄、眩晕心悸、舌淡、脉细等证候为特征

第三节 气血双补

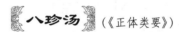

八珍汤 （《正体类要》）

知识点讲解

【主治】气血两虚证。

【证机分析】

气血两虚 { 气虚——四肢倦怠，少气懒言，气短乏力，饮食减少。
血虚——心悸失眠，头目眩晕，舌淡，脉虚细弱。

辨证要点：气短乏力，心悸失眠，头目眩晕，舌淡，脉细无力。

【病机】气血不足。

【治法】益气补血。

【方解】

君：人参、熟地黄——甘温益气补血。

臣：白术——助人参益气补脾。

　　当归——助熟地补益阴血。

佐：茯苓——健脾渗湿。

　　白芍——养血敛阴。

　　川芎——活血行气。

使：炙甘草——益气和中，调和诸药。

配伍特点：四君子汤配四物汤。

配伍运用提要

（1）配伍特点：补气四君子汤与补血四物汤合方应用，为气血双补的代表方，补气健脾有助气血化生，养营补血以补充营血不足，多用于久病失治或产后失血而致气血两虚者。

（2）加减运用：本方加肉桂、黄芪为十全大补汤；去川芎，加陈皮、五味子、远志为人参养荣汤，都具有温补气血的作用。其中，十全大补汤偏于温补气血；人参养荣汤则长于补益气血，养心安神。

泰山磐石散 （《古今医统大全》）

知识点讲解

【主治】气血虚弱，胎元不固证。

【证机分析】

气血虚弱 {
无以外荣——面色淡白，倦怠乏力，舌淡苔薄白，脉滑无力。
脾失健运——饮食减少。
胞宫不固——胎动不安，或流产滑胎，或屡孕屡堕。

辨证要点：胎动不安，或流产滑胎伴见倦怠乏力，腰酸神疲，舌淡，脉滑无力。

【病机】气血虚弱，胞宫不固，胎元失养。

【治法】益气健脾，养血安胎。

【方解】

君：白术——益气健脾安胎。

臣：人参、黄芪——助白术益气健脾以固胎元。

　＊君臣相伍，双补气血以安胎元。

　当归、熟地黄、白芍、川芎——养血和血以养胎元。

佐：续断——补肾安胎。

　黄芩——清热安胎。

　砂仁——理气安胎，且醒脾气，以防诸益气补血药滋腻碍胃。

　糯米——补脾养胃以助安胎。

使：炙甘草——益气和中，调和诸药。

诸药相合，益气健脾，养血安胎，脾气血旺盛，冲任安固，胎元得保，对于妊娠气血两虚之胎动不安，犹稳如泰山、坚如磐石，故名泰山磐石散。

配伍要点：补虚安胎，益气养血与安胎药并用；补脾养肝益肾并用。

配伍运用提要

（1）主治证特点：本方是治妊娠胎动不安的常用方。方以补脾固胎为主，补益肝肾为辅，适用于气血虚弱、胞宫不固、胎元失养所致之堕胎、滑胎。

（2）配伍特点：本方由八珍汤减茯苓，加黄芪、续断、黄芩、砂仁、糯米而成。黄芪补土安胎，续断补肾固胎，黄芩清热安胎，砂仁理气安胎，合用安胎力优；减去茯苓，因其淡渗下泄，对养胎不利。

炙甘草汤 （《伤寒论》）

知识点讲解

【主治】阴亏血少、气虚阳弱证：脉结代，心动悸，虚羸少气，舌光少苔，或质干而瘦小者；虚劳肺痿证：干咳无痰，或咯痰不多，痰中带有血丝，形瘦气短，虚烦眠差，自汗盗汗，咽干舌燥，大便干结，脉虚数。

【证机分析】

$$\left.\begin{array}{l}\text{阴血不足}\\\text{阳气虚弱}\end{array}\right\{\begin{array}{l}\text{不能奉养于心，不能畅通血脉——心动悸，脉结代。}\\\text{形体失于温养——虚羸少气。}\\\text{血虚阴亏，肠道失以濡润——大便干结，舌光嫩红，少苔而干。}\end{array}$$

辨证要点：心动悸，脉结代，虚羸少气，舌光少苔。

【病机】阴亏血少，气虚阳弱，心脉不得充养宣通。

【治法】滋阴养血，温阳通脉，滋阴补肺。

【方解】

君：生地黄——重用以滋阴养血。

臣：炙甘草——益气补心。

  人参——大补元气。

  大枣——益脾养心。

 *人参、大枣相合，益气健脾，既资气血生化之源，又合炙甘草以增强益气补心之力。

  麦冬——养阴生津，益心除烦。

  阿胶、麻仁——养血滋阴。

 *麦冬、阿胶、麻仁助生地黄以增强滋心阴、养心血、充血脉之力。

佐：桂枝——温阳通脉。

 *桂枝与炙甘草相合，即桂枝甘草汤，辛甘化阳，增强温心阳、益心气、利血脉之功。

  生姜——和胃气，合人参、大枣以调补中州，以促生化。

  酒——借其辛热以温通宣行经脉。

配伍要点：重用干地黄之义；桂枝配炙甘草。

配伍运用提要

（1）配伍特点：方中在重用大队甘寒柔润的药物以滋阴补血、充脉养心的同时，一是配伍益气健脾补心的药物，以复脉之本；二是配伍辛散温阳通脉之品，以温阳气，通血脉，故全方药物相合，功能滋阴血，益心气，壮心阳，通血脉，是一首阴阳、气血并补的方剂。心血足而血脉充，心气足而阳气通，气血流畅，脉始复常。本方对于阴亏血少，不能充盈脉道，濡养心体，又有气虚阳弱，不能推动血行，宣通血脉之心动悸、脉结代之证，尤为合拍，故本方又名为"复脉汤"。

（2）虚劳肺痿证：是指肺脏萎弱，肺中气阴两伤，不能输布津液所致之证。临证以咳嗽日久、气短心悸、形体瘦弱、虚烦失眠、咽干舌燥、大便干结、脉虚数等为特征。本方功能滋阴养血而润燥，益气扶阳以补肺，故可用治阴亏气弱为主之肺痿证。

（3）脉结代，心动悸：脉结代是指脉来有间歇，搏动不整。心动悸是指自觉心跳动悸不安，较之一般之"心悸"还要剧烈，甚至在外观上还可见到"应衣而动"的征象。

（4）类方比较：

方名	相同点	不同点
生脉散	均具有益心气、养心阴而复脉定悸的作用。用治心气虚、心阴不足之证	以人参为君，功善大补元气，滋敛心阴而生脉。用治"气阴虚甚，脉微欲绝"者，可使脉绝复生而有生脉之功；但临证尤多用治热病后热邪已去或久咳伤肺而见气阴两虚之证
炙甘草汤		以干地黄为君，重在滋阴养血，并能益气温阳而复脉定悸，为气血并补，阴阳两调之剂，用治阴亏血少，气虚阳弱，心脉失以滋养、宣通而致之脉搏结代、心动悸证。亦可用治阴亏气弱为主之虚劳肺痿证

第四节　补　阴

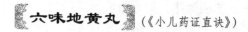六味地黄丸（《小儿药证直诀》）

知识点讲解

【主治】肾阴虚证。

【证机分析】

肾阴不足 ┤
骨髓不充——腰膝酸软，牙齿动摇，小儿囟门不合。
脑髓不足——头目眩晕，耳鸣耳聋。
虚热内生——骨蒸潮热，盗汗遗精，手足心热，舌燥咽痛，舌红少苔，脉细数。

辨证要点：腰膝酸软，头晕目眩，手足心热，舌红少苔，脉细数。

【病机】肾阴亏损，虚热内生。

【治法】滋阴补肾。

【方解】

君：熟地黄——滋阴补肾，填精益髓。

臣：山茱萸——补养肝肾，敛摄精气。

＊君臣"三补"之药相配，肾、肝、脾三阴并补，但以滋肾阴为主，补其不足以

治其本。

　　　　山药——补益脾阴，益肾固精。

　　佐：泽泻——利湿泻浊，并制约熟地黄之腻。

　　　　牡丹皮——清泄肝火，制约山茱萸之温。

　　　　茯苓——淡渗脾湿，助山药以益脾。

　　配伍要点："三补"药与"三泻"药相伍，以补治本，以泻治标，补中有泻，标本兼顾；"三补"药量大于"三泻"药量，重补三阴，以肾为主。

配伍运用提要

　　（1）"三补"与"三泻"：本方补肾阴与补肝脾结合，但仍以补肾阴为主，补与泻结合，但以补为主，重在滋肾阴，补肾水，水足则能制火，此即所谓"壮水之主，以制阳光"之义，是一首滋阴补肾的著名方剂。主治肾阴亏虚、虚火内扰而致诸证。

　　（2）衍化方：本方为滋阴补肾名方，后世诸多补阴的方剂均由本方化裁而成。如知柏地黄丸，即六味地黄丸加黄柏、知母组成，功能滋阴降火，用治阴虚火旺证；杞菊地黄丸，即六味地黄丸加枸杞、菊花组成，功能滋阴明目，用于肝肾两虚，视物昏花；麦味地黄丸，即六味地黄丸加麦冬、五味子组成（又名八仙长寿丸），功能滋补肺肾，用治肺肾两虚之喘咳证。

左归丸 （《景岳全书》）

知识点讲解

【主治】真阴不足证。

【证机分析】

真阴不足 {阴精亏损，形体失养——头目眩晕，耳鸣，腰腿酸软，形体消瘦。
　　　　　 虚热内扰——遗精滑泄，盗汗口燥咽干，舌光少苔，脉细数。

辨证要点：头目眩晕，腰酸肢软，舌光少苔，脉细。

【病机】真阴不足，精髓亏耗，虚热内扰所致。

【治法】滋阴补肾，填精补髓。

【方解】

　　君：熟地黄——滋阴养血，填精补肾。

　　臣：山茱萸——养肝滋肾，涩精敛汗。

　　　　山药——补脾益阴，滋肾固精。

　　　　枸杞——补肾益精，养肝明目。

　　　＊山茱萸、山药、枸杞填真阴，补精血。

　　　　龟、鹿二胶——峻补精髓，益精血，补阴阳。

　　佐：菟丝子、牛膝——益肝肾，强腰膝，健筋骨。

　　配伍要点：纯补无泻；大量补阴药加少量补阳之品。

配伍运用提要

（1）本方由六味地黄丸减"三泻"之品，加枸杞、龟鹿二胶、菟丝子、牛膝而成，纯补无泻，滋阴补肾，填精养血力更峻，用治真阴亏虚诸证。

（2）本方滋阴补肾、填精益髓之力尤强，而且方中鹿角胶、菟丝子均为温润养阳之品，助阳以生阴，也体现了"阴中求阳"的治法。与六味地黄丸相比，本方有补无泻，为"纯甘壮水"之剂，"育阴以涵阳"，而非六味地黄丸之"壮水以制火"之剂，故临证尤宜于治真阴不足、精髓内亏之证。

（3）阴柔滋润为主，久服常服每易滞脾碍胃，若脾虚泄泻者慎用。

（4）类方比较：

方名	相同点	不同点
左归丸	均能滋阴补肾，用治肾阴亏虚而见腰膝酸软、眩晕、遗精盗汗、舌红少苔等证	补肾之中，滋阴填精力强，为纯甘壮水之剂，补而不泻，主治真阴不足、精髓内亏而见头目眩晕、腰酸腿软、遗精滑泄、自汗盗汗、舌光少苔、脉细等证
六味地黄丸		重在滋阴补肾，兼能清泻虚火，寓泻于补，壮水以制火，为滋补肾阴的代表方剂，多用治肾阴亏损，虚火内扰而见腰膝酸软、眩晕耳鸣、盗汗遗精、骨蒸潮热、手足心热、舌红少苔、脉细数等证

大补阴丸 （《丹溪心法》）

知识点讲解

【主治】阴虚火旺证。

【证机分析】

真阴不足，相火妄动——骨蒸潮热，足膝热痛，盗汗遗精，心烦，舌红少苔，尺脉数而有力。

虚火刑金，损伤肺络——咳嗽咯血。

辨证要点：骨蒸潮热，盗汗遗精，咳嗽咯血，舌红少苔，尺脉数而有力。

【病机】肾阴亏虚，相火妄动。

【治法】滋阴降火。

【方解】

君：熟地黄——滋阴补血，生精益髓。

　　龟板——大补肾阴而降火潜阳。

　*熟地黄、龟板相配，均量重而用，增强滋阴填精，潜阳制火之力，以培本为主。

臣：黄柏——性寒沉降，清热降火。

　　知母——苦甘过时而质润，滋阴泻火。

　　＊黄柏、知母相须为用，清热降火力强，是清源一面。

佐：猪脊髓——益精补髓。

　　蜂蜜——甘润滋阴养液。

　　配伍要点：本方熟地配龟板滋阴填精，潜阳制火，以培本为主，配以黄柏、知母降泄虚火以清源，共达培本清源、滋阴降火之效；猪脊髓为滋养之食品，用之有形肉相补之意，使该方益精补髓之力更强。

配伍运用提要

　　（1）本方所治之骨蒸潮热证或咳嗽咯血证，乃因真阴不足，相火妄动所致。

　　（2）本方为滋阴降火法的代表方。方中滋阴培本与降火清源两相兼顾，但重在滋阴培本，佐以降火清源，故吴谦等谓："是方能骤补真阴，承制相火，较之六味功效尤捷。"（《删补名医方论》）

　　（3）类方比较：

方名	相同点	不同点
六味地黄丸	均具有滋阴降火之功。用治肾阴亏虚、虚火内扰而见骨蒸潮热、盗汗遗精、舌红少苔、脉细数等证	重在滋阴补肾，兼补肝脾，并能清泄虚火，寓泻于补，为滋阴补肾法的代表方。多用治肾阴亏损、虚火内扰而见腰膝酸软、眩晕耳鸣、盗汗遗精、手足心热、骨蒸潮热、舌红少苔、脉细数等证
大补阴丸		滋阴与降火并重，尤偏于滋阴培本，兼能降火潜阳以清源，为滋阴降火法的代表方。多用治真阴不足、相火妄动所致之骨蒸潮热证或咳嗽咯血证。临证多伴有盗汗遗精、足膝热疼、尺脉数而有力等见证

一贯煎 （《续名医类案》）

知识点讲解

【主治】肝肾阴虚、肝气不舒之证。

【证机分析】

肝脉失养，疏泄失调——胸胁疼痛，疝气、瘕聚。

肝郁化热，横逆犯胃——脘腹疼痛，吞酸吐苦。

虚火上炎，阴虚津不上承——口燥咽干，舌红少津，脉弦细而数。

辨证要点：胸脘胁痛，吞酸吐苦，咽干口燥，舌红少津，脉细弦。

【病机】肝肾阴虚，肝失所养，肝气郁滞。

【治法】滋阴疏肝。

【方解】

君：生地黄——滋阴养血，补益肝肾。

臣：枸杞——滋肾益精，养血补肝。

当归——养血补虚，和血调肝。

＊枸杞、当归合用，滋阴血，补肝肾，滋水涵木。

北沙参、麦冬——养阴补肺，即资水上之源。

佐：川楝子——疏肝理气，清泄郁热。

配伍要点：本方重用生地黄养阴清热，补益肝肾，配用枸杞、当归养血益精、补养阴血，共用以滋水涵木；少佐川楝子之义。

配伍运用提要

（1）配伍特点：本方为滋阴疏肝法的代表方，是治疗阴虚胁痛证的有名方剂。其配伍特点是在大队滋肝肾、养阴血药中，少佐一味川楝子以疏肝理气，调肝之用，其药虽苦燥，但在大队甘凉滋润之品中，燥性被制，而达滋阴疏肝之效。且使全方滋阴养血而不遏滞气机，疏泄肝气又不耗伤阴血。同时也照顾到"肝体阴而用阳"的生理特点。

（2）类方比较：

方名	相同点	不同点
一贯煎	均具有疏肝理气而止痛之功。用治肝郁不舒所致之胁痛证	重在滋养肝肾，兼能疏达肝气，为滋阴疏肝法的代表方。多用治肝肾阴虚，兼有肝气不舒之胸脘胁痛证，临证伴有吞酸吐苦、口燥咽干、舌红少津、脉细弦等证候者
逍遥散		长于疏肝解郁，并能养血健脾，属调和肝脾之剂。临证多用治肝气郁结为主，兼有血虚脾弱之胁痛证，以及妇女月经不调证。表现以两胁作痛，或少腹疼痛、乳房作胀、头痛目眩、口燥咽干、食少体倦、舌淡、脉弦而虚等证为特征

第五节　补　阳

肾气丸（《金匮要略》）

知识点讲解

【主治】肾阳不足证。

【证机分析】

$$
肾阳不足\begin{cases} 不能温养肢体——腰膝酸软，下半身常有冷感。 \\ 寒凝经脉——少腹拘急，不能化气行水。小便不利或小便反多，入夜为甚， \\ \qquad\qquad\qquad 舌淡而胖，尺脉沉细。 \end{cases}
$$

辨证要点：腰痛脚软，小便不利，舌质淡胖，尺脉沉细。

【**病机**】肾阳不足，命门火衰，气化失常。

【**治法**】补肾助阳。

【**方解**】

君：干地黄——重用之滋阴补肾。

臣：山茱萸、山药——益肾滋肝补脾，并敛阴涩精。

*山茱萸、山药合用协助干地黄以增强滋补肾中之阴之功，滋阴以生阳，本方体现了张景岳所谓"善补阳者，必于阴中求阳，则阳得阴助而生化无穷"的理论。

附子——温阳益火，以散寒凝。

桂枝——温阳化气，散寒通脉。

*附子、桂枝辛热入肾，但用量偏少，是于水中补火，温助肾中之阳气，升发少火，鼓舞肾气。

佐：泽泻、茯苓——渗湿泄浊，合附子、桂枝以温阳化气、通调水道以去水湿、消阴翳。

牡丹皮——以其寒性，与温补药同用，补中有泻，以利阴生阳长。

配伍要点：补阳药与补阴药相配，温而不燥，滋而不腻，共奏温补肾阳之效。体现了王冰所谓"益火之源，以消阴翳"之法。本方配用六味地黄丸之药物，以补阴为基础，意在补阴以助阳长，体现了《景岳全书》所谓"善补阳者，必于阴中求阳，则阳得阴助而生化无穷"。

配伍运用提要

（1）组方特点：为温补肾阳的代表方剂。其组方特点，一是用少量补阳之品（附子、桂枝）纳于大量补阴药中而成补阳之剂，是取"少火生气"之理，正如《医宗金鉴·删补名医方论》中所说"此肾气丸纳桂、附于滋润剂中十倍之一，意在微微生火，则生肾气也"；二是补阳药与补阴药配伍，阴阳并补，但以温补肾阳为主，亦即体现王冰所谓"益火之源，以消阴翳"之意。

（2）加减运用：肾气丸加川牛膝、车前子，名加味肾气丸（又名济生肾气丸）。功效：温补肾阳，利水消肿。主治肾虚水肿、小便不利。肾气丸加五味子、鹿茸，名十补丸。功效：补肾阳，益精血。主治：肾阳虚损，精血不足之足冷浮肿，耳鸣耳聋，足膝酸软，小便不利。

（3）类方比较：

方名	相同点	不同点
肾气丸	均具有滋阴补肾之功。用治肾虚而见腰膝酸软疼痛、消渴、小便淋沥不利等证	在滋阴补肾的基础上温阳益火，成为阴阳并补之剂，但以温补肾阳为主，体现了"阴中求阳"的理论，为治肾阳虚证的代表方。亦可用治阴阳两虚，但以肾阳虚为主诸证，如消渴、水肿、转胞等。临证以腰痛脚软、身半以下冷感、小便不利或小便反多、阳痿早泄、舌淡而胖、脉沉细等证候为特征
六味地黄丸		重在滋阴补肾，兼能清泄虚火，为补阴的代表方剂。多用治肾阴亏损、虚火内扰而见腰酸耳鸣、盗汗遗精、晕眩、手足心热、舌红苔少、脉细数等证候者

右归丸 （《景岳全书》）

知识点讲解

【主治】肾阳不足，命门火衰证。

【证机分析】

肾阳虚
- 不能温煦濡养形体——气怯神疲，畏寒肢冷，腰膝酸软，舌淡苔白，脉沉而迟。
- 不能固摄——阳痿遗精，遗尿。
- 精气虚冷——阳痿，无子。
- 不能温养脾土，脾不健运——食少便溏。

辨证要点：腰膝软弱，神衰，畏寒肢冷，脉沉迟。

【病机】元阳不足，命门火衰，精血虚冷。

【治法】温补肾阳，填精补血。

【方解】

君：熟地黄——滋阴养血，补肾填精，既补精血的不足，又补阴以生阳。

臣：附子、肉桂——温肾阳，补命门火，暖下元。

　　鹿角胶——温阳补髓，养血填精之效。

　　菟丝子——助阳益阴，补肾固精。

　　杜仲——温补肝肾，强筋壮骨。

*臣药五药合用，刚柔相济，既增强温阳补火之力，又兼益阴血，填精髓之功。

佐：山茱萸——补养肝肾，敛摄精气。

　　山药——益脾固肾。

　　枸杞——补血养肝，滋肾益精。

配伍要点：本方附子、肉桂、鹿角胶等补肾中元阳，强壮腰膝，以益火之源，配用熟地、山茱萸等滋阴补肾之品，是取"阴中求阳"之义，药虽阴阳并补，但意在补阳。

配伍运用提要

（1）配伍特点：本方由《金匮》肾气丸减去"三泻"药物（牡丹皮、泽泻、茯苓），加鹿角胶、当归、菟丝子、杜仲、枸杞温补肾中元阳，强健腰膝，是取"益火之源，以培右肾之元阳"（《景岳全书》）之义；配伍熟地黄、山茱萸、山药、枸杞、当归以滋阴补血、填精益肾，是取"阴中求阳"之义。如此配伍，温阳补肾，填精补血，是温阳益精之峻剂。但本方以温补肾阳为主，辅以滋肾阴、补精血，使"阳得阴助而生化无穷"。

（2）类方比较：

方名	相同点	不同点
右归丸	均具有温补肾阳之功，均可用治肾阳不足诸证。临证均可见腰膝酸软、冷痛、畏寒肢冷、阳痿遗精、舌淡、脉沉迟而细等	为温阳益精之峻剂，益火壮阳力强，兼以滋阴填精补髓。适用于元阳不足、命门火衰、精血虚冷之久病神疲气怯，或火不生土等证
肾气丸		为温补肾阳的代表方。滋阴之中以温阳益火，水中补火，合"阴中求阳"、"少火生气"之义。适用于肾阳不足诸证。临证以腰痛腿软、下半身冷感、小便不利、舌质淡胖、脉沉细等为特征

第六节　阴阳并补

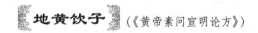

地黄饮子（《黄帝素问宣明论方》）

知识点讲解

【主治】喑痱证。

【证机分析】

下元虚衰，痰浊上泛 ⎰ 骨失所养——足废不能用，足冷。
　　　　　　　　　　⎱ 肾精亏耗，津不上承——口干不欲饮，脉沉细弱。
　　　　　　　　　　　 痰浊上泛，阻塞窍道——舌强不能言。

辨证要点：舌强不能言，足废不能用，舌苔浮腻，脉沉迟细弱。

【病机】下元虚衰，虚阳上浮，痰浊上泛，堵塞窍道。

【治法】调补阴阳，化痰开窍。

【方解】

君：熟地黄、山茱萸——滋阴补肾。

　　肉苁蓉、巴戟天——温补肾阳。

　＊君药四药相配，阴阳并补。

臣：附子、肉桂——温阳益火，引火归源。

石斛、麦冬、五味子——滋阴养液，补水以济火，助君药之力。

佐：石菖蒲、远志、白茯苓——化痰开药，交通心肾。

使：生姜、大枣——和胃调中，调和药性。

薄荷——宣利气机，辛散宣窍。

配伍要点：上下并治，上能化痰通窍，下能补益肾气，标本兼顾，以治下治本为主；补中有敛，开中有合。

配伍运用提要

（1）主治证特点：地黄饮子具有阴阳并补、水火既济、化痰开窍之功，上下并治，标本兼顾，主治下元虚衰、虚阳上浮、痰浊上泛、堵塞窍道所致之喑痱证。

（2）配伍特点：本方上下并治，但以治下（下元虚衰）为主；标本兼顾，但以治本（补肾）为重。而且根据阴阳互根的理论，本方是在滋补肾阴的基础上来温补肾阳，使阴生阳长，以治下元之虚衰。正如张景岳所谓："善补阳者，必于阴中求阳，则阳得阴助而生化无穷，善补阴者，必于阳中求阴，则阴得升而源泉不竭。"

（3）喑痱：中风证候之一。"喑"，指语言不利或不能说话；"痱"，指四肢痿废，不能运动。喑痱，性质上有虚实之分，实证是由于风痰阻塞所致，虚证是因肾虚精气不能上承而致。

补益剂综合试题

一、填空题

1. "虚则补其母"的治法：肺虚宜补＿＿＿＿＿，体现了＿＿＿＿＿＿法；脾虚宜补＿＿＿＿＿，体现了＿＿＿＿法；肝虚宜补＿＿＿＿＿，体现了＿＿＿＿法。

2. 补益剂的立论依据是＿＿＿＿＿＿＿＿、＿＿＿＿＿＿＿＿、＿＿＿＿＿＿＿。

3. 组成中含有四君子汤药物的方剂有＿＿＿＿＿＿、＿＿＿＿＿＿、＿＿＿＿＿＿、＿＿＿＿＿＿。

4. 益气渗湿法的代表方是＿＿＿＿＿＿；益气升阳法的代表方是＿＿＿＿＿＿。

5. 益气固表法的代表方是＿＿＿＿＿＿；益气解表法的代表方是＿＿＿＿＿＿。

6. 补中益气汤功能＿＿＿＿＿，善治＿＿＿＿发热证；当归补血汤功能＿＿＿＿＿，善治＿＿＿＿发热证；小建中汤功能＿＿＿＿＿，善治＿＿＿＿发热证。

7. 月经不调证，属于冲任虚损，营血虚滞者，治宜选方＿＿＿＿＿＿；属于气血不足，心脾两虚者，治宜选方＿＿＿＿＿＿；属于肝气郁结，血虚脾弱者，治宜选方＿＿＿＿＿＿。

8. 体现王冰所谓"壮水之主，以制阳光"理论的方剂是＿＿＿＿＿＿；体现王冰所谓"益火之源，以消阴翳"理论的方剂是＿＿＿＿＿＿；体现张景岳所谓"善补阳者，必于阴中求阳"理论的方剂是＿＿＿＿＿＿。

9. 咳嗽痰血证，属于肺肾阴虚，虚火上炎者，治宜选方_____；属于真阴不足，相火妄动者，治宜选方_____；属于肺气虚弱，气阴亏虚为主者，治宜选方_____。

10. 胁痛之证，属于肝肾阴虚，肝气不舒而致者，治宜选方_____；属于肝气郁结，血虚脾弱者，治宜选方_____；属于肝脾不和，气机郁滞者，治宜选方_____。

11. 滋阴疏肝法的代表方是_____；清胃滋阴法的代表方是_____；滋阴解表法的代表方是_____。

12. 补中益气汤中黄芪配升麻、柴胡的作用是_____；玉屏风散中黄芪、白术配防风的作用是_____；当归补血汤中黄芪配当归的作用是_____。

13. 柴胡在补中益气汤中的作用是_____；在小柴胡汤中的作用是_____；在败毒散中的作用是_____；在逍遥散中的作用是_____。

14. 五味子在生脉散中的作用是_____；在小青龙汤中的作用是_____。

15. 桂枝在肾气丸中的作用是_____；在当归四逆汤中的作用是_____；在小建中汤中的作用是_____。

16. 肾气丸中附子配桂枝的作用是_____；四逆汤中附子配干姜的作用是_____；四物汤中熟地黄配当归的作用是_____；阳和汤中熟地黄配鹿角胶的作用是_____。

17. 炙甘草汤的君药是_____，其在方中的作用是_____；一贯煎的君药是_____，其在方中的作用是_____；四物汤的君药是_____；其在方中的作用是_____。

18. 参苓白术散与补中益气汤均具有_____的功效，其中参苓白术散并能_____，而补中益气汤则善于_____。

19. 六味地黄丸与肾气丸均具有_____的功效，其中六味地黄丸并能_____；而肾气丸则重在_____。

20. 四物汤的君药是_____，臣药是_____，佐药是_____，使药是_____。六味地黄丸的君药是_____，臣药是_____，佐药是_____。

21. 玉屏风散中配伍防风的作用是_____；一贯煎中配伍川楝子的作用是_____；归脾汤中配伍木香的作用是_____；逍遥散中配伍薄荷的作用是_____。

22. 补益剂常配伍理气药以调整脾胃功能，使补而不滞。参苓白术散中所配伍的理气药是_____；补中益气汤中配伍的理气药是_____；归脾汤中配伍的理气药是_____。

23. 善治气阴两虚证的方剂是_____；善治营血虚滞证的方剂是_____；善治阴虚肝郁证的方剂是_____。

24. 补中益气汤中应用黄芪的作用是_____；玉屏风散中应用黄芪的作用是_____；当归补血汤中应用黄芪的作用是_____。

25. 补中益气汤主治的病证是_____、_____、_____。

26. 生脉散主治的病证是_____、_____；泰山磐石散主治证是_____。

27. 左归丸的组成是由六味地黄丸去"三泻"药物再加_____而成；右归丸的组成是由肾气丸去"三泻"药物再加_____而成。

二、名词术语解释

1. 甘温除热　　2. 培土生金　　3. 滋水涵木　　4. 滋阴疏肝

5. 益气升阳　　6. 滋阴降火　　7. 益气摄血　　8. 补气生血

9. 喑痱　　　10. 壮水之主，以制阳光　　　11. 益火之源，以消阴翳

三、默写方剂歌诀

1. 补中益气汤　　2. 参苓白术散　　3. 归脾汤　　4. 四物汤

5. 炙甘草汤　　6. 泰山磐石散　　7. 六味地黄丸　　8. 大补阴丸

9. 肾气丸　　　10. 一贯煎

四、病例分析

要求：分析下列病例，作出中医证的辨证诊断，并拟定治法、处方（包括方名、药物以及剂量、药物的特殊用法）。

1. 陈××，男，22岁。主诉：口渴，多尿5年余。5年前突然头晕眼花，耳鸣，神疲肢倦，渴喜冷饮，烦躁，尿多，常有饥饿感，体重逐渐下降，经某医院检查拟为"糖尿病"。现患者面色潮红，头目眩晕，腰酸腿软，心烦多梦，睡眠欠佳，渴饮溲多，大便干结，舌红少苔，脉细数。

2. 李××，女，45岁。主诉：月经不调半年，近两个月来又心悸失眠。患者半年来自觉倦怠乏力，纳少腹胀，便溏，月经先期色淡，淋漓不尽，经后小腹隐痛喜按，白带增多，近两个月来又少寐多梦，心悸健忘，舌胖苔薄白，脉细弱。

3. 刘××。女，29岁。主诉：心悸、失眠、皮下出血已半年。近半年来四肢常出现大小不等的瘀点，稍有碰撞则有瘀块，曾到某医院检查，诊断为"血小板减少性紫癜"，经注射维生素K止血药后稍有好转，但瘀点或多或少，仍反复出现。近来健忘失眠，心悸易惊，食少体倦，月经提前，量多色淡，舌淡苔白，脉细弱。

五、简答题

1. 简述补益剂的概念。

2. 简述补益剂的分类与适应证。

3. 简述补益剂的使用注意事项。

4. 简述补益剂中补气与补血、补阴与补阳等各类方剂之间的配伍关系。

5. 简述黄芪在补中益气汤、玉屏风散、当归补血汤、黄芪桂枝五物汤、归脾汤中的作用特点。

6. 简述生地黄在肾气丸、炙甘草汤、一贯煎、百合固金汤中的作用特点。

7. 简述六味地黄丸中配伍泽泻、茯苓、丹皮"三泻"药物的意义。

8. 简述补中益气汤中配伍升麻、柴胡的意义。

9. 归脾汤为补血之剂，方中配伍人参、黄芪等补气药有何意义？

10. 肾气丸为补阳之剂，方中配伍补阴的六味地黄丸有何意义？

11. 简述玉屏风散中黄芪、防风的配伍意义。

12. 桂枝汤与玉屏风散均可用于表虚自汗，二方证有何不同？

13. 简述一贯煎中川楝子的配伍意义。

六、论述题

1. 试述四君子汤的组成原则。

2. 试述参苓白术散的组成原则。

3. 试述补中益气汤的组戊原则。

4. 试述四物汤的组成原则，并说明其功效、主治。

5. 试述归脾汤的组成原则，并说明方中配伍补气药的作用。

6. 试述六味地黄丸的组成原则。

7. 试述一贯煎的组成原则。

8. 试述生脉散的组成原则。

9. 试述炙甘草汤的组成原则。

10. 试从治证病机、主治以及药物配伍上分析炙甘草汤中为何重用生地黄为君。

11. 比较四君子汤与补中益气汤两方功效、主治的异同。

12. 比较四物汤与逍遥散两方功效、主治的异同。

13. 比较六味地黄丸与左归丸两方功效、主治的异同。

14. 比较四物汤与归脾汤两方功效、主治的异同。

15. 比较一贯煎与逍遥散两方功效、主治的异同。

16. 比较六味地黄丸与大补阴丸两方功效、主治的异同。

17. 比较肾气丸与右归丸两方功效、主治的异同。

18. 何谓"培本清源"法？大补阴丸是如何体现这一法则的？

19. 何谓"甘温除热"法？补中益气汤是如何体现这一法则的？

七、选择题

（一）单项选择题

1. 下列除哪一项外，均属四君子汤的主治证候？（　　）
   A. 面色㿠白　　　　　B. 气短懒言　　　　　C. 食少体倦
   D. 腹胀肠鸣　　　　　E. 舌淡，脉虚弱

2. 下列除哪一项外，组成中均含有四君子汤的药物？（　　）
   A. 补中益气汤　　　　B. 参苓白术散　　　　C. 异功散
   D. 六君子汤　　　　　E. 香砂六君子汤

3. 参苓白术散组成药物中无（　　）。
   A. 桔梗　　　　　　　B. 砂仁　　　　　　　C. 薏苡仁
   D. 扁豆　　　　　　　E. 木香

4. 益气渗湿法的代表方是（　　）。

A. 补中益气汤   B. 玉屏风散   C. 败毒散

D. 参苓白术散   E. 四君子汤

5. 脾胃气虚、湿浊阻滞之泄泻证，治宜选方（   ）。

     A. 补中益气汤   B. 四君子汤   C. 参苓白术散

     D. 理中丸   E. 痛泻要方

6. 参苓白术散的功效是（   ）。

     A. 益气补中，健脾养胃   B. 益气补中，升阳举陷

     C. 益气健脾，渗湿止泻   D. 健脾和胃，行气消痞

     E. 以上均非

7. 四君子汤的功效是（   ）。

     A. 益气健脾，行气化滞   B. 益气健脾，燥湿化痰

     C. 益气健脾，行气化湿   D. 益气补中，健脾养胃

     E. 益气补中，升阳举陷

8. 补中益气汤组成药物中无（   ）。

     A. 陈皮   B. 当归   C. 柴胡

     D. 枳壳   E. 升麻

9. 补中益气汤中最能体现"益气升阳"的药对配伍是（   ）。

     A. 黄芪—人参   B. 人参—白术   C. 黄芪—炙甘草

     D. 人参—柴胡、升麻   E. 黄芪—升麻、柴胡

10. 下列除哪一项外，均属补中益气汤主治之中气下陷证？（   ）

     A. 久泻久痢   B. 脱肛   C. 胃下垂

     D. 子宫下垂   E. 肺痿

11. 患者发热汗出，渴喜热饮，少气懒言，面色萎白，便溏食少，舌淡苔薄白，脉虚弱，治宜首选（   ）。

     A. 参苓白术散   B. 生脉散   C. 补中益气汤

     D. 桂枝汤   E. 当归补血汤

12. 下列除哪一项外，均属参苓白术散的主治证候？（   ）

     A. 胸脘闷胀   B. 食少泄泻   C. 面色萎黄

     D. 心悸失眠   E. 苔白腻脉虚缓

13. 生脉散的功效是（   ）。

     A. 清热生津，益气和胃   B. 清热解暑，益气生津

     C. 益气生津，敛阴止汗   D. 益气养阴，清燥润肺

     E. 以上均非

14. 生脉散应用五味子的主要作用是（   ）。

     A. 敛肺止咳   B. 敛心安神   C. 敛阴止汗

     D. 收敛止泻   E. 以上均非

15. 益气固表法的代表方是（   ）。

     A. 补中益气法   B. 生脉散   C. 桂枝汤

D. 玉屏风散　　　　　E. 败毒散

16. 对玉屏风散的论述，下列哪一项是不正确的？（　　）
    A. 本方为益气固表法的代表方
    B. 具有益气固表止汗的功效
    C. 本方寓散于补，补散兼施
    D. 用防风以辛散风寒，透疹解表
    E. 方中黄芪配白术相须为用，增强益气健脾，实卫固表之力

17. 患者眩晕心悸，唇爪无华，月经量少，少腹作痛，舌淡，脉细，治宜选方（　　）。
    A. 归脾汤　　　　　B. 逍遥散　　　　　C. 四物汤
    D. 当归补血汤　　　E. 以上均非

18. 当归补血汤中黄芪配当归的作用是（　　）。
    A. 益气生血　　　　B. 益气摄血　　　　C. 益气活血
    D. 益气通便　　　　E. 以上均非

19. 当归补血汤中黄芪与当归的用量比例是（　　）。
    A. 5:1　　　　　　B. 5:2　　　　　　C. 5:3
    D. 5:4　　　　　　E. 以上均非

20. 组成药物中含木香的方剂是（　　）。
    A. 补中益气汤　　　B. 参苓白术散　　　C. 加味香苏散
    D. 归脾汤　　　　　E. 蒿芩清胆汤

21. 患者心悸征忡，健忘失眠，体倦食少，面色萎黄，舌淡苔薄白，脉细弱，治宜选方（　　）。
    A. 归脾汤　　　　　B. 小建中汤　　　　C. 生脉散
    D. 逍遥散　　　　　E. 以上均非

22. 善治气血虚弱、胞胎失养所致胎动不安证的方剂是（　　）。
    A. 四物汤　　　　　B. 归脾汤　　　　　C. 泰山磐石散
    D. 当归补血汤　　　E. 八珍汤

23. 组成中含有四物汤药物的方剂是（　　）。
    A. 百合固金汤　　　B. 泰山磐石散　　　C. 归脾汤
    D. 逍遥散　　　　　E. 以上均非

24. 炙甘草汤中应用桂枝的作用是（　　）。
    A. 温经散寒　　　　B. 温阳化气　　　　C. 平冲降逆
    D. 温阳通脉　　　　E. 解肌发表

25. 炙甘草汤的君药是（　　）。
    A. 炙甘草　　　　　B. 桂枝　　　　　　C. 人参
    D. 生地黄　　　　　E. 麦冬

26. 四物汤组成药物中无（　　）。
    A. 熟地黄　　　　　B. 首乌　　　　　　C. 白芍

151

D. 川芎　　　　　　　　　E. 当归

27. 体现"壮水之主，以制阳光"理论的方剂是（　　）。

　　A. 百合固金汤　　　　　B. 二至丸　　　　　　C. 一贯煎

　　D. 六味地黄丸　　　　　E. 肾气丸

28. 六味地黄丸的方义，下列哪一项是错误的？（　　）

　　A. 熟地黄滋肾阴、益精髓　　　B. 山茱萸、山药滋肾阴、补肺气

　　C. 泽泻配熟地黄泻肾降泄　　　D. 丹皮配山茱萸以泻肝火

　　E. 茯苓配山药以益脾

29. 六味地黄丸组成药物中无（　　）。

　　A. 生地黄　　　　　　　B. 茯苓　　　　　　　C. 牡丹皮

　　D. 泽泻　　　　　　　　E. 山茱萸

30. 大补阴丸的功效是（　　）。

　　A. 滋阴敛肺　　　　　　B. 滋阴补肾　　　　　C. 滋阴降火

　　D. 滋阴疏肝　　　　　　E. 滋阴明目

31. 大补阴丸主治咳嗽咯血证是因（　　）。

　　A. 肝火上炎，灼伤肺络　　　B. 肺肾阴虚，虚火上炎

　　C. 真阴不足，相火妄动　　　D. 热蕴肺中，迫血妄行

　　E. 以上均非

32. 大补阴丸组成药物中无（　　）。

　　A. 熟地黄　　　　　　　B. 知母　　　　　　　C. 黄柏

　　D. 山茱萸　　　　　　　E. 龟板

33. 六味地黄丸中最能体现滋肾阴、泄肾火的药对是（　　）。

　　A. 山茱萸—牡丹皮　　　B. 山药—泽泻　　　　C. 山药—茯苓

　　D. 熟地黄—泽泻　　　　E. 熟地黄—牡丹皮

34. 患者胸脘胁痛，吞酸吐苦，咽干口燥，舌红少津，脉细弦，治宜选方
　　（　　）。

　　A. 四逆散　　　　　　　B. 逍遥散　　　　　　C. 一贯煎

　　D. 半夏泻心汤　　　　　E. 以上均非

35. 一贯煎体现的治法是（　　）。

　　A. 滋阴清胃法　　　　　B. 滋阴和营法　　　　C. 滋阴疏肝法

　　D. 养血疏肝法　　　　　E. 滋阴降火法

36. 主治肺肾阴虚、虚火上炎之咳嗽痰血证的方剂是（　　）。

　　A. 大补阴丸　　　　　　B. 百合固金汤　　　　C. 炙甘草汤

　　D. 六味地黄丸　　　　　E. 以上均非

37. 下列除哪一项外，均属炙甘草汤治证病机的各个方面？（　　）

　　A. 血少　　　　　　　　B. 阴亏　　　　　　　C. 阳弱

　　D. 气虚　　　　　　　　E. 瘀阻

38. 患者常感腰痛脚软，下半身冷感，少腹拘急，小便不利，舌淡胖，脉沉细，治

宜选方（　　）。
　A. 四逆汤　　　　　　B. 当归四逆汤　　　　C. 六味地黄丸
　D. 肾气丸　　　　　　E. 以上均非

39. 体现王冰所谓"益火之源，以消阴翳"理论的方剂是（　　）。
　A. 左归丸　　　　　　B. 六味地黄丸　　　　C. 地黄饮子
　D. 肾气丸　　　　　　E. 以上均非

40. 肾气丸中配用"六味地黄丸"的主要意义在于（　　）。
　A. 制约附子、桂枝之温燥　　　B. 治疗腰痛脚软之证
　C. 滋补肾阴，使阴生阳长　　　D. 滋补肾阳之不足
　E. 以上均非

41. 组成药物中含肉桂的方剂是（　　）。
　A. 肾气丸　　　　　　B. 地黄饮子　　　　　C. 炙甘草汤
　D. 小青龙汤　　　　　E. 以上均非

42. 善治久泻久痢证的方剂是（　　）。
　A. 补中益气汤　　　　B. 参苓白术散　　　　C. 理中丸
　D. 小建中汤　　　　　E. 以上均非

43. 归脾汤与四物汤均能养血补虚，但归脾汤的功效重在（　　）。
　A. 固冲摄血　　　　　B. 益气健脾　　　　　C. 养心安神
　D. 活血调经　　　　　E. 以上均非

44. 四物汤与逍遥散均能养血补肝，其中四物汤并能（　　）。
　A. 疏肝解郁　　　　　B. 益气健脾　　　　　C. 温经散寒
　D. 活血调经　　　　　E. 以上均非

45. 功善温补肾阳的方剂是（　　）。
　A. 地黄饮子　　　　　B. 阳和汤　　　　　　C. 肾气丸
　D. 左归丸　　　　　　E. 以上均非

46. 补益剂的分类中无（　　）。
　A. 阴阳并补　　　　　B. 回阳救逆　　　　　C. 气血双补
　D. 补阳　　　　　　　E. 补阴

47. 具有温补肾阳、填精补髓功效的方剂是（　　）。
　A. 左归丸　　　　　　B. 右归丸　　　　　　C. 肾气丸
　D. 地黄饮子　　　　　E. 以上均非

48. 参苓白术散与补中益气汤的共同药物是（　　）。
　A. 黄芪、人参　　　　B. 升麻、柴胡　　　　C. 人参、茯苓
　D. 白术、茯苓　　　　E. 人参、白术

49. 补中益气汤与黄龙汤的共同药物是（　　）。
　A. 人参、当归　　　　B. 枳实、厚朴　　　　C. 白术、陈皮
　D. 黄芪、炙甘草　　　E. 柴胡、升麻

50. 补中益气汤与玉屏风散的共同药物是（　　）。

A. 防风、白术   B. 升麻、当归   C. 白术、黄芪

D. 党参、黄芪   E. 陈皮、炙甘草

51. 以下哪一方剂组成中无黄芪?（ ）

  A. 当归补血汤   B. 归脾汤   C. 补阳还五汤

  D. 参苓白术散   E. 牡蛎散

52. 补气生血法的代表方是（ ）。

  A. 补中益气汤   B. 四物汤   C. 八珍汤

  D. 四君子汤   E. 当归补血汤

53. 益气养阴法的代表方是（ ）。

  A. 六味地黄丸   B. 生脉散   C. 归脾汤

  D. 清暑益气汤   E. 大补阴丸

54. 益气升阳法的代表方是（ ）。

  A. 升麻葛根汤   B. 补中益气汤   C. 玉屏风散

  D. 四君子汤   E. 参苓白术散

55. 以下哪一方剂组成中无茯苓?（ ）

  A. 真武汤   B. 补中益气汤   C. 异功散

  D. 独活寄生汤   E. 败毒散

56. 四物汤与归脾汤的共同药物是（ ）。

  A. 人参   B. 熟地黄   C. 当归

  D. 黄芪   E. 白术

57. 泰山磐石散组成中无（ ）。

  A. 当归   B. 杜仲   C. 黄芩

  D. 续断   E. 川芎

58. 泰山磐石散与参苓白术散的共同药物是（ ）。

  A. 白术、砂仁   B. 人参、黄芪   C. 淮山、薏苡仁

  D. 熟地黄、当归   E. 白芍、陈皮

59. 六味地黄丸与肾气丸的共同药物是（ ）。

  A. 泽泻、山茱萸   B. 熟地黄、山药   C. 桂枝、附子

  D. 牡丹皮、干地黄   E. 知母、茯苓

60. 左归丸与六味地黄丸的共同药物是（ ）。

  A. 山药、枸杞   B. 熟地黄、龟板   C. 山茱萸、熟地黄

  D. 枸杞、菟丝子   E. 泽泻、牡丹皮

61. 炙甘草汤与桂枝汤的共同药物是（ ）。

  A. 白芍、炙甘草   B. 人参、阿胶   C. 麦冬、大枣

  D. 桂枝、炙甘草   E. 麻仁、生地黄

62. 炙甘草汤与生脉散的共同药物是（ ）。

  A. 人参、麦冬   B. 五味子、麦冬   C. 桂枝、人参

  D. 炙甘草、人参   E. 阿胶、干地黄

63. 滋阴疏肝法的代表方是（　　）。
　　A. 柴胡疏肝散　　　　　B. 百合固金汤　　　　C. 一贯煎
　　D. 大补阴丸　　　　　　E. 逍遥散

64. 功善滋阴降火的方剂是（　　）。
　　A. 一贯煎　　　　　　　B. 大补阴丸　　　　　C. 六味地黄丸
　　D. 青蒿鳖甲汤　　　　　E. 左归丸

65. 功善滋肾补阳的方剂是（　　）。
　　A. 四逆汤　　　　　　　B. 四神丸　　　　　　C. 肾气丸
　　D. 地黄饮子　　　　　　E. 真武汤

66. 金水相生法的代表方是（　　）。
　　A. 一贯煎　　　　　　　B. 左归丸　　　　　　C. 地黄饮子
　　D. 生脉散　　　　　　　E. 百合固金汤

67. 百合固金汤与清营汤的共同药物是（　　）。
　　A. 麦冬、熟地黄　　　　B. 生地黄、玄参　　　C. 白芍、牡丹皮
　　D. 贝母、桔梗　　　　　E. 当归、丹参

68. 百合固金汤组成中无（　　）。
　　A. 知母　　　　　　　　B. 贝母　　　　　　　C. 麦冬
　　D. 当归　　　　　　　　E. 桔梗

69. 肾气丸与右归丸的共同药物是（　　）。
　　A. 泽泻、牡丹皮　　　　B. 桂枝、熟地黄　　　C. 山茱萸、附子
　　D. 山药、枸杞　　　　　E. 茯苓、当归

70. 地黄饮子组成中无（　　）。
　　A. 石斛　　　　　　　　B. 远志　　　　　　　C. 五味子
　　D. 泽泻　　　　　　　　E. 巴戟天

71. 地黄饮子与肾气丸的共同药物是（　　）。
　　A. 山茱萸、附子　　　　B. 茯苓、泽泻　　　　C. 桂枝、肉苁蓉
　　D. 巴戟天、山药　　　　E. 熟地黄、牡丹皮

72. 川楝子在一贯煎中的作用是（　　）。
　　A. 疏肝活血　　　　　　B. 疏肝理气　　　　　C. 清肝泄热
　　D. 解郁调经　　　　　　E. 滋阴疏肝

73. 黄芪在玉屏风散中的作用是（　　）。
　　A. 补气健脾　　　　　　B. 补气升阳　　　　　C. 补气生血
　　D. 补气摄血　　　　　　E. 固表止汗

74. 炙甘草在炙甘草汤中的作用是（　　）。
　　A. 缓急止痛　　　　　　B. 补益心气　　　　　C. 滋养心阴
　　D. 调和脾胃　　　　　　E. 缓和药性

75. 以下哪一方剂不同时具有干地黄、当归？（　　）
　　A. 龙胆泻肝汤　　　　　B. 一贯煎　　　　　　C. 百合固金汤

D. 归脾汤   E. 清胃散

76. 知母与黄柏在大补阴丸中的作用是（   ）。
    A. 滋阴补肾   B. 清热生津   C. 降泄虚火
    D. 清泄湿热   E. 以上均非

77. 组成中无知母的方剂是（   ）。
    A. 大补阴丸   B. 百合固金汤   C. 青蒿鳖甲汤
    D. 清暑益气汤   E. 白虎汤

78. 以下除哪一项外，组成中均含有六味地黄丸的药物（   ）。
    A. 知柏地黄丸   B. 都气丸   C. 杞菊地黄丸
    D. 麦味地黄丸   E. 大补阴丸

79. 地黄饮子与归脾汤的共同药物是（   ）。
    A. 五味子   B. 酸枣仁   C. 人参
    D. 龙眼肉   E. 远志

80. 左归丸与六味地黄丸的共同药物是（   ）。
    A. 山药、茯苓   B. 熟地黄、山茱萸   C. 牡丹皮、泽泻
    D. 枸杞、龟板胶   E. 以上均非

（二）多项选择题

1. 组成中含有当归的方剂是（   ）。
   A. 补中益气汤   B. 四物汤   C. 归脾汤
   D. 清胃散   E. 百合固金汤

2. 炙甘草汤的功效包括（   ）。
   A. 益气温阳   B. 活血祛瘀   C. 滋阴养血
   D. 复脉定悸   E. 化痰开窍

3. 补中益气汤主治（   ）。
   A. 脾胃气虚证   B. 脾虚夹湿证   C. 中气下陷证
   D. 气血两虚证   E. 气虚发热证

4. 归脾汤中配伍人参、黄芪等补气药的意义有（   ）。
   A. 益气升阳   B. 益气生血   C. 益气健脾
   D. 益气摄血   E. 益气行血

5. 炙甘草汤中桂枝配炙甘草的作用是（   ）。
   A. 辛甘化阳   B. 温壮心阳   C. 补益心气
   D. 温脾益气   E. 通利血脉

6. 左归丸的组成是由六味地黄丸去"三泻"药物，再加以下哪些药物而成？
   （   ）
   A. 龟板胶   B. 牛膝   C. 枸杞
   D. 鹿角胶   E. 菟丝子

7. 六味地黄丸"三阴"并补，其"三阴"是指（   ）。
   A. 心阴   B. 肝阴   C. 脾阴

D. 肾阴　　　　　　　　E. 肺阴

8. 六味地黄丸的主治证候包括（　　　）。
   A. 腰膝酸软，盗汗遗精　　　　B. 耳鸣耳聋，头目眩晕
   C. 眼睛干涩，视物不清　　　　D. 骨蒸潮热，手足心热
   E. 舌红少苔，脉细而数

9. 以生地黄为君药的方剂是（　　　）。
   A. 肾气丸　　　　　　B. 一贯煎　　　　　　C. 炙甘草汤
   D. 六味地黄丸　　　　E. 百合固金汤

10. 一贯煎组成药物中有（　　　）。
    A. 当归　　　　　　　B. 枸杞　　　　　　　C. 人参
    D. 麦冬　　　　　　　E. 川楝子

11. 组成药物中含有肉桂的方剂是（　　　）。
    A. 地黄饮子　　　　　B. 肾气丸　　　　　　C. 阳和汤
    D. 当归四逆汤　　　　E. 芍药汤

12. 地黄饮子的功效包括（　　　）。
    A. 滋补肾阴　　　　　B. 交通心肾　　　　　C. 温补肾阳
    D. 养心安神　　　　　E. 开窍化痰

13. 百合固金汤的君药是（　　　）。
    A. 百合　　　　　　　B. 生地黄　　　　　　C. 贝母
    D. 熟地黄　　　　　　E. 玄参

14. 组成药物中含有熟地黄的方剂是（　　　）。
    A. 肾气丸　　　　　　B. 阳和汤　　　　　　C. 四物汤
    D. 泰山磐石散　　　　E. 百合固金汤

15. 肾气丸中配伍附子、桂枝的作用是（　　　）。
    A. 温阳益火　　　　　B. 回阳救逆　　　　　C. 微微生火
    D. 温中祛寒　　　　　E. 鼓舞肾气

16. 归脾汤主治（　　　）。
    A. 心阴虚证　　　　　B. 心脾两虚证　　　　C. 脾不统血证
    D. 脾阳虚证　　　　　E. 心肾不足证

17. 肾气丸可用治（　　　）。
    A. 转胞　　　　　　　B. 水肿　　　　　　　C. 痰饮
    D. 消渴　　　　　　　E. 脚气

18. 肾气丸体现以下的哪些理论？（　　　）
    A. "善补阳者，必于阴中求阳"　　　B. "善补阴者，必于阳中求阴"
    C. "壮水之主，以制阳光"　　　　　D. "益火之源，以消阴翳"
    E. "骤补真阴，承制相火"

19. 组成中含有陈皮的方剂是（　　　）。
    A. 补中益气汤　　　　B. 归脾汤　　　　　　C. 仙方活命饮

    D.　止嗽散　　　　　　　　E.　六君子汤

20.　体现"甘温除热法"的方剂有（　　　）。

    A.　补中益气汤　　　　　B.　玉屏风散　　　　　　C.　小建中汤

    D.　桂枝汤　　　　　　　E.　当归补血汤

（全世建）

第七章 固 涩 剂

学习基本要求

（1）熟悉固涩剂的概念、适应范围、分类及应用注意事项。
（2）掌握方剂：真人养脏汤、四神丸、固冲汤。
（3）熟悉方剂：牡蛎散、九仙散、金锁固精丸、桑螵蛸散、缩泉丸。
（4）了解方剂：易黄汤。

重点难点提示

（1）要求掌握、熟悉的方剂的证治特点。
（2）要求掌握的方剂的组成原则（配伍关系）。
（3）固涩剂体现的治法——"涩可固脱"的含义。
（4）九仙散的配伍特点。
（5）四神丸中补骨脂与肉豆蔻、五味子与吴茱萸的关系及应用五味子的作用特点。
（6）何谓"五更泄"？何谓"补火生土"？
（7）水火不交与交通心肾的含义。
（8）缩泉丸中乌药与益智仁、益智仁与山药的配伍关系。
（9）固冲汤中药物配伍的关系。

固涩剂概说

知识点讲解

1. 概念

（1）组成：以收涩药为主。

（2）作用：收敛固涩——止汗、涩精、敛肺止咳、涩肠止泻、固崩止带等；属十剂中"涩可固脱"的涩剂。

（3）立法依据："散者收之"、"涩可固脱"。

（4）治证：气、血、精、津滑脱耗散之证。

2. 分类及适应证

（1）固表止汗：适用于体虚自汗证，或阴虚盗汗证。代表方：牡蛎散。

（2）敛肺止咳：适用于久咳肺虚、气阴耗伤而致之咳喘、自汗、脉虚数之证。代表方：九仙散。

（3）涩肠固脱：适用于脾肾虚寒之久泻久痢、滑脱不禁之证。代表方：四神丸、真人养脏汤。

（4）涩精止遗：适用于肾虚或心肾不交、遗精滑泄、尿频遗尿之证。代表方：金锁固精丸、桑螵蛸散、缩泉丸。

（5）固崩止带：适用于妇女血崩暴注及带下淋漓等证。代表方：固冲汤、易黄汤。

3. 使用注意

（1）固涩剂为正气内虚（本）、耗散滑脱（标）之证而设，在"急则治标"的指导下，还需根据气、血、精、津液耗散滑脱的不同程度，配伍相应补益药，使之标本兼顾。对元气大虚、亡阳欲脱之证，又非急用大剂参附固脱不可，非单用固涩所能奏效。

（2）固涩剂为正虚无邪者设。若由实邪所致的热病汗出、痰饮咳嗽、火扰遗泄、热痢初起、食滞泄泻、血热崩漏、湿热带下等，均非本类方剂所宜。

（3）气、血、精、津滑脱之证，常是因正气虚乏所致，故在用收涩药治标的同时，还应辨明病因，配伍相应的补益药，使之标本兼顾，以提高疗效。

重点难点分析

（1）证治机理：固涩剂为正气内虚，气、血、精、津液耗散滑脱而设。正虚为本，耗散滑脱为标，其治既要顾其本，又要治其标，然而标与本比较属标急之症，据"急则治标"的原则，在组方时应以收敛固涩药为主，速以止汗、敛肺、涩肠止泻、涩精止遗、固肾缩尿、固崩止带诸法，使气、血、精、津不致进一步耗散损失，佐以补虚之品以治其本，共达"标本兼顾，以治标为主"的目的。

（2）本类方以《内经》所说"散者收之"为立法依据："散者"指正气亏虚，气、血、精、津耗散，主要证候有：表虚汗出，肺虚久咳，肾虚遗泄，脾肾两虚之久泻久痢，冲任不固之崩漏、带下，等等。"收之"指收敛、固涩之意，即选用固表止汗、涩肠固脱、敛肺止咳、固肾缩尿、固冲止崩、健脾止带等治法治疗。

（3）本类方剂适用于体虚之耗散滑脱之证。凡实邪而致者，如暑热汗出、湿热泄泻、湿热带下、血热崩漏、湿浊尿频等，不宜用之；否则，使邪气内敛而不去，有如"闭门留寇"，发生他变。

第一节　固表止汗

牡蛎散 （《太平惠民和济局方》）

知识点讲解

【主治】自汗、盗汗证。

【证机分析】

气虚 ⎰ 卫外不固——自汗。
　　　⎱ 汗出过多，耗伤心气——心悸惊惕，短气烦倦，舌淡，脉细弱。
　　　⎰ 心阴不足，虚热内生——汗出，夜卧更甚（盗汗）。

辨证要点：汗出，心悸，短气，舌淡，脉细弱。

【病机】气虚卫外不固，兼心阳不潜藏。

【治法】益气固表，敛阴止汗。

【方解】

君：煅牡蛎——敛阴潜阳，固涩止汗。

臣：黄芪——益气，固表止汗。

佐：麻黄根——功专止汗。

　　小麦——养心阴，养心气，清热除烦。

配伍要点：小麦加牡蛎，收敛止汗，潜阳养心；黄芪加牡蛎，补气固表，收敛止汗，标本兼顾，以治标止汗为主。

配伍运用提要

（1）本方为卫气不固，心阴不守，心阳不潜之自汗、盗汗、心悸而设。

（2）类方比较：

方名	相同点	不同点
牡蛎散	均能益气固表止汗。用治气虚卫外不固之自汗证	长于敛阴潜阳，其收敛止汗之力较强。常用治诸虚不足、身常汗出的自汗证；更多用于体虚心阳不潜、营阴不守、心悸惊惕之盗汗证
玉屏风散		重在益气固表止汗，其补虚之力较大，常用治气虚卫外不固之自汗、面色白、舌淡、脉浮而虚之气虚自汗证，也治虚人易感风邪者

第二节　敛肺止咳

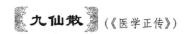 九仙散 （《医学正传》）

知识点讲解

【主治】久咳伤肺，气阴两虚证。

【证机分析】

久咳 { 肺气耗散——自汗，咳嗽不已，甚则气喘，脉虚数。
肺阴亏损——痰少而黏。

辨证要点：久咳不止，气喘自汗，脉虚数。

【病机】久咳以致肺气耗散，肺阴亏损。

【治法】敛肺止咳，益气养阴。

【方解】

　　君：罂粟壳——敛肺止咳。

　　臣：五味子、乌梅——敛肺止咳，加强君药之功效。

　　佐：人参——补益肺气。

　　　　阿胶——滋养肺阴。

　　　　款冬花——降气化痰，止咳平喘。

　　　　桑白皮、贝母——清热，化痰止咳。

　　使：桔梗——止咳化痰，载药上行入肺。

　　配伍要点：罂粟壳配乌梅、五味子相须为用，敛肺止咳力优；人参配阿胶，人参补肺气，阿胶养肺阴，气阴并补，共达补益肺虚而止咳喘。

配伍运用提要

　　（1）本方用治久咳而伤及肺之气阴者，属敛肺止咳之剂。凡有外邪而致的咳喘，非本方所宜。

　　（2）方中罂粟壳敛肺止咳力优，但为有毒之品，用量宜每次 6～9 g，中病即止，不宜久用。

第三节　涩肠固脱

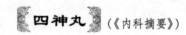 四神丸 （《内科摘要》）

知识点讲解

　　【主治】脾肾阳虚之肾泄证。

　　【证机分析】

脾肾虚寒
　　｛肠失固摄，五更阴盛——五更泄泻，舌淡，脉沉迟无力。
　　｛阴寒凝聚——腹痛肢冷。
　　｛脾失健运——不思饮食，食不消化。

　　辨证要点：五更泄泻，不思饮食，食不消化，腹痛肢冷，神疲乏力，舌淡，脉沉迟无力。

　　【病机】肾阳虚衰，不温脾土，以致脾肾两虚，肠道不固。

　　【治法】温肾暖脾，涩肠止泻。

　　【方解】

　　君：补骨脂——补肾壮阳，温脾止泻（补命门之火以温养脾土，体现"补火生土"之法）。

　　臣：肉豆蔻——温脾暖肾，涩肠止泻。

　　　　*补骨脂、肉豆蔻相配，温肾暖脾、涩肠止泻之力彰。

　　佐：吴茱萸——辛苦大热，温肝暖脾肾以散阴寒。

五味子——酸温，固肾益气，涩肠止泻。

使：生姜——温胃散寒。

大枣——补益脾胃，与生姜配伍调和脾胃。

配伍要点：补骨脂与肉豆蔻相配，温补与固涩合用，温脾暖肾而以补命门之火为主，以达补火生土；五味子与吴茱萸重在温脾而收敛，配温肾收敛之补骨脂，脾肾并治，补火生土，共治肾泄。

配伍运用提要

（1）方名"四神"是方中四药功效神速之意：本方实由《本事方》二神丸（肉豆蔻、补骨脂）与五味子散（五味子、吴茱萸）组合而成，一者温补脾肾，涩肠止泻；二者温中涩肠，两方合用治脾肾虚寒之泄泻，则温补固涩之力更强。

（2）补火生土法：指温壮、补益命门之火，以温养成脾土的治法，用以治疗命门火衰，不能上暖脾土，脾失健运之五更泄泻、不思饮食、食不消化之证。代表方如四神丸。

（3）类方比较：

方名	相同点	不同点
四神丸	均能温肾暖脾，涩肠止泻。用于脾肾虚寒之不思饮食、神疲乏力、腹冷痛、泄泻等证者	重在温命门火，重用补骨脂补火生土，以温肾为主，兼以暖脾涩肠。用治命门火衰、火不生土、脾肾虚寒所致之五更肾泄证
真人养脏汤		重在温中补虚，重用罂粟壳，涩肠止泻之力大。主治脾肾虚寒，而以脾虚为主的泻痢日久、滑脱不禁证

真人养脏汤 （《太平惠民和济局方》）

知识点讲解

【主治】久泻久痢。

【证机分析】

脾肾虚寒 ｛ 固摄无权——泻痢无度，滑脱不禁，甚至脱肛坠下。
　　　　　 脾虚——食少神疲。
　　　　　 清气下陷，脐腹失温养——脐腹疼痛，喜温喜按，舌淡苔白，脉迟。

辨证要点：泻痢滑脱不禁，腹痛，食少神疲，舌淡苔白，脉迟细。

【病机】脾肾虚寒，固摄无权。

【治法】涩肠固脱，温补脾肾。

【方解】

君：罂粟壳——味酸涩，善于涩肠止泻。

臣：肉豆蔻、诃子——温中暖脾，涩肠止泻。

佐：人参、白术——益气健脾。

当归、白芍——养血和血，治痢止痛。

肉桂——温脾暖肾，祛寒止痛。

木香——理气醒脾，补而不滞。

使：炙甘草——合人参、白术补中益气，合白芍缓急止疼，调和诸药。

*诸药相合，功善涩肠止泻，温中补虚，气血双补，脾肾并调，补涩而不壅气，养已伤之脏气，故"养脏"名之。

配伍要点：补肾温脾药（人参、白术、肉桂）与涩肠止泻药（罂粟壳、肉豆蔻、诃子）并用，标本兼顾，以止泻治标为主；当归、白芍配木香，既可补虚调血，又能行气止痛，共调气血以治腹痛下痢。

配伍运用提要

酸可以收敛，故用白芍；涩可以固脱，故用罂粟壳、诃子；甘可以补虚，故用人参、白术、当归、炙甘草；温可以养脏，故用肉桂、豆蔻、木香。酸涩温补并用，用治脾肾虚寒，泻痢滑脱之证，甚为合拍。若由实邪所致之泻痢，切忌误投。

第四节　涩精止遗

金锁固精丸 （《医方集解》）

知识点讲解

【主治】肾虚不固之遗精。

【证机分析】

肾虚 { 精关不固——遗精滑泄，舌淡，脉细弱。
腰失所养——腰膝酸痛。
不能上养清窍——神疲乏力，耳鸣。

辨证要点：遗精滑泄，腰痛耳鸣，舌淡苔白，脉细弱。

【病机】肾虚精关不固。

【治法】补肾涩精。

【方解】

君：沙苑子——补肾固精。

臣：芡实、莲子——益肾固精。

佐：龙骨、牡蛎——固精止遗。

莲须——收敛固精。

配伍要点：本方集中六味固肾涩精药物于一方，以涩精止遗为主，补肾益精为辅，标本兼顾，以治标为主。

配伍运用提要

（1）本方主治肾虚、精关不固、腰失所养之证，也可用治肾虚不摄之尿频、遗尿。凡心火旺、肝火盛，内扰精囊之遗精者，则不宜使用。

（2）本方既能补肾，又能固精，实为标本兼顾，以治标为主的良方。因其固精关，专为肾虚遗精而设，故美其名曰"金锁固精"。

桑螵蛸散 （《本草衍义》）

知识点讲解

【主治】心肾两虚证。

【证机分析】

心肾两虚 {
膀胱失约——小便频数，或遗尿，或尿如米泔水；舌淡苔白，脉细弱。
精关不固——遗精。
心神失养——心神恍惚，健忘。
}

辨证要点：尿频或遗尿，遗精，心神恍惚，舌淡苔白，脉细弱。

【病机】心肾两虚，水火不交，精关不固。

【治法】调补心肾，涩精止遗。

【方解】

君：桑螵蛸——补肾固精止遗。

臣：龙骨——敛心神而涩精气。

　　龟甲——益阴气而补心肾。

　＊桑螵蛸得龙骨则固涩止遗力优；桑螵蛸配龟甲则补肾固涩、潜阳安神。

佐：人参、茯神——补心气，宁心安神。

　　石菖蒲、远志——开心窍，安神定志，交通心肾。

　＊人参、茯神、石菖蒲、远志四药以调心安神为主，与君药相配以交通心肾。

　　当归——补心血，与人参合用，以达气血双补。

配伍要点：桑螵蛸配龙骨、龟甲，补肾固涩，涩精止遗，又可潜阳安神，有助于交通心肾；人参配茯神、菖蒲、远志，以人参益气宁神，茯神宁心安神，菖蒲、远志通心安神，共调心神，配伍补肾之品，可使水火相交，心肾交通。

配伍运用提要

（1）水火不交也称心肾不交：心主火、肾主水，肾水上济于心，心火下潜于肾，称为水火相济，心肾相交。心肾两虚，水火不能相济，故称水火不交。本方有沟通心肾之气，协调心肾而水火互济之功，故称"交通心肾"。

（2）类方比较：

方名	相同点	不同点
桑螵蛸散	均有涩精止遗、补肾固精之功。用治肾虚精关不固之遗精滑泄之证	重在调补心肾，交通水火，补益气血，滋阴潜阳。用治心肾两虚之尿频或遗尿、滑精等证
金锁固精丸		重在固肾涩精止遗。用治肾虚精关不固之遗精滑泄、腰酸耳鸣、神疲乏力、舌淡脉细弱等证

缩泉丸 （《妇人良方》）

知识点讲解

【主治】膀胱虚寒证。

【证机分析】肾气不足，膀胱虚寒，不能约束水液——小便频数，或遗尿不止，舌淡，脉沉弱。

辨证要点：尿频，遗尿，舌淡，脉沉弱。

【病机】下元虚寒，膀胱失约。

【治法】温肾祛寒，缩尿止遗。

【方解】

君：益智仁——温补脾肾，固涩缩尿。

臣：乌药——温肾散寒以缩尿。

　＊君臣温涩并用，固肾缩尿力更优。

佐使：山药——健脾补肾，固涩精气。

配伍要点：益智仁配乌药。

第五节　固崩止带

固冲汤 （《医学衷中参西录》）

知识点讲解

【主治】脾虚气弱、冲脉不固之崩漏证。

【证机分析】

脾气虚弱 ⎰统摄无权，冲脉不固——血崩或月经过多，色淡质稀。
　　　　　⎱气血生化不足——心悸气短，舌淡，脉微弱。
　　　　　⎱兼肝肾不足——腰膝酸软。

辨证要点：血崩或月经过多，色淡质稀，腰膝酸软，舌淡，脉微弱。

【病机】脾气虚弱，兼肝肾亏虚，冲脉不固。

【治法】益气健脾，固冲摄血。

【方解】

君：白术、黄芪——补气健脾，以复统摄之权。

臣：山茱萸、白芍——补益肝肾，养血敛阴。

佐：煅龙骨、煅牡蛎、棕榈炭、五倍子——收敛止血。

海螵蛸——收涩止血并能化瘀。

茜草——合海螵蛸化瘀止血，以达止血以治其标，共奏固崩止血之效。

配伍要点：健脾益气药（黄芪、白术）与补肾固冲药（山茱萸、白芍）合用，脾肾同调，既可健脾以摄血，又可固冲以止血；止血药（棕榈炭、五倍子、海螵蛸、茜草）与收涩药（煅龙骨、煅牡蛎）共用，止血力优，且止血中有化瘀之功，使血止而无留瘀之弊。

配伍运用提要

（1）本方集补气摄血、养血敛阴、收敛止血、化瘀止血于一炉，善治气虚冲脉不固之血崩证。若兼见肢冷汗出、脉微欲绝者，为阳脱之危象，需加重黄芪用量，并合参附汤以益气回阳固脱。

（2）类方比较：

方名	相同点	不同点
固冲汤	两方均重用补气药，意在补气健脾，以复统摄之权，用治脾气虚、气不摄血之崩漏、月经过多、舌淡脉细弱等证	在补气健脾摄血之外，更配以固冲养血之山茱萸、白芍，收敛止血之煅龙骨、煅牡蛎、棕榈炭、五倍子，祛瘀止血之海螵蛸、茜草、补气固冲以治其本，收涩化瘀止血以治其标，以奏固崩止血之功。用治脾气虚弱、冲脉不固之血崩、月经过多证，伴见量多色淡质清稀、心悸、眩晕、舌淡脉细弱等证者
归脾汤		重在补气健脾摄血之外，更配以养血安神之品，以达心脾同治，气血并补，但重用补气，意在生血，以复其生血统血之职。用治心脾气血两虚之心悸怔忡、健忘失眠、体倦食少、及脾不统血之便血、崩漏等证

易黄汤 （《傅青主女科》）

知识点讲解

【主治】湿热带下。

【证机分析】

肾虚有热 {热邪内蕴——带下色黄，舌红苔黄腻。
气不化津，湿浊下注——带下色黄，其气腥秽。

辨证要点：带下色黄，其气腥秽，舌红苔黄腻。

【病机】肾虚有热，湿热下注。

【治法】补肾清热，祛湿止带。

【方解】

君：炒山药、炒芡实——补脾益肾，固涩止带。

臣：白果——收涩止带，兼除湿浊。

佐：黄柏——苦寒，清热燥湿。

车前子——甘寒，清热利湿。

*黄柏、车前子合用，使湿热去而带下止。

配伍要点：本方重在补涩，选用炒山药、炒芡实、白果三药，辅以清利，而佐用黄柏、车前子，使肾虚得复，热去湿祛，带下自愈。

配伍运用提要

本方为治肾虚湿热带下之方。傅青主说："夫黄带乃任脉之湿热也。"肾与任脉相通，肾虚有热，气不化津，津液仅化为湿，下注前阴，即为带下。本方所治之带下，虽与肾虚有关，但重在清湿热以止带。

固涩剂综合试题

一、填空题

1. 固涩剂分为_____、_____、_____、_____、_____等五类。

2. 罂粟壳的常用量是_____；十枣汤中三味主药药末的常用量是_____。

3. 四神丸中的"四神"是指_____、_____、_____、_____四味药。

4. 九仙散和真人养脏汤均以_____为君药，其在二方中的作用分别是_____、_____。

5. 真人养脏汤的君药是_____；四神丸的君药是_____；固冲汤的君药是_____。

6. 桑螵蛸散的功效是_____、_____。

7. 固冲汤中具有酸涩、收敛作用的药物有_____、_____、_____、____、_____。

8. 牡蛎散的功效是_____；主治_____。

二、名词术语解释

1. 涩可固脱　　2. 交通心肾　　3. 肾泄　　4. 补火生土

5. 益气固冲　　6. 固肾缩尿

三、默写方剂歌诀

1. 真人养脏汤　　2. 桑螵蛸散　　3. 固冲汤

4. 四神丸　　　5. 金锁固精丸

四、病例分析

要求：分析下列病例，作出中医证的辨证诊断，并拟定治法、处方（包括方名、药物以及剂量、药物的特殊用法）。

1. 患者女性，48 岁。主诉：经行量多，漏下约 10 余天。患者近半年来，经行不定期，每次经行时，量多如崩，经色暗淡，继则淋漓不尽，或一月二行。10 天前来经，初经血暗淡，暴下量多，伴头晕心悸，面色萎白，体倦神疲，胃纳减少，腰膝酸软，舌淡红，脉微弱。西医初诊为更年期功能性子宫出血。前两次来经不止，均以刮宫为治，因病者害怕手术而转中医诊治。

2. 张××，男，53 岁。主诉：大便溏泄年余。患者腹泻 1 年余，每清晨即大便稀溏，泄后如常人。平素饮食生冷或稍不慎，即发腹泻。平素畏寒怕冷，倦怠乏力，食少不易消化吸收，舌淡苔白，脉沉迟无力。

五、简答题

1. 何谓固涩剂？固涩剂与补益剂有何异同？
2. 使用固涩剂时应注意什么？
3. 牡蛎散与玉屏风散均可用治自汗证，如何区别使用？
4. 真人养脏汤的配伍特点是什么？
5. 金锁固精丸与桑螵蛸散均可用治遗精滑泄之证，如何区别使用？
6. 简述牡蛎散中牡蛎配黄芪、四神丸中补骨脂与肉豆蔻的配伍意义。

六、论述题

1. 试述真人养脏汤的组成原则。
2. 试述四神丸的组成原则。
3. 试述固冲汤的组成原则。
4. 比较真人养脏汤与四神丸的功效、主治有何异同。
5. 固冲汤、归脾汤均可用治崩漏，如何区别选用？

七、选择题

（一）单项选择题

1. 真人养脏汤的药物组成中无（　　　）。
   A. 干姜　　　　　　　　B. 肉桂　　　　　　　　C. 人参
   D. 肉豆蔻　　　　　　　E. 罂粟壳

2. 四神丸的药物组成中无（　　　）。
   A. 补骨脂　　　　　　　B. 五味子　　　　　　　C. 肉豆蔻
   D. 山茱萸　　　　　　　E. 大枣

3. 固冲汤的药物组成中无（　　　）。
   A. 人参　　　　　　　　B. 白术　　　　　　　　C. 黄芪
   D. 山茱萸　　　　　　　E. 白芍

4. 真人养脏汤治证的病机是（　　　）。
   A. 脾虚气虚　　　　　　B. 脾阳虚　　　　　　　C. 肾阳虚

D. 中阳虚陷　　　　　　　　E. 以上均非

5. 四神丸治证的病机是（　　）。

　　A. 脾气虚　　　　　B. 脾阳虚　　　　　C. 肾阳虚

　　D. 脾肾阳虚　　　　E. 胃阳虚

6. 固冲汤治证的病机是（　　）。

　　A. 脾气虚弱，冲脉不固　　　　B. 脾阳虚不摄血

　　C. 胞宫虚寒，瘀血内阻　　　　D. 营血虚滞

　　E. 肾阳虚，冲脉不固

7. 金锁固精丸的药物组成中无（　　）。

　　A. 龙骨　　　　　　B. 牡蛎　　　　　　C. 芡实

　　D. 白蒺藜　　　　　E. 莲须

8. 桑螵蛸散的药物组成中无（　　）。

　　A. 人参　　　　　　B. 当归　　　　　　C. 牡蛎

　　D. 石菖蒲　　　　　E. 远志

9. 牡蛎散与玉屏风散共有的药物是（　　）。

　　A. 牡蛎　　　　　　B. 黄芪　　　　　　C. 麻黄根

　　D. 白术　　　　　　E. 防风

10. 金锁固精丸与桑螵蛸散共有的药物是（　　）。

　　A. 人参　　　　　　B. 五味子　　　　　C. 龙骨

　　D. 牡蛎　　　　　　E. 芡实

11. 牡蛎散的药物组成中无（　　）。

　　A. 黄芪　　　　　　B. 白术　　　　　　C. 牡蛎

　　D. 麻黄根　　　　　E. 小麦

12. 九仙散的药物组成中无（　　）。

　　A. 人参　　　　　　B. 麦冬　　　　　　C. 五味子

　　D. 乌梅　　　　　　E. 贝母

13. 组成药物中有罂粟壳的方剂是（　　）。

　　A. 桑螵蛸散　　　　B. 四神丸　　　　　C. 真人养脏汤

　　D. 固冲汤　　　　　E. 缩泉丸

14. 组成药物中有木香的方剂是（　　）。

　　A. 金锁固精丸　　　B. 缩泉丸　　　　　C. 真人养脏汤

　　D. 四神丸　　　　　E. 九仙散

15. 组成药物中有山茱萸的方剂是（　　）。

　　A. 真人养脏汤　　　B. 固冲汤　　　　　C. 金锁固精丸

　　D. 桑螵蛸散　　　　E. 九仙散

16. 组成药物中有吴茱萸的方剂是（　　）。

　　A. 金锁固精丸　　　B. 四神丸　　　　　C. 桑螵蛸散

　　D. 固冲汤　　　　　E. 牡蛎散

17. 药物组成中有海螵蛸的方剂是（ ）。
    A. 桑螵蛸散　　　　　　B. 真人养脏汤　　　　　C. 四神丸
    D. 固冲汤　　　　　　　E. 缩泉丸

18. 组成药物中无龙骨的方剂是（ ）。
    A. 金锁固精丸　　　　　B. 固冲汤　　　　　　　C. 桑螵蛸散
    D. 真人养脏汤　　　　　E. 镇肝熄风汤

19. 组成药物中无五味子的方剂是（ ）。
    A. 九仙散　　　　　　　B. 四神丸　　　　　　　C. 生脉散
    D. 固冲汤　　　　　　　E. 地黄饮子

20. 真人养脏汤与桑螵蛸散共有的药物是（ ）。
    A. 罂粟壳　　　　　　　B. 当归　　　　　　　　C. 木香
    D. 白术　　　　　　　　E. 龙骨

21. 真人养脏汤与四神丸共有的药物是（ ）。
    A. 补骨脂　　　　　　　B. 肉豆蔻　　　　　　　C. 五味子
    D. 人参　　　　　　　　E. 当归

22. 组成药物中同时含有山茱萸、白芍的方剂是（ ）。
    A. 真人养脏汤　　　　　B. 金锁固精丸　　　　　C. 桑螵蛸散
    D. 固冲汤　　　　　　　E. 四神丸

23. 真人养脏汤的功用是（ ）。
    A. 温中祛寒，补益脾胃　　　　B. 温中补虚，缓急止痛
    C. 涩肠止泻，温中补虚　　　　D. 温肾暖脾，固肠止泻
    E. 温肝暖胃，降逆止呕

24. 具有温肾暖脾、固肠止泻的方剂是（ ）。
    A. 真人养脏汤　　　　　B. 理中汤　　　　　　　C. 小建中汤
    D. 四神丸　　　　　　　E. 吴茱萸汤

25. 具有益气健脾，固冲摄血，用治崩漏的方剂是（ ）。
    A. 归脾汤　　　　　　　B. 补中益气汤　　　　　C. 固冲汤
    D. 黄土汤　　　　　　　E. 理中汤

26. 脾肾虚寒、火不生土之五更肾泄之证，治宜选方（ ）。
    A. 四神丸　　　　　　　B. 真人养脏汤　　　　　C. 桑螵蛸散
    D. 理中丸　　　　　　　E. 桃花汤

27. 补火生土法的代表方是（ ）。
    A. 真人养脏汤　　　　　B. 四神丸　　　　　　　C. 理中丸
    D. 黄土汤　　　　　　　E. 补中益气汤

28. 脾气虚弱，冲脉不固之崩漏证，治宜选方（ ）。
    A. 归脾汤　　　　　　　B. 补中益气汤　　　　　C. 固冲汤
    D. 黄土汤　　　　　　　E. 理中汤

29. "交通心肾"法的代表方是（ ）。

A. 归脾汤   B. 真人养脏汤   C. 四神丸

D. 桑螵蛸散   E. 生脉散

30. 四神丸与真人养脏汤的共同药物是（   ）。

     A. 五味子   B. 肉豆蔻   C. 白术

     D. 吴茱萸   E. 肉桂

31. 真人养脏汤与参苓白术散的共同药物是（   ）。

     A. 淮山、茯苓   B. 当归、白芍   C. 木香、炙甘草

     D. 人参、白术   E. 砂仁、薏苡仁

32. 固冲汤与归脾汤的共同药物是（   ）。

     A. 龙骨、牡蛎   B. 白芍、当归   C. 人参、茯苓

     D. 酸枣仁、龙眼肉   E. 白术、黄芪

33. 下列哪一方剂，不宜用治妇人崩漏？（   ）

     A. 固冲汤   B. 黄土汤   C. 归脾汤

     D. 温经汤   E. 四物汤

34. 脾肾虚寒，久泻久痢者，治宜选方（   ）。

     A. 四君子汤   B. 真人养脏汤   C. 白头翁汤

     D. 参苓白术散   E. 芍药汤

35. 症见血崩量多、血色紫黑黏稠、手足心热、腰膝酸软、舌红、脉弦数，治宜选方（   ）。

     A. 归脾汤   B. 固冲汤   C. 固经汤

     D. 大补阴丸   E. 温经汤

（二）多项选择题

1. 组成药物中含有龙骨、牡蛎的方剂是（   ）。

     A. 牡蛎散   B. 金锁固精丸   C. 桑螵蛸散

     D. 固冲汤   E. 镇肝熄风汤

2. 具有"交通心肾"功用的方剂是（   ）。

     A. 地黄饮子   B. 天王补心丹   C. 桑螵蛸散

     D. 生脉散   E. 归脾汤

3. 组成药物中同时含有白术、黄芪的方剂是（   ）。

     A. 归脾汤   B. 补中益气汤   C. 固冲汤

     D. 八珍汤   E. 真人养脏汤

4. 功能"补脾摄血"而用治崩漏证的方剂是（   ）。

     A. 固冲汤   B. 归脾汤   C. 补中益气汤

     D. 黄土汤   E. 生化汤

5. 固冲汤是由哪几方面药物组成的？（   ）

     A. 补脾摄血   B. 养血敛阴   C. 收涩止血

     D. 化瘀止血   E. 温经止血

6. 固涩剂适用于（   ）。

A. 表虚自汗   B. 五更泻   C. 肾虚遗泄

D. 湿热泄泻   E. 肺寒咳喘

7. 固冲汤主治证的病机是（   ）。

A. 阴虚血热   B. 脾气虚弱   C. 肝肾阴虚

D. 冲脉不固   E. 热盛迫血

8. 真人养脏汤中具有涩肠止泻的药是（   ）。

A. 肉桂   B. 白芍   C. 肉豆蔻

D. 罂粟壳   E. 白术

9. 主治中涉及泻利的方剂有（   ）。

A. 补中益气汤   B. 理中丸   C. 四神丸

D. 真人养脏汤   E. 九仙散

10. 完带汤主治病证的病机包括（   ）。

A. 肝气郁结   B. 中气下陷   C. 脾气虚弱

D. 湿浊下注   E. 冲脉不固

（于洋）

第八章 安 神 剂

学习基本要求

（1）熟悉安神剂的概念、适应范围、分类及应用注意事项。
（2）掌握方剂：朱砂安神丸、天王补心丹。
（3）熟悉方剂：酸枣仁汤。
（4）了解方剂：甘麦大枣汤、磁朱丸。

重点难点提示

（1）要求掌握、熟悉的方剂的证治特点。
（2）要求掌握的方剂的组成原则（配伍关系）。
（3）朱砂安神丸中朱砂配伍黄连的作用特点。
（4）天王补心丹的配伍特点。方中应用五味子有何作用？
（5）酸枣仁汤中酸枣仁配川芎的作用特点。

安神剂概说

知识点讲解

1. 概念
（1）组成：以重镇安神药，或滋养安神药为主。
（2）作用：安神定志。
（3）立法依据："惊者平之"、"虚者补之"。
（4）治证：神志不安证。

2. 分类与适应证
（1）重镇安神：适用于心阳偏亢、心火偏盛、心神不安之证。代表方：朱砂安神丸。
（2）补养安神：适用于阴血不足、心肝失养、心神不安之证。代表方：天王补心丹、酸枣仁汤、甘麦大枣汤。

3. 使用注意
（1）重镇安神类方剂多由金石类、贝壳类药物组成，质重碍胃，故不宜久服。或兼脾胃虚弱者，应配合健脾和胃之品。
（2）神志不安之证，多为虚实夹杂，故治疗上常以重镇与滋养相互配伍而用。

（3）安神剂宜在睡前 1～2 小时服用。

重点难点分析

（1）本类方剂的适应证。安神剂所治疗的神志不安证主要由心、肝、肾三脏之阴阳盛衰，或其相互关系失调所致。此神志不安的基本病机为外受惊恐，肝郁化火，内扰心神；或为阴血不足，心神失养。然火盛每致阴伤，阴虚易致阳亢，所以病机变化又多虚实夹杂，互为因果。神志不安属于实证的主要表现为惊狂善怒、烦躁不安；属于虚证的主要表现为心悸健忘、虚烦失眠等。

（2）重镇安神：是治疗神志不安证的一种治法。主要针对心火亢盛，阴血不足所致的心神烦乱、失眠、惊悸、怔忡、癫痫等证，常用重镇安神药为主治疗。代表方是朱砂安神丸。

（3）补养安神：是治疗神志不安证的一种治法。它主要是用来治疗心肝失养所致的虚烦不眠、心悸怔忡、健忘多梦等，常以补养安神药为主组方治疗，此法为补养安神。代表方为天王补心丹。

第一节 重 镇 安 神

朱砂安神丸 （《医学发明》）

知识点讲解

【主治】心火偏亢、灼伤阴血之证。

【证机分析】

心火偏亢 { 心火上炎，心神受扰——心烦神乱，舌红，脉数。

阴血受灼，心失所养——怔忡惊悸，失眠多梦，脉数而细。

辨证要点：心烦神乱，惊悸失眠，舌红，脉细数。

【病机】心火偏亢，阴血受灼，心神失养。

【治法】镇心安神，泻火养阴。

【方解】

君：朱砂——镇惊悸，清心火而安心神

臣：黄连——清心火而除烦。

＊朱砂、黄连相配，清心以除烦，重镇以安神，共奏清心镇惊安神之功。

佐：当归、生地黄——滋阴养血，以补被灼伤之阴血。

使：炙甘草——和中，调和诸药。

配伍要点：朱砂配黄连。

配伍运用提要

（1）证治机理。本方证是由五志过极，心火偏盛，耗伤阴血，心神被扰所致。心火偏盛，心神被扰，故见心神烦乱，惊悸失眠；心火偏盛，灼伤阴血，故见舌红，脉细数。总之，主因是心火亢盛，因此，治宜镇心安神，清心泻火。

（2）使用注意。方中朱砂含硫化汞，汤剂用量一般为 1 g，研末冲服，不宜久服，以防引起汞中毒。

第二节　补养安神

天王补心丹 （《摄生秘剖》）

知识点讲解

【主治】阴亏内热，心神不宁证。

【证机分析】

心血不足，心失所养——心悸失眠，神疲，健忘。

阴虚血少，虚火内扰——手足心热，虚烦，梦遗。

心火上炎——口舌生疮。

阴虚内热——舌红少苔，脉细数。

辨证要点：心悸失眠，手足心热，舌红少苔，脉细数。

【病机】心肾阴亏，虚热内扰。

【治法】补心安神，滋阴清热。

【方解】

君：生地黄——滋阴养血，凉血清心。

臣：天冬、麦冬——滋阴液，补心肾而清虚热。

　　酸枣仁、柏子仁——养血补心安神。

佐：人参——补气以生血，宁心益智。

　　五味子——敛阴而安心神，益气生津。

　　远志、茯苓——安神定志，交通心肾。

　　玄参——滋阴降火。

　　当归、丹参——补血养心而除烦。

　　朱砂——镇心安神。

使：桔梗——载药上行，使药力上达入心胸。

配伍要点：五味子、桔梗在方中的作用特点；方中含有生脉散、增液汤的药物。

配伍运用提要

（1）配伍特点。一补阴血治其本，一清虚热治其标，标本兼治，使心血得养，心神安定。

（2）类方比较：

176

方名	相同点	不同点
天王补心丹	均可安神定志，兼养血清热。用治阴血不足，心神不安之心悸失眠、多梦等证	重用生地，配以"二冬"、枣仁等以滋养肾阴，补养心血，是心肾并调之剂，其滋阴养血力优，使阴血得补，虚火自降而心神可安。常用治心肾两虚，阴虚血少，虚火内扰之虚烦失眠、潮热、心悸、健忘等虚证。属"滋养安神"之剂
朱砂安神丸		以朱砂配黄连为主，既可重镇安神，又可清心降火，重在清实火而安心神。用治心火亢盛，灼伤阴血之心胸烦热、惊悸失眠等实证。属"重镇安神"之剂

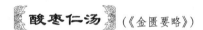

酸枣仁汤 （《金匮要略》）

知识点讲解

【主治】肝血不足，虚热扰神证。

【证机分析】

肝血不足 { 心失所养——心悸失眠。
虚火内扰——虚烦不安，头目眩晕，咽干口燥，舌红，脉细数。

辨证要点：虚烦不眠，头目眩晕，舌红，脉弦细。

【病机】肝血不足，阴虚内热，虚火内扰。

【治法】养血安神，清热除烦。

【方解】

君：酸枣仁——养血补肝，宁心安神。

臣：知母——滋阴清热，除烦。

茯苓——宁心安神。

佐：川芎——调畅气机，疏达肝气。

*酸枣仁、川芎相配，酸收辛散并用，相反相成，具有养血调肝之用。

使：甘草——和中缓急，调药。

配伍要点：酸枣仁配川芎。

配伍运用提要

（1）酸枣仁与川芎的配伍意义。虚烦不得眠之虚烦是因肝阴不足、虚热内生所致，失眠亦关系到肝气失调，故川芎之用取其调畅肝气之效，与酸枣仁相配，酸收辛散并用，相反相成，具养血调肝之妙。

（2）类方比较：

方名	相同点	不同点
酸枣仁汤	均能养心血，安心神。用治阴血不足，心失所养之心悸、失眠、虚烦多梦等证	重用酸枣仁入肝养血安神，配以川芎调气疏肝，功专养肝血，疏肝气而安神志，兼能清内热而除虚烦。用治肝血不足、虚烦不眠，伴头目眩晕、脉细弱等证。属心肝并调之剂
天王补心丹		重用生地等入肾以滋阴养血，功专滋肾养心，养血安神，兼能降火，交通心肾。用治心肾两虚，阴血不足，虚火内扰之心神不安、虚烦失眠、五心烦热、口舌生疮等证。属心肾并调之剂

甘麦大枣汤 （《金匮要略》）

知识点讲解

【主治】心阴受损、肝气失和之脏躁。

【证机分析】

心阴不足，心失所养——精神恍惚，睡眠不安，心中烦乱，舌淡红苔少，脉细微数；

肝气失和，疏泄失常——悲伤欲哭，不能自主，或言行妄为，呵欠频作。

辨证要点：精神恍惚，悲伤欲哭。

【病机】忧思过度，心阴受损，肝气不和。

【治法】养血安神，和中缓急。

【方解】

君：小麦——养肝补心，除烦安神。

臣：甘草——和中缓急。

佐：大枣——益气和中，润燥缓急。

  ＊三药合用，养心安神，和中缓急。

配伍运用提要

脏躁形成的机理：脏躁一证是指五脏功能失调所致。主要与肝、脾、心三脏关系密切。肝气失调、脾气亏损导致心经气阴不足，心失所养，则精神恍惚，睡眠不安，心中烦乱；肝气失和，疏泄失常，则悲伤欲哭，不能自主，或言行妄为。

安神剂综合试题

一、填空题

1. 天王补心丹组成药物中的"三参"指_____、_____、_____
____。

2. 天王补心丹中应用五味子的作用是＿＿＿＿＿＿＿＿＿＿＿＿＿＿＿＿＿。

3. 安神剂分为＿＿＿＿＿＿＿＿＿和＿＿＿＿＿＿＿＿＿＿两类方剂。

4. 朱砂安神丸中朱砂配黄连的作用是＿＿＿＿＿＿、＿＿＿＿＿＿、＿＿＿＿＿＿。

5. 天王补心丹中重用生地黄的作用是＿＿＿＿＿＿；酸枣仁汤的功效是＿＿＿＿＿＿＿＿；酸枣仁与川芎配伍的作用是＿＿＿＿＿＿＿＿＿＿＿＿＿＿。

6. 朱砂安神丸的功效是＿＿＿＿＿＿，主治＿＿＿＿＿＿＿＿＿＿之证。

7. 天王补心丹的君药是＿＿＿＿＿；其主治证的辨证要点是＿＿＿＿＿＿＿＿＿。

二、名词术语解释

1. 重镇安神　　2. 补养安神　　3. 脏躁　　4. 交通心肾

三、默写方剂歌诀

1. 朱砂安神丸　　2. 天王补心丹　　3. 酸枣仁汤

四、病例分析

要求：分析下列病例，作出中医证的辨证诊断，并拟定治法、处方（包括方名、药物以及剂量、药物的特殊用法）。

陈××，女，32岁。主诉：失眠月余。患者因近半年来工作繁忙，休息欠佳，致一个月前始出现失眠，入睡较难，睡而易醒，伴噩梦纷纭，心慌心跳，腰酸痛，经服"七叶神安片"、"谷维素"、"脑力宝"等药罔效，渐至神疲，精神欠佳。来诊时症见：失眠、心悸、虚烦神疲、健忘、腰痛、手足心热、口舌生疮、舌红少苔、脉细而数。

五、简答题

1. 简述五味子在小青龙汤、生脉散、四神丸、天王补心丹中的作用特点。

2. 简述安神剂的使用注意事项。

3. 简述重镇安神与滋养安神的适应证及组方配伍的不同。

六、论述题

1. 试述朱砂安神丸的组成原则。

2. 试述酸枣仁汤的组成原则。

3. 比较朱砂安神丸与天王补心丹在功效与主治证上的异同。

4. 酸枣仁汤与天王补心丹在临床上应如何鉴别应用？

七、选择题

（一）单项选择题

1. 朱砂安神丸的功效是（　　）。

    A. 重镇安神，清心泻火　　　　　B. 镇心安神，清热涤痰

    C. 益阴明目，重镇安神　　　　　D. 滋阴养血，补心安神

    E. 养血安神，清热除烦。

2. 患者失眠多梦，惊悸怔忡，心烦神乱，舌红，脉细数，治宜选方（　　）。

    A. 朱砂安神丸　　　　B. 磁朱丸　　　　　　C. 酸枣仁汤

    D. 天王补心丹　　　　E. 甘麦大枣汤

3. 朱砂安神丸组成药物中无（　　）。

    A. 黄连   B. 炙甘草   C. 生地黄

    D. 当归   E. 熟地黄

4. 朱砂安神丸成人每次用量是（　　　）。

    A. 2 g   B. 3 g   C. 4 g

    D. 5 g   E. 6 g

5. 视物昏花，耳鸣耳聋，心悸失眠，治宜选方（　　　）。

    A. 朱砂安神丸   B. 磁朱丸   C. 天王补心丹

    D. 酸枣仁汤   E. 甘麦大枣汤

6. 天王补心丹的君药是（　　　）。

    A. 酸枣仁   B. 生地黄   C. 天门冬

    D. 麦门冬   E. 柏子仁

7. 有关朱砂安神丸组成原则的论述，下列哪一项有错误？（　　　）

    A. 朱砂性寒质重，能重镇以安心神

    B. 黄连苦寒，清心泻火

    C. 当归甘辛温，补养心血

    D. 生地黄，甘寒，清热滋阴养血

    E. 炙甘草和中调药，并有益心气、通心脉之功。

8. 酸枣仁汤的药物组成是（　　　）。

    A. 酸枣仁、甘草、知母、远志、川芎

    B. 酸枣仁、甘草、知母、茯苓、川芎

    C. 酸枣仁、大枣、知母、茯苓、川芎

    D. 酸枣仁、甘草、黄连、茯苓、川芎

    E. 酸枣仁、甘草、知母、茯神、川芎

9. 患者失眠心悸，虚烦不安，头目眩晕，咽干口燥，舌红，脉弦细，治宜选方（　　　）。

    A. 温胆汤   B. 酸枣仁汤   C. 大补阴丸

    D. 天王补心丹   E. 朱砂安神丸

10. 有关酸枣仁汤组成原则的论述，下列哪一项有错误？（　　　）

    A. 酸枣仁重用，养血补肝，宁心安神

    B. 茯苓宁心安神

    C. 知母清胃泻火

    D. 川芎调畅气机，疏达肝气

    E. 甘草生用，和中缓急

11. 患者心悸失眠，虚烦神疲，梦遗健忘，手足心热，口舌生疮，舌红少苔，脉细而数，治宜选方（　　　）。

    A. 归脾汤   B. 酸枣仁汤   C. 炙甘草汤

    D. 天王补心丹   E. 朱砂安神丸

12. 以滋阴养血、补心安神为主要功效，治宜选方（　　　）。

A. 酸枣仁汤　　　　　　B. 炙甘草汤　　　　　　C. 归脾汤

D. 天王补心丹　　　　　E. 甘麦大枣汤

13. 有关天王补心丹组成原则的论述，下列哪一项有误?（　　　）

A. 生地黄重用为君，滋阴养血

B. 天冬、麦冬为臣，滋阴清热

C. 酸枣仁、柏子仁为臣，养心安神

D. 当归为臣，补血润燥

E. 人参为佐，补气、宁心益智

14. 天王补心丹组成药物中无（　　　）。

A. 人参　　　　　　　　B. 丹参　　　　　　　　C. 玄参

D. 沙参　　　　　　　　E. 当归

15. 酸枣仁汤主治（　　　）。

A. 心肾不交之心悸失眠证

B. 肝血不足，虚火内扰之虚烦不得眠证

C. 心火偏盛，阴血受灼之失眠证

D. 胆胃不和，痰热内扰之虚烦失眠证

E. 阳亢血虚之失眠证

16. 五味子在天王补心丹中的主要作用是（　　　）。

A. 敛阴止汗　　　　　　B. 益气敛阴　　　　　　C. 酸涩止泻

D. 敛阴安神　　　　　　E. 敛肺止咳

17. 天王补心丹与归脾汤均具有养血补心安神的功效，天王补心丹功效尤重在（　　　）。

A. 益气健脾　　　　　　B. 滋阴清热　　　　　　C. 益气摄血

D. 益气通脉　　　　　　E. 益气生血

18. 天王补心丹主治（　　　）。

A. 心肾两虚，阴虚血少，虚火内扰之失眠证

B. 肝血不足，虚火内扰之虚烦不得眠证

C. 心火偏盛，阴血受灼之失眠证

D. 胆胃不和，痰热内扰之虚烦失眠证

E. 阳亢血虚之失眠证

19. 甘麦大枣汤的功效是（　　　）。

A. 养心安神，和中缓急　　　B. 养血安神，清热除烦

C. 滋阴养血，补心安神　　　D. 益阴明目，重镇安神

E. 镇心安神，平肝潜阳，滋阴养血

20. 患者精神恍惚，常悲伤欲哭，不能自主，心中烦乱，睡眠不安，舌淡红苔少，脉细微数，治宜选方（　　　）。

A. 酸枣仁汤　　　　　　B. 天王补心丹　　　　　C. 六味地黄丸

D. 炙甘草汤　　　　　　E. 甘麦大枣汤

21. 天王补心丹中配伍丹参的意义是（　　）。
    A. 活血祛瘀　　　　　B. 清心活血　　　　　C. 补血活血
    D. 活血止血　　　　　E. 凉血安神
22. 酸枣仁汤中配伍川芎的意义是（　　）。
    A. 祛瘀止痛　　　　　B. 祛风止痛　　　　　C. 调达肝气
    D. 活血通经　　　　　E. 以上均非
23. 朱砂安神丸中配伍黄连的意义是（　　）。
    A. 泻火解毒　　　　　B. 清热燥湿　　　　　C. 清泻胃火
    D. 清泻心火　　　　　E. 清热解毒
24. 酸枣仁汤中用量最重的药物是（　　）。
    A. 酸枣仁　　　　　　B. 川芎　　　　　　　C. 茯苓
    D. 知母　　　　　　　E. 甘草

（二）多项选择题

1. 朱砂安神丸主治证的病机是（　　）。
    A. 痰热内扰　　　　　B. 心火偏盛　　　　　C. 心肾不交
    D. 阴血灼伤　　　　　E. 肝血不足
2. 天王补心丹组成药物中的"三参"指（　　）。
    A. 人参　　　　　　　B. 沙参　　　　　　　C. 丹参
    D. 玄参　　　　　　　E. 苦参
3. 酸枣仁汤组成药物中有（　　）。
    A. 川芎　　　　　　　B. 朱砂　　　　　　　C. 茯苓
    D. 知母　　　　　　　E. 甘草
4. 朱砂安神丸中朱砂配黄连的作用是（　　）。
    A. 养阴血　　　　　　B. 清心火　　　　　　C. 安神志
    D. 敛心阳　　　　　　E. 镇惊悸
5. 酸枣仁汤中酸枣仁配川芎的作用是（　　）。
    A. 养血　　　　　　　B. 祛风　　　　　　　C. 调肝
    D. 止痛　　　　　　　E. 安神
6. 组成中有当归的方剂是（　　）。
    A. 朱砂安神丸　　　　B. 天王补心丹　　　　C. 酸枣仁汤
    D. 归脾汤　　　　　　E. 补中益气汤
7. 天王补心丹主治证候有（　　）。
    A. 心悸失眠　　　　　B. 口舌生疮　　　　　C. 虚烦神疲
    D. 手足心热　　　　　E. 舌红少苔
8. 天王补心丹与酸枣仁汤共有的药物是（　　）。
    A. 酸枣仁　　　　　　B. 柏子仁　　　　　　C. 茯苓
    D. 当归　　　　　　　E. 甘草
9. 天王补心丹的辨证要点包括（　　）。

A. 心悸失眠　　　　B. 手足心热　　　　C. 舌红少苔

D. 咽干口燥　　　　E. 脉细数

10. 酸枣仁汤的辨证要点包括（　　）。

A. 虚烦不眠　　　　B. 咽干口燥　　　　C. 舌红

D. 脉弦细　　　　E. 手足心热

（高洁）

第九章 开 窍 剂

（1）熟悉开窍剂的概念、分类及应用注意事项。
（2）掌握方剂：安宫牛黄丸。
（3）熟悉方剂：苏合香丸。
（4）了解方剂：紫雪、至宝丹。

重点难点提示

（1）要求掌握、熟悉的方剂的证治特点。
（2）要求掌握的方剂的组成原则（配伍关系）。
（3）安宫牛黄丸主治证候与病机分析。
（4）安宫牛黄丸中牛黄配伍麝香，紫雪中羚羊角配伍犀角（今用水牛角）、至宝丹中冰片、安息香配伍麝香的作用特点。
（5）苏合香丸中药物配伍的关系。

开窍剂概说

知识点讲解

1. 概念
（1）组成：以芳香开窍药物为主。
（2）作用：开窍醒神。
（3）治证：神昏窍闭证。

2. 分类与适应证
（1）凉开。适用于温热之邪内陷心包的热闭证。代表方：安宫牛黄丸。
（2）温开。适用于寒邪痰浊蒙蔽心窍之寒闭证。代表方：苏合香丸。

3. 使用注意
（1）开窍剂宜于治疗神昏窍闭属于闭证者，对于神昏窍闭属于脱证（汗出肢冷、呼吸气微，或手撒遗尿、口开目合、神志昏迷）者则不宜使用。
（2）本类方剂主要用以急救神昏窍闭证，应中病即止，不宜久服。
（3）本类方剂宜作丸剂、散剂、注射剂，不宜作汤剂。服用时宜用冷开水（或温开水）送服（或鼻饲），不宜加热煎煮，以免药性挥发，影响疗效。

（4）本类方剂辛香走窜，孕妇慎用，以防堕胎。

重点难点分析

神昏窍闭证有虚实之分。属于实证者，称为闭证，多由邪气壅盛，蒙蔽心窍所致。闭证主要表现为口噤，两手握固，脉有力等。开窍剂主要适用于闭证。对于神昏窍闭伴汗出肢冷、手撒遗尿、呼吸气微、口开目合等属于虚脱证者，则不宜用开窍剂。

第一节 凉 开

安宫牛黄丸 （《温病条辨》）

知识点讲解

【主治】

热入心包
- 温热病，热邪内陷心包证。
- 热扰心神——高热烦躁，神昏谵语，舌红或绛，脉数。
- 热盛伤津——口干舌燥。
- 里热炼津成痰——痰涎壅盛。

辨证要点：神昏谵语，伴高热烦躁，舌红或绛，脉数。

【病机】温热之邪内陷心包，痰热蒙蔽心窍。

【治法】清热开窍，豁痰解毒。

【方解】

君：牛黄——清心解毒，熄风定惊，豁痰开窍。

　　麝香——开窍醒神。

　　*牛黄、麝香相配，体现清心开窍的立方之旨。

臣：黄连、黄芩、栀子——清热泻火解毒，助牛黄以清心包之热。

　　犀角（今用水牛角）——清热凉血解毒。

　　冰片、郁金——芳香辟秽，通窍开闭。

佐：金箔衣、朱砂、珍珠——镇心安神。

　　雄黄——助牛黄豁痰解毒。

使：蜂蜜——和胃调中。

配伍要点：牛黄、麝香配黄连、黄芩、栀子。

配伍运用提要

（1）配伍特点。方中以清心凉血解毒、清热泻火之品与芳香开窍药配伍使用，是凉开方剂的特殊配伍。

（2）特殊用法。原书指出"脉实者，银花、薄荷汤下"，是增强其清热透解之效；"脉虚者，人参汤下"，是取人参补气扶正，托邪外出之意；但脉虚为正不胜邪之兆，故应严密观察其病情变化，慎防其由闭转脱。

（3）安宫牛黄丸、紫雪与至宝丹的比较。从清热解毒之力而论，《温病条辨》说："大抵安宫牛黄丸最凉，紫雪次之，至宝又次之。"但从三方功效全面分析，则各有所长，其中安宫牛黄丸长于清热解毒豁痰，紫雪长于熄风止痉，至宝丹长于芳香开窍，化浊辟秽。

第二节　温　开

苏合香丸 （《太平惠民和剂局方》）

知识点讲解

【主治】寒闭证。

【证机分析】

寒邪或痰浊内陷心包 $\begin{cases} \text{蒙蔽清窍，扰乱神明——突然昏倒，牙关紧闭，不省人事。} \\ \text{寒凝气滞，痰壅气闭——心腹猝痛，甚则昏厥。} \end{cases}$

辨证要点：突然昏倒，不省人事，牙关紧闭，苔白，脉迟。

【病机】寒邪或秽浊，气郁闭阻，蒙蔽清窍，扰乱神明。

【治法】芳香开窍，行气温中。

【方解】

君：苏合香、麝香、冰片、安息香——芳香开窍醒神；其中苏合香、安息香又可辟秽化痰，通行气血。

臣：木香、白檀香、沉香、乳香、丁香、香附——行气解郁，散寒止痛，辟秽化浊，活血化瘀。

*君臣相配，使气机宣通，升降复常，气畅血行，则痰浊降而窍闭开。

佐：荜茇——温中散寒，与君臣相配，增强散寒、开郁、止痛的作用。

白术——补气健脾、燥湿化浊。

诃子——收涩敛气。

*白术、诃子肉与诸香药配伍，可以补气收敛，防止辛香太过耗散正气。

犀角（今用水牛角）——清心解毒。

朱砂——重镇安神。

配伍要点：芳香开窍药为主配行气解郁、辟秽化浊、温中止痛药，少佐补气及收涩药。

配伍运用提要

方中配伍白术、诃子的意义：白术、诃子与诸香药配伍，可以补气收敛，防止辛香太过耗散正气。

开窍剂综合试题

一、填空题

1. 温病"凉开三宝"方指_____、_____、_____。

2. 安宫牛黄丸的功效是_____；紫雪的功效是_____；至宝丹的功效是_____。

3. 苏合香丸为_____法的代表方，其功效为_____。临床上常用的中成药制剂_____即是从苏合香丸衍化而来，主治心绞痛。

4. 安宫牛黄丸在原书用法中指出"脉虚者，人参汤下"，是取人参_____的作用，以加强其_____之功；"脉实者，银花、薄荷汤下"，是增强其_____之效。

5. 苏合香丸中白术的作用是_____，_____。

6. "凉开三宝"方剂功效均能_____；其中安宫牛黄丸则_____力强；紫雪则_____力强。

7. 紫雪的辨证要点是高热烦躁、_____、_____、_____、_____。

8. 凡以芳香开窍药为主组成，具有_____作用，治疗_____的方剂，统称开窍剂。

二、名词术语解释

1. 凉开　　　2. 温开

三、病例分析

要求：分析下列病例，作出中医证的辨证诊断，并拟定治法、处方（包括方名、药物以及剂量、药物的特殊用法）。

李××，女，40岁。主诉：高热，神昏2小时。患者外出旅行，时值仲夏，初感头痛，发热，口渴，肢体酸痛，自认为"感暑"，未加注意，只服感冒退热药。第二天始发热更甚，头痛如劈，烦躁不安，继则神昏，气粗口臭，痰鸣，舌红，脉弦数有力。

四、简答题

1. 简述安宫牛黄丸组方配伍的特点。

2. 简述苏合香丸组方配伍的特点。

3. 简述苏合香丸中配伍白术、诃子的意义。

4. 简述使用开窍剂时应注意的事项。

五、论述题

比较安宫牛黄丸、紫雪与至宝丹三方在功效、主治证上的异同。

六、选择题

（一）单项选择题

1. 安宫牛黄丸原方服法，下列哪一项是错误的？（　　　）

　　A. 脉虚者人参汤下，每服一丸

B. 脉实者银花、薄荷汤下，每服一丸

C. 脉脱者人参附子汤下，每服一丸

D. 大人病重体实者，日再服，甚至日三服

E. 小儿服半丸，不知，再服半丸

2. 紫雪的功效是（　　）。

　A. 开窍定惊，清热化痰　　　　B. 清热开窍，熄风镇痉

　C. 清热解毒，开窍安神　　　　D. 化浊开窍，清热解毒

　E. 清热解毒，开窍醒神

3. 患者神昏谵语，身热烦躁，痰盛气粗，舌红苔黄垢腻，脉滑数，治宜首选（　　）。

　A. 安宫牛黄丸　　　　B. 至宝丹　　　　C. 紫雪

　D. 行军散　　　　E. 大承气汤

4. 患者神昏不语，痰盛气粗，脉虚，在给服至宝丹时，用人参汤化服其意在（　　）。

　A. 益气养阴　　　　B. 生津止渴　　　　C. 补脾养肺

　D. 扶正祛邪　　　　E. 安神定志

5. 安宫牛黄丸成人每次用量是（　　）。

　A. 3 g　　　　B. 5 g　　　　C. 10 g

　D. 0.5 g　　　　E. 1.5 g

6. 使用开窍剂时，下列哪一项有误？（　　）

　A. 只可暂用，不可久服　　　　B. 煎煮时间宜短

　C. 宜制成丸散剂使用　　　　D. 中病即止

　E. 孕妇忌用

7. 下列除哪一项外，均可用治热闭神昏证？（　　）

　A. 安宫牛黄丸　　　　B. 苏合香丸　　　　C. 紫雪

　D. 至宝丹　　　　E. 行军散

8. 安宫牛黄丸的功效是（　　）。

　A. 清热开窍，熄风止痉　　　　B. 清热开窍，化浊解毒

　C. 清热开窍，辟秽解毒　　　　D. 化痰开窍，辟秽解毒

　E. 清热开窍，豁痰解毒

9. 患者突然昏倒，牙关紧闭，不省人事，苔白，脉迟，治宜首选（　　）。

　A. 苏合香丸　　　　B. 紫雪丹　　　　C. 越鞠丸

　D. 参附汤　　　　E. 生脉散

10. 下列除哪一项外，均是紫金锭的治证？（　　）

　A. 痄腮　　　　B. 丹毒　　　　C. 喉风

　D. 胸痹　　　　E. 中暑时疫

11. 《温病条辨》所说"使邪火随诸香一齐俱散也"，指的是下列哪首方剂的配伍特点？（　　）

A. 安宫牛黄丸   B. 至宝丹   C. 紫雪

D. 苏合香丸   E. 紫金锭

12. 安宫牛黄丸中，最能体现清心开窍的药物配伍为（   ）。

A. 冰片、犀角   B. 牛黄、冰片   C. 麝香、冰片

D. 牛黄、麝香   E. 犀角、麝香

（二）多项选择题

1. 温病"三宝"指（   ）。

A. 安宫牛黄丸   B. 紫雪   C. 至宝丹

D. 苏合香丸   E. 行军散

2. 使用开窍剂时应注意（   ）。

A. 只可暂用，不可久服   B. 不宜煎服

C. 宜制成丸散剂使用   D. 中病即止

E. 孕妇忌用

3. 苏合香丸所治诸证，由下列哪些因素蒙蔽神明所致？（   ）

A. 痰浊壅阻   B. 中寒气闭   C. 痰热阻滞

D. 气郁闭阻   E. 时行瘴疠之气

4. 治疗小儿热闭惊厥的方剂有（   ）。

A. 安宫牛黄丸   B. 理中丸   C. 苏合香丸

D. 紫雪丹   E. 至宝丹

5. 安宫牛黄丸的辨证要点包括（   ）。

A. 神昏谵语   B. 高热烦躁   C. 痉厥

D. 舌红绛   E. 脉数

6. 紫雪的辨证要点包括（   ）。

A. 神昏谵语   B. 高热烦躁   C. 痉厥

D. 舌红绛   E. 脉数有力

7. 凉开方剂的主要配伍特点为（   ）。

A. 清心凉血解毒   B. 清热泻火   C. 芳香开窍

D. 宁心安神   E. 苦寒泻下

8. 开窍剂多制成（   ）。

A. 丸剂   B. 散剂   C. 膏剂

D. 注射剂   E. 汤剂

（高洁）

第十章 理 气 剂

学习基本要求

（1）熟悉理气剂的概念、适应范围、分类及应用注意事项。

（2）掌握方剂：越鞠丸、半夏厚朴汤、苏子降气汤、定喘汤、旋覆代赭汤。

（3）熟悉方剂：柴胡疏肝散、瓜蒌薤白白酒汤、枳实消痞丸、厚朴温中汤、加味乌药汤、天台乌药散、橘皮竹茹汤。

（4）了解方剂：金铃子散。

重点难点提示

（1）要求掌握、熟悉方剂的证治特点。

（2）要求掌握方剂的组成原则（配伍关系）。

（3）越鞠丸中香附配伍川芎的作用特点。

（4）瓜蒌薤白白酒汤中瓜蒌配伍薤白的作用特点。

（5）半夏厚朴汤中半夏配伍厚朴的作用特点。

（6）枳实消痞丸与半夏泻心汤功效、主治的异同，理解寒热并用与制性存用的区别。

（7）天台乌药散中巴豆炒川楝子的意义。

（8）苏子降气汤中配伍当归、肉桂的意义。

（9）定喘汤中麻黄配伍白果的作用特点。

（10）旋覆代赭汤中旋覆花配伍代赭石的作用特点。

理气剂概说

知识点讲解

1. 概念

（1）组成：以理气药为主（行气或降气）。

（2）作用：行气或降气。

（3）立法依据："逸者行之"、"结者散之"、"高者抑之"、"木郁达之"。

（4）治证：气滞或气逆病证。

2. 分类与适应证

（1）行气。治脾胃气滞、肝气郁结之气滞证。代表方：越鞠丸、柴胡疏肝散、瓜蒌薤白酒汤、半夏厚朴汤、金铃子散、枳实消痞丸、枳实薤白桂枝汤、厚朴温中汤、天合乌首散、加味乌药汤。

（2）降气。治肺气上逆、胃气上逆之气逆证。代表方：苏子降气汤、定喘汤、旋覆代赭汤、橘皮竹茹汤。

3.　使用注意

（1）辨清虚实，勿犯虚虚实实之戒。若气滞实证，误用补气，则其滞愈增；若气虚证，误用行气，则更伤其气。

（2）气滞而兼气逆者，宜行气与降气并用；若兼气虚者，则需配伍补气之品，以虚实兼顾。

（3）理气药多芳香辛燥，易伤津耗气，应适可而止，慎勿过剂，尤其对年老体弱者或阴虚火旺者以及孕妇等，均当慎用。

配伍运用提要

证治机理：①气滞一般以肝气郁滞和脾胃气滞为多见。肝气郁滞者常见胸胁胀痛，或疝气痛，或月经不调，或痛经等病证；脾胃气滞者常见脘腹胀满、嗳气吞酸、呕恶食少、大便失常等证候。②气逆之证主要表现为肺气上逆和胃气上逆两个方面。肺气上逆以咳喘为主要见症，胃气上逆则以呃逆、呕吐、噫气等为主要见症。

第一节　行　气

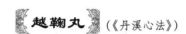 越鞠丸 （《丹溪心法》）

知识点讲解

【主治】气郁所致的六郁证（气、血、痰、火、湿、食六郁证）。

【证机分析】

肝气不舒（气郁）{ 血行不畅（血郁）——胸膈痞闷。
　　　　　　　　　郁久化火（火郁）。
　　↓
脾气郁滞{ 脾失健运，聚湿生痰（湿郁，痰郁）{ 脘腹胀痛
　　　　　食不消化（食郁）　　　　　　　吞酸呕吐
　　　　　　　　　　　　　　　　　　　　饮食不消

辨证要点：胸膈痞闷，脘腹胀痛，饮食不消。

【病机】肝气郁滞化热，脾胃气滞，停食蕴湿生痰。

【治法】行气解郁（疏肝理脾）。

【方解】

君：香附——行气解郁（治气郁）。

臣佐：川芎——行气活血（治血郁）。

　　*川芎、香附配伍，行气解郁之力增强。

　　　　栀子——清热泻火（治火郁）。
　　　　苍术——燥湿运脾（治湿郁）。
　　　　神曲——消食和胃（治食郁）。
　　配伍要点：香附配川芎。

配伍运用提要

　　（1）证治机理：本方所治六郁证系由肝脾郁滞所致。肝郁气滞，气滞则血行不畅，或郁久化火，故气、血、火三郁责在肝；脾胃气滞，升降失常，运化失司，聚湿生痰，或食滞不化，故湿、痰、食三郁责在脾（胃）。病虽言"六郁"，但皆由气郁所致，治当行气解郁为主，使气行则血畅火清，气畅则湿化食消痰除。

　　（2）本方所治六郁证中有痰郁之证，但何以方中不用祛痰之药？盖本方所治之六郁证，皆气郁而致。气郁湿聚痰生；气郁化火，可炼津为痰；气郁食滞不化，亦可生痰。故气郁得解，余之五郁也随之而解。况方中苍术燥湿运脾，湿化而痰消，栀子清泄火郁，神曲消食以除食郁，绝其生痰之源，故方中不用祛痰之药，却可治痰郁之证，治病求本是也。

柴胡疏肝散 （《景岳全书》）

知识点讲解

【主治】肝气郁滞证。

【证机分析】

情志不调 { 肝气不舒——胁肋疼痛，嗳气善太息，脉弦。
　　　　　 肝气犯脾，气机不畅——脘腹胀满。

辨证要点：胁肋胀痛，脉弦。

【病机】肝失疏泄，气滞血郁，肝胃不和。

【治法】疏肝解郁，行气止痛。

【方解】
　　君：柴胡——疏肝解郁。
　　臣：香附——理气疏肝。
　　　　川芎——行气活血止痛。
　　*君臣相配，疏解肝经之郁滞，增行气活血止痛之效。
　　佐：陈皮——理气行滞。
　　　　白芍——养血柔肝，缓急止痛。
　　　　枳壳——行气止痛，梳理肝脾。
　　使：甘草——调和诸药。且甘草与白芍相配（芍药甘草汤），缓急止痛之力强。
　　配伍要点：柴胡配香附、川芎；白芍配甘草。

配伍运用提要

（1）配伍特点。大队辛散入肝理气之药为主，辅佐以养血柔肝之品，体用并治。

（2）类方比较：

方名	相同点	不同点
柴胡疏肝散	均能疏肝解郁、调和肝脾。用治肝气郁结、肝脾不和之胁肋脘腹胀痛、脉弦等证	疏肝解郁之力较大，是在四逆散的基础上，加香附、陈皮、枳壳、川芎而去枳实而成，且有行气止痛之功。用治肝气郁滞证，属理气剂
四逆散		重在疏肝理脾、透解郁热。用治外邪传经、阳气内郁之四逆症以及肝脾不和之胁肋脘腹胀痛、脉弦之证。为调和肝脾的常用方剂，属和解剂

瓜蒌薤白白酒汤 （《金匮要略》）

知识点讲解

【主治】痰阻气滞之胸痹。

【证机分析】

胸阳不振 $\begin{cases} 胸中气滞——胸中闷痛，或胸痛彻背。 \\ 痰浊内阻，肺气不宣——喘息咳唾，短气，苔白腻，脉沉弦。 \end{cases}$

辨证要点：胸痛，喘息短气，苔白腻，脉弦紧。

【病机】胸阳不振，痰阻气滞。

【治法】通阳散结，行气祛痰。

【方解】

君：瓜蒌实——化痰散结，利气宽胸。

臣：薤白——通阳散结，行气止痛。

＊君臣相合，散胸中凝滞之阴寒，化上焦结聚之痰浊，宣胸中阳气以宽胸，是治疗胸痹的要药。

佐使：白酒——行气活血。

配伍要点：瓜蒌实配薤白。

配伍运用提要

证治机理：本方所治胸痹，由胸阳不振、痰阻气滞而致，以胸阳不振为本，痰阻气滞为标。遵"急则治标"之旨，治以通阳散结、行气祛痰为法。

半夏厚朴汤 (《金匮要略》)

知识点讲解

【主治】痰气互结之梅核气证。

【证机分析】

痰气互结于咽喉——咽中如有物阻，吞咽不下，咯吐不出，苔白腻，脉弦滑。

肝气不舒——胸胁满闷，气急作痛。

辨证要点：咽中如有物阻，吞吐不得，舌苔白腻，脉弦滑。

【病机】情志不舒，肝气郁结，肺胃失于宣降，聚津为痰，痰气互结于咽喉。

【治法】行气散结，降气化痰。

【方解】

君：半夏——化痰散结，降逆和胃。

臣：厚朴——行气开郁，下气除满。

 *厚朴配半夏，一行气滞，一化痰结，以达行气化痰散结之功。

佐：茯苓——健脾渗湿，助君化痰。

 苏叶——宣肺疏肝，助厚朴宣通郁气。

 生姜——温胃和中降逆，并解半夏之毒。

 *生姜与半夏相配，生姜助半夏化痰散结，和胃止呕，并解半夏之毒。

配伍要点：厚朴＋半夏；生姜＋半夏。

配伍运用提要

（1）梅核气：是一种病名。每见咽中如有物阻，咯吐不出，吞咽不下，胸膈满闷等。每因情志不畅，肝气郁结，肺胃失于宣降，聚津成痰，痰气交阻，结于咽喉而致。

（2）证治机理：本方证多由情志不畅，肝气郁结，肺胃宣降失常，津聚为痰，痰与气相搏，结于咽喉，致咽中如有物阻，咯吐不出，吞之不下。《金匮》谓之"咽中如有炙脔"，后世称为梅核气。治宜行气散结，降逆化痰。

金铃子散 (《素问病机气宜保命集》)

知识点讲解

【主治】肝郁化火证。

【证机分析】

肝郁气滞 {
血行不畅——心胸胁肋诸痛，时发时止。
气郁化火——口苦，舌红，苔黄，脉弦数。
}

辨证要点：心胸胁肋疼痛，口苦，舌红苔黄，脉弦数。

【病机】肝郁气滞，气郁化火。

【治法】疏肝泄热，行气止痛。

【方解】

君：金铃子——苦寒，清泄肝火，疏肝行气止痛。

臣：延胡索——行气活血止痛，以增强君药止痛之功。

　＊两药合用，既可疏肝泄热，又能行气止痛，使肝火清，气血畅，诸痛自止。

配伍要点：金铃子配延胡索。

配伍运用提要

证治机理：本方证为肝郁气滞、气郁化火所致。肝主疏泄，肝郁则疏泄功能失常，气机郁滞，血行不畅，故见心胸胁肋诸痛，时发时止；气郁化火，故口苦，舌红，苔黄，脉弦数。治宜疏肝泄热，行气止痛。

枳实消痞丸（《兰室秘藏》）

知识点讲解

【主治】脾虚气滞、寒热互结证。

【证机分析】

脾虚失运
气壅湿滞
{
气机壅滞——心下痞满，脉弦。
脾虚湿滞——不欲饮食，倦怠无力。
湿（寒）热互结——大便失调，苔腻微黄。
}

辨证要点：心下痞满，食少倦怠，苔腻微黄。

【病机】脾虚气滞（脾虚轻而气滞重），寒热互结（虚寒轻而湿热重）。

【治法】行气消痞，健脾和胃。（平调寒热）

【方解】

君：枳实——行气消痞。

臣：厚朴——下气除满。

　＊枳实、厚朴配合，以增强行气消痞之功。

　　黄连——清热燥湿。

佐：干姜——温中散寒。

　　半夏曲——和胃散结。

　＊干姜、半夏曲与黄连相伍，辛开苦降，平调寒热，以消痞除满。

　　麦芽曲——消食和胃。

　　人参、茯苓、白术、甘草——补中健脾。

使（兼）：炙甘草——调和诸药。

配伍要点：枳实＋厚朴；黄连＋干姜、半夏。

配伍运用提要

（1）配伍特点：消补兼施以消为主，寒热并用以寒大于热，辛开苦降以调其升降。全方以行气消痞为主、健脾和胃补虚为辅，用治实多虚少、热重寒轻之痞证。

（2）寒热并用与制性存用的区别：对寒热错杂的病证，采用寒性药与热性药配合运用的方法，以平调寒热之邪，这种配伍法称为"寒热并用"。如半夏泻心汤、枳实消痞丸、乌梅丸均为寒热并用的代表方；而"制性存用"则是指一味药物的药性（寒、温、热、凉）被其他的药物所制约，但仍发挥其应有的作用。这种配伍形式虽然亦有寒温药在同一方中，但是是以寒凉或温热药为主，针对的是寒证或热证，不是寒热错杂之证，如银翘散中的荆芥、麻黄杏仁甘草石膏汤中的麻黄、温脾汤中的大黄均属于制性存用的配伍形式。

（3）类方比较：

方名	相同点	不同点
枳实消痞丸	以消补兼施、寒热并用、辛开苦降立法，均具有调和寒热、散结除痞、健脾和胃之功，用治脾胃虚弱，寒热互结，升降失司之心下痞满、舌苔腻微黄之证	行气消痞之力大，且有健脾祛湿、和胃消食之功，用治脾虚气壅，寒热互结之心下痞满证，临证每伴有食少、体倦乏力、大便不调等证为特征
半夏泻心汤		重在调和寒热，和胃降逆止呕。用治脾胃虚弱，寒热互结，肠胃不和，升降失司之心下痞满不痛、呕吐肠鸣下痢、舌苔腻微黄、脉滑数之证

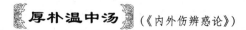

厚朴温中汤 （《内外伤辨惑论》）

知识点讲解

【主治】寒湿气滞证。

【证机分机】

湿因于脾胃，寒凝湿阻，气机阻滞——脘腹胀满或疼痛，不思饮食。

寒湿之象——舌苔白腻，脉沉弦。

辨证要点：脘腹胀痛，舌苔白腻。

【病机】寒湿困于脾胃，气机不畅。

【治法】行气温中，燥湿除满。

【方解】

君：厚朴——行气以消胀，燥湿以除满。

臣：草豆蔻——温中散寒，燥湿运脾。

　＊厚朴、草豆蔻相配，行气温中，燥湿除满。

佐：陈皮、木香——助厚朴行气宽中以消胀除满。

　　干姜、生姜——助草豆蔻温胃暖脾以散寒止痛。

　　茯苓——渗湿健脾。

佐使：炙甘草——健脾和中，调和药性。

配伍要点：厚朴配草豆蔻。

配伍运用提要

配伍特点：本方以行气调中为主，兼以温中化湿。方名虽曰"温中"，但功效重在行气燥湿除满。

天台乌药散（《医学发明》）

知识点讲解

【主治】寒凝气滞之小肠疝气。

【证机分析】

寒凝肝脉——气机结滞：少腹引控睾丸而痛，偏坠肿胀或少腹疼痛，苔白，脉弦。

辨证要点：少腹痛引睾丸，舌淡苔白，脉沉弦。

【病机】寒凝肝脉，气机结滞。

【治法】行气疏肝，散寒止痛。

【方解】

君：乌药——行气疏肝，散寒止痛。

臣：小茴香、高良姜——暖肝散寒而止痛。

　　青皮、木香——疏肝行气而止痛。

　*臣药助君药以增强行气散寒之力。

佐使：槟榔——行气化滞而破坚积。

　　川楝子、巴豆——两药同炒，去巴豆而用川楝子，既减川楝子之寒性，又增其行气散结之力，是制性存用的配伍。

配伍要点：川楝子配巴豆。

配伍运用提要

类方比较：

方名	相同点	不同点
天台乌药散	均有温肝散寒、行气止痛之功。用治寒凝肝脉之少腹痛、睾丸冷痛、疝气痛	温肝散寒，行气散结止痛力大，温补肝肾之力逊。用治寒凝肝脉、肝郁气滞之小肠疝气
暖肝煎		温补肝肾之力较大，且有健脾渗湿和胃之功，但散结行气止痛力逊。用治肝肾虚寒之睾丸冷痛、少腹疼痛、疝气痛

加味乌药汤 (《济阴纲目》)

知识点讲解

【主治】痛经。

【证机分析】

肝郁气滞，经行不畅——经前或经行时少腹胀痛，胀甚于痛，胸胁乳房胀痛。

肝郁气滞之象——舌淡，苔薄白，脉弦紧。

辨证要点：经前少腹胀痛，胀甚于痛。

【病机】肝郁气滞，经行不畅。

【治法】行气活血，调经止痛。

【方解】

君：香附——疏肝理气，调经止痛。

臣：乌药——助香附疏肝解郁，行气止痛。

延胡索——行气活血，调经止痛。

＊乌药、延胡索相配，行气活血，调经止痛。

佐：木香、砂仁——行气止痛而消胀。

生姜——温胃散寒。

佐使：甘草——缓急止痛，调和药性。

配伍要点：行气药配活血药，以行气药为主。

配伍运用提要

本方集辛香温通行气之品于一方，以行气兼活血为特点。

第二节 降 气

苏子降气汤 (《太平惠民和剂局方》)

知识点讲解

【主治】上实下虚之喘咳证。

【证机分析】

上实下虚 {
上盛：寒痰壅肺，肺失宣降——痰涎壅盛，喘咳短气，胸膈满闷，苔白腻，脉弦滑。

下虚：下元不足 {
肾不纳气——喘促呼多吸少。
肾虚腰府失养——腰痛脚软，肢体浮肿。
}

辨证要点：喘咳短气，痰多色白，胸膈满闷，苔白滑或腻。

【病机】痰涎壅盛，肾气不足，肺失宣降。

【治法】降气平喘，祛痰止咳，兼温肾纳气。

【方解】

君：苏子——降气平喘，化痰止咳。

臣：半夏——化痰降逆。

佐：厚朴——降气平喘，宽胸除满。

　　*半夏、厚朴助君增强降气平喘、化痰止咳之力。

　　前胡——降气祛痰。

　　肉桂——温肾纳气，使气能归元；且温阳化气，以温化水饮。

　　当归——养血和血，血和以助气降；又"治咳逆上气"，以助平喘止咳。

　　*当归、肉桂相合，温补下元，以治下虚。

佐使：苏叶、生姜——宣肺散寒，和胃降逆。

　　　　炙甘草、大枣——调和诸药，调和脾胃。

配伍要点：苏子配半夏、厚朴、前胡；肉桂配当归。

配伍运用提要

（1）上实下虚：是导致喘咳证的一种病机。上实指的是痰涎壅肺，肺失宣降之实证；下虚指的是肾阳虚衰，肾不纳气之虚证。遵"急则治标"之则，方中以降气平喘，祛痰止咳为主以治"上实"；温肾纳气为辅以治"下虚"，体现了治上顾下，标本兼顾，主次分明的论治原则。

（2）配伍特点：一是以降气祛痰药配伍温肾补虚药，虚实并治，标本兼顾，而以泻实治标为主；二是以大队降逆之品中掺以宣散之药，众多苦温之味中酌用凉润之品，使降中寓升、温而不燥。

（3）类方比较：

方名	相同点	不同点
苏子降气汤	均有降逆平喘、祛痰止咳之功。用治痰涎壅肺、肺失宣降之喘咳证	所治之喘咳证，乃因痰涎壅肺，肺失宣降（上实）而致，且有肾虚不纳气（下虚）的一面，故以降气祛痰平喘，温肾纳气立法，用治上实下虚之喘咳证
小青龙汤		所治之喘咳证，乃因寒痰水饮壅肺、外感风寒，外寒引动内饮，水寒射肺、肺失宣降而致。故以解表散寒、温肺化饮立法，用治外寒内饮之喘咳证

定喘汤（《摄生众妙方》）

知识点讲解

【主治】风寒外束，痰热内壅之哮喘证。

【证机分析】

风寒束表——微恶风寒。

痰热内壅，肺失宣降—哮喘咳嗽，痰多气急，痰稠色黄，苔黄腻，脉滑数。

辨证要点：喘咳气急，痰黄稠，苔黄腻脉滑数。

【病机】风寒外束，痰热内蕴，肺失宣降。

【治法】宣肺降气，清热化痰。

【方解】

君：麻黄——宣肺平喘，兼散风寒。

　　白果——敛肺定喘，化痰止咳。

　*麻黄、白果相配，一散一敛，散不耗气，敛不留邪，既加强平喘之力，又防麻黄辛散太过耗伤肺气。

臣：桑白皮——清肺降气，平喘止咳。

　　黄芩——清泻肺热。

　*桑白皮、黄芩相配，以加强清肺泄热、下气平喘之力。

佐：杏仁、苏子、款冬花、半夏——降气平喘，止咳化痰。

佐使：甘草——调和诸药，止咳。

配伍要点：麻黄配白果；桑白皮配黄芩。

配伍运用提要

（1）哮喘：中医病名。指的是一种发作性的痰鸣气喘的疾患。发作时喉中有哮鸣声，气逆而喘，甚至张口抬肩，不能平卧。该病与喘证的区别是：哮必兼喘，喘未必兼哮。

（2）类方比较：

方名	相同点	不同点
定喘汤	苏子降气汤、定喘汤、小青龙汤三方均能降逆平喘，祛痰止咳。用治痰涎壅肺，肺失宣降所致之喘咳证	主治寒痰壅肺，肺失宣降为主，且有肾虚肾不纳气，属上实下虚之喘咳证，故以降气祛痰平喘，温肾纳气立法，临证以喘咳痰涎壅盛、痰多清稀、胸闷、呼多吸少、腰酸脚软、苔白滑、尺脉偏弱等证为特征
苏子降气汤		主治痰浊蕴肺，郁而化热，复感风寒，肺失宣降所致之喘咳证。故以宣肺降气，祛痰定喘兼清肺热，散风寒立法。临证以哮喘咳嗽、痰多色黄、伴微有恶寒发热、舌苔腻而黄、脉滑等证候为特征
小青龙汤		主治寒痰水饮壅肺，外感风寒，外寒引动内饮，水寒射肺，肺失宣降所致之喘咳证，属外寒内饮之证。故以解表散寒，温肺化饮立法，临证以发热恶寒而无汗、喘咳痰多清稀、胸闷、苔白滑等证候为特征

旋覆代赭汤 （《伤寒论》）

知识点讲解

【主治】胃气虚弱、痰浊内阻证。

【证机分析】

伤寒误吐、┌痰浊内阻于心下——心下痞硬，苔白腻，脉弦滑。

下伤及胃气└胃虚气逆——频频嗳气，恶心呕吐，或反胃，舌淡。

辨证要点：心下痞硬，嗳气不除，苔白腻，脉弦虚。

【病机】胃气虚弱，痰浊内阻，气机上逆。

【治法】降逆化痰，益气和胃。

【方解】

君：旋覆花——下气化痰，降逆止噫。

臣：代赭石——重镇降逆，止呕除呃。

＊君臣相配，降逆下气，止呕化痰之力增。

佐：生姜——祛痰散结，降逆止呕。

半夏——燥湿化痰，降逆和胃。

＊生姜、半夏相配，以增强化痰散结、降逆和胃之力。

人参、大枣——益气补虚以扶助胃气。

使（兼）：炙甘草——益气补虚以扶助胃气；调和诸药。

配伍要点：旋覆花配代赭石；半夏配生姜。

配伍运用提要

（1）旋覆代赭汤中为何以旋覆花为君，代赭石为臣？原方主治胃气虚弱，痰浊内阻证。旋覆花苦辛性温，下气化痰，降逆止噫，针对病证起主要治疗作用，故为君药；代赭石虽擅于重镇降逆，但其苦寒质重伐胃，与胃气虚弱不相合拍，所以用量较轻，在方中作臣药考虑，用以加强旋覆花降逆化痰而止呕噫之力。

（2）配伍特点：本方以补、降、化立法，遵"急则治其标"之意，重在降逆化痰，辅以益气和胃。方中轻用代赭石，是恐其寒凉质重碍胃。若胃虚不甚者，可加重其用量，则降逆止呃之功显。

（3）类方比较：

方名	相同点	不同点
旋覆代赭汤	均有益气和胃、降逆止呕、散结除痞之功，用治心下痞证	本方证乃因胃虚、痰浊中阻、气机上逆所致，故以降逆化痰为主，辅以益气和胃立法，用治心下痞硬、噫气不除，或反胃呕呃之证
半夏泻心汤		本方证乃因中气内虚、寒热互结、升降失司所致，故以调其寒热，益气和胃，散结除痞立法，用治寒热互结之痞证

橘皮竹茹汤 （《金匮要略》）

◈ 知识点讲解 ◈

【主治】胃虚有热之呃逆证。

【证机分析】

胃虚有热，气逆不降——→呃逆或干呕，舌嫩红，脉虚数。

辨证要点：呃逆或干呕，舌嫩红，脉虚数。

【病机】胃虚有热，气机上逆。

【治法】降逆止呃，益气清热。

【方解】

君：橘皮——行气和胃止呃。

　　竹茹——清热安胃止呕。

　＊橘皮、竹茹两药相配，既能降逆止呕，又能清热安胃。

臣：人参——益气补中。

　　生姜——和胃降逆止呃。

佐：甘草、大枣——益气和胃。

使（兼）：甘草——调和诸药。

配伍要点：橘皮配竹茹。

◈ 配伍运用提要 ◈

类方比较：

方名	相同点	不同点
橘皮竹茹汤	均有降逆气、止呕呃、益气和胃之功，用治胃虚气逆之呕呃证	重在清热安胃以止呕，降逆化痰之力弱，用治胃虚有热、气逆之呕呃证
旋覆代赭汤		重在降逆化痰，辅以益气和胃，用治胃虚、痰阻、气逆之心下痞硬、噫气不除、呕吐之证

理气剂综合试题

一、填空题

1. 理气剂是以_____为主组成，具有_____的作用，用治_____证的一类方剂。

2. 越鞠丸所治的六郁证是气郁、血郁、火郁、湿郁、_____、_____等六郁，其中以_____郁为主。

3. 瓜蒌薤白白酒汤所治胸痹证，其病机是_____，方中君药是_____。

4. 枳实消痞丸由_____、_____、_____三方加减化裁而成。

5. 枳实消痞丸的配伍特点是_____、_____、_____。

6. 半夏厚朴汤的君药是_____；苏子降气汤的君药是_____；定喘汤的君药是_____。

7. 风寒外束，肺失宣降之喘咳证，治宜选方_____；风寒外束，痰热内蕴之哮喘，治宜选方_____。

8. 寒痰壅肺，肾不纳气之喘咳证，治宜选方_____；风寒外束，痰饮内停之喘咳证，治宜选方_____；肺热壅盛之喘咳证，治宜选方_____。

9. 胃虚有热之呃逆，治宜选方_____；胃虚痰阻气逆之呃逆，治宜选方_____；胃气虚寒，气机上逆之呃逆，治宜选方_____。

10. 柴胡疏肝散的功效是_____；金铃子散的功效是_____。

11. 苏子降气汤的功效是_____、_____，用治_____之喘咳证。

12. 定喘汤的功效是_____、_____，用治_____之哮喘证。

二、名词术语解释

1. 梅核气　　2. 寒热并用　　3. 上实下虚　　4. 疝气

三、默写方剂歌诀

1. 越鞠丸　2. 半夏厚朴汤　3. 苏子降气汤　4. 定喘汤　5. 旋覆代赭汤

四、病例分析

要求：分析下列病例，作出中医证的辨证诊断，并拟定治法、处方（包括方名、药物以及剂量、药物的特殊用法）。

1. 陈××，男，51岁。主诉：咳喘气急，伴咯黄稠痰，胸闷3天。患者自诉每年气候变化之季，每易发生喘咳。近因游泳时，适逢下雨，回家后即感恶寒，微发热，气促，喉间痰声如拽锯，大便不畅，舌暗红，苔黄白腻，脉浮滑数。自服抗生素及氨茶碱未见好转。

2. 陆××，女，30岁。主诉：嗜食瓜子仁1周后，反复呃逆，呕吐痰涎，不思饮食，胃脘胀闷，痞硬。自服西药胃舒平未见效来诊。大便烂，不畅，舌淡苔白滑，脉弦虚。

五、简答题

1. 简述桂枝在桂枝汤、小建中汤、炙甘草汤、枳实薤白桂枝汤中各自的作用。

2. 简述使用理气剂应注意的事项。

六、论述题

1. 试述半夏厚朴汤的组成原则。

2. 试述苏子降气汤的组成原则。

3. 试述定喘汤的组成原则。

4. 试述旋覆代赭汤的组成原则。

5. 比较枳实消痞丸与半夏泻心汤在功效与主治上的异同。

6. 比较苏子降气汤、定喘汤、小青龙汤三方在功效与主治上的异同。

7. 比较旋覆代赭汤与橘皮竹茹汤在功效及主治上的异同。

8. 试述定喘汤中麻黄与白果的配伍意义。

七、选择题

（一）单项选择题

1. 越鞠丸组成药物中无（　　）。
  A. 苍术   B. 香附   C. 栀子
  D. 川芎   E. 半夏

2. 半夏厚朴汤组成药物中无（　　）。
  A. 陈皮   B. 厚朴   C. 苏叶
  D. 茯苓   E. 生姜

3. 苏子降气汤组成药物中无（　　）。
  A. 苏子   B. 当归   C. 半夏
  D. 白前   E. 厚朴

4. 定喘汤组成药物中无（　　）。
  A. 麻黄   B. 白果   C. 黄柏
  D. 苏子   E. 半夏

5. 旋覆代赭汤组成药物中无（　　）。
  A. 人参   B. 大枣   C. 生姜
  D. 半夏   E. 陈皮

6. 柴胡疏肝散组成药物中无（　　）。
  A. 柴胡   B. 白芍   C. 枳实
  D. 甘草   E. 香附

7. 枳实消痞丸组成药物中无（　　）。
  A. 厚朴   B. 干姜   C. 黄芩
  D. 人参   E. 白术

8. 厚朴温中汤组成药物中无（　　）。
  A. 陈皮   B. 茯苓   C. 半夏
  D. 甘草   E. 木香

9. 加味乌药汤组成药物中无（　　）。
  A. 砂仁   B. 延胡索   C. 木香
  D. 香附   E. 郁金

10. 天台乌药散组成药物中无（　　）。
  A. 小茴香   B. 青皮   C. 木香
  D. 元胡   E. 槟榔

11. 暖肝煎组成药物中无（　　）。
  A. 当归   B. 枸杞   C. 茴香

D. 桂枝　　　　　　　　E. 沉香

12. 橘皮竹茹汤组成药物中无（　　　）。
　　A. 人参　　　　　　　B. 麦冬　　　　　　　C. 生姜
　　D. 大枣　　　　　　　E. 甘草

13. 组成药物中无厚朴的方是（　　　）。
　　A. 半夏厚朴汤　　　　B. 枳实消痞丸　　　　C. 苏子降气汤
　　D. 厚朴温中汤　　　　E. 定喘汤

14. 组成药物中无茯苓的方是（　　　）。
　　A. 半夏厚朴汤　　　　B. 枳实消痞丸　　　　C. 厚朴温中汤
　　D. 苏子降气汤　　　　E. 逍遥散

15. 组成药物中无半夏的方是（　　　）。
　　A. 越鞠丸　　　　　　B. 半夏厚朴汤　　　　C. 苏子降气汤
　　D. 定喘汤　　　　　　E. 旋覆代赭汤

16. 组成药物中无生姜的方是（　　　）。
　　A. 半夏厚朴汤　　　　B. 枳实消痞丸　　　　C. 苏子降气汤
　　D. 旋覆代赭　　　　　E. 橘皮竹茹汤

17. 越鞠丸和柴胡疏肝散共有的药物是（　　　）。
　　A. 柴胡　　　　　　　B. 白芍　　　　　　　C. 枳壳
　　D. 香附　　　　　　　E. 栀子

18. 柴胡疏肝散与逍遥散共有的药物是（　　　）。
　　A. 当归　　　　　　　B. 白芍　　　　　　　C. 白术
　　D. 香附　　　　　　　E. 川芎

19. 枳实消痞丸与半夏泻心汤共有的药物是（　　　）。
　　A. 枳实、厚朴　　　　B. 黄连、干姜　　　　C. 半夏曲、生姜
　　D. 白术、茯苓　　　　E. 黄芩、麦芽

20. 厚朴温中汤与理中丸共有的药物是（　　　）。
　　A. 厚朴、木香　　　　B. 陈皮、茯苓　　　　C. 人参、白术
　　D. 干姜、炙甘草　　　E. 草豆蔻、生姜

21. 苏子降气汤与定喘汤共有的药物是（　　　）。
　　A. 当归、肉桂　　　　B. 苏子、半夏　　　　C. 厚朴、前胡
　　D. 白果、麻黄　　　　E. 桑白皮、黄芩

22. 苏子降气汤与小青龙汤共有的药物是（　　　）。
　　A. 苏子　　　　　　　B. 麻黄　　　　　　　C. 厚朴
　　D. 前胡　　　　　　　E. 半夏

23. 定喘汤与小青龙汤共有的药物是（　　　）。
　　A. 白果、苏子　　　　B. 麻黄、半夏　　　　C. 杏仁、冬花
　　D. 桑白皮、黄芩　　　E. 细辛、干姜

24. 具有疏肝解郁、行气止痛的功效，最宜选方（　　　）。

A. 越鞠丸   B. 四逆散   C. 逍遥散

D. 柴胡疏肝散   E. 当归四逆汤

25. 具有行气消痞、健脾和胃的功效，最宜选方（　　）。

     A. 半夏泻心汤   B. 半夏厚朴汤   C. 厚朴温中汤

     D. 枳实消痞丸   E. 天台乌药散

26. 上实下虚之喘咳证，治宜选方（　　）。

     A. 小青龙汤   B. 定喘汤   C. 苏子降气汤

     D. 麻黄汤   E. 麻黄杏仁甘草石膏汤

27. 具有宣肺降气、清热化痰功效的方是（　　）。

     A. 苏子降气汤   B. 定喘汤   C. 小青龙汤

     D. 麻黄汤   E. 麻黄杏仁甘草石膏汤

28. 具有降气祛痰平喘、温肾纳气功效的方是（　　）。

     A. 苏子降气汤   B. 定喘汤   C. 小青龙汤

     D. 麻黄汤   E. 麻黄杏仁甘草石膏汤

29. 具有解表散寒、温肺化饮功效的方是（　　）。

     A. 苏子降气汤   B. 定喘汤   C. 小青龙汤

     D. 麻黄汤   E. 麻黄杏仁甘草石膏汤

30. 具有降逆化痰、益气和胃功效的方是（　　）。

     A. 橘皮竹茹汤   B. 旋覆代赭汤   C. 半夏泻心汤

     D. 半夏厚朴汤   E. 厚朴温中汤

31. 胃虚、痰阻、气逆之心下痞硬、呕呃之证，治宜选方（　　）。

     A. 半夏厚朴汤   B. 厚朴温中汤   C. 半夏泻心汤

     D. 橘皮竹茹汤   E. 旋覆代赭汤

32. 风寒外束、痰热内蕴之喘咳证，治宜选方（　　）。

     A. 小青龙汤   B. 苏子降气汤   C. 定喘汤

     D. 麻黄汤   E. 麻黄杏仁甘草石膏汤

33. 风寒外束，寒饮内停之喘咳证，治宜选方（　　）。

     A. 小青龙汤   B. 苏子降气汤   C. 定喘汤

     D. 麻黄汤   E. 麻黄杏仁甘草石膏汤

34. 患者咽中如有物阻，咯吐不出，吞咽不下，胸膈痞闷，舌苔白腻，脉弦滑，治宜选方（　　）。

     A. 厚朴温中汤   B. 理中汤   C. 半夏厚朴汤

     D. 旋覆代赭汤   E. 半夏泻心汤

35. 患者心下痞满，不欲饮食，倦怠乏力，大便失调，舌苔腻微黄，最宜选方（　　）。

     A. 半夏泻心汤   B. 半夏厚朴汤   C. 旋覆代赭汤

     D. 枳实消痞丸   E. 橘皮竹茹汤

36. 半夏厚朴汤的君药是（　　）。

     A. 厚朴   B. 半夏   C. 苏叶

D. 茯苓　　　　　　　　E. 生姜

37. 苏子降气汤的君药是（　　　）。

A. 半夏　　　　　　　B. 厚朴　　　　　　　C. 前胡

D. 苏子　　　　　　　E. 肉桂

38. 定喘汤的君药是（　　　）。

A. 桑白皮、黄芩　　　B. 麻黄、白果　　　　C. 苏子、杏仁

D. 款冬花、半夏　　　E. 桔梗、甘草

39. 有关方中君药，下列哪项有误？（　　　）

A. 越鞠丸——香附　　　　　B. 瓜蒌薤白白酒汤——薤白

C. 半夏厚朴汤——半夏　　　D. 苏子降气汤——苏子

E. 定喘汤——麻黄、白果

40. 旋覆代赭汤中原方旋覆花与代赭石的用量比例是（　　　）。

A. 1:1　　　　　　　B. 1:2　　　　　　　C. 1:3

D. 3:1　　　　　　　E. 3:2

（二）多项选择题

1. 组成中含有半夏的方剂是（　　　）。

A. 越鞠丸　　　　　　B. 半夏厚朴汤　　　　C. 苏子降气汤

D. 定喘汤　　　　　　E. 旋覆代赭汤

2. 组成中含有生姜、半夏的方剂是（　　　）。

A. 半夏厚朴汤　　　　B. 苏子降气汤　　　　C. 定喘汤

D. 旋覆代赭汤　　　　E. 小青龙汤

3. 寒热并用、补消兼施、辛开苦降的方剂是（　　　）。

A. 半夏厚朴汤　　　　B. 枳实消痞丸　　　　C. 半夏泻心汤

D. 越鞠丸　　　　　　E. 厚朴温中汤

4. 具有温肝散寒、行气止痛之功，用治寒凝肝脉之睾丸痛、疝气痛的方剂是（　　　）。

A. 柴胡疏肝散　　　　B. 金铃子散　　　　　C. 天台乌药散

D. 暖肝煎　　　　　　E. 加味乌药汤

5. 具有疏肝解郁、调和肝脾之功效的方剂是（　　　）。

A. 柴胡疏肝散　　　　B. 四逆散　　　　　　C. 逍遥散

D. 枳实消痞丸　　　　E. 加味乌药汤

6. 具有降逆平喘、祛痰止咳之功效的方剂是（　　　）。

A. 苏子降气汤　　　　B. 定喘汤　　　　　　C. 旋覆代赭汤

D. 小青龙汤　　　　　E. 麻黄汤

7. 具有平喘之功效的方剂是（　　　）。

A. 苏子降气汤　　　　B. 定喘汤　　　　　　C. 小青龙汤

D. 麻黄汤　　　　　　E. 麻黄杏仁甘草石膏汤

8. 具有益气和胃、降逆止呕、散结除痞之功效，用治心下痞证的方剂是（　　　）。

A. 旋覆代赭汤　　　　B. 半夏泻心汤　　　　C. 厚朴温中汤

D. 枳实消痞丸　　　　E. 半夏厚朴汤

9. 可用治呃逆的方剂是（　　）。
　　A. 旋覆代赭汤　　　B. 橘皮竹茹汤　　　C. 丁香柿蒂汤
　　D. 蒿芩清胆汤　　　E. 小建中汤

10. "寒热并用"的方剂是（　　）。
　　A. 枳实消痞丸　　　B. 半夏厚朴汤　　　C. 半夏泻心汤
　　D. 大黄附子汤　　　E. 麻黄杏仁甘草石膏汤

11. 运用辛开苦降法的方剂是（　　）。
　　A. 枳实消痞丸　　　B. 半夏厚朴汤　　　C. 半夏泻心汤
　　D. 理中丸　　　　　E. 良附丸

（黎同明）

第十一章　理　血　剂

学习基本要求

（1）熟悉理血剂的概念、分类及应用注意事项。

（2）掌握方剂：桃核承气汤、血府逐瘀汤、补阳还五汤、温经汤、生化汤、小蓟饮子、黄土汤。

（3）熟悉方剂：十灰散、复元活血汤、桂枝茯苓丸、咳血方、槐花散。

（4）了解方剂：失笑散。

重点难点提示

（1）要求掌握、熟悉的方剂的证治特点。

（2）要求掌握的方剂的组成原则（配伍关系）。

（3）桃核承气汤中药物配伍的关系（桃仁与大黄、大黄与芒硝、桃仁与桂枝）。

（4）试结合治证病机、药物作用分析血府逐瘀汤方中配伍柴胡、桔梗、枳壳的意义；牛膝在方中有何作用。

（5）复元活血汤中酒大黄与柴胡配伍的意义。

（6）温经汤中为何以吴茱萸、桂枝为君药？方中配伍牡丹皮、麦冬的意义。

（7）十灰散的配伍特点，方中配伍栀子、大黄的意义。

（8）试结合治证病机、药物作用分析黄土汤中配伍干地、阿胶、黄芩的意义。

理血剂概说

知识点讲解

1．概念

（1）组成：以理血药（活血祛瘀药或止血药）为主。

（2）作用：活血祛瘀、止血。

（3）立法依据："血实者宜决之"，"定其血气，各守其乡"。

（4）治证：①血瘀证：外感六淫、内伤七情、跌打损伤、手术等皆能致瘀。以刺痛有定处，入夜尤甚，包块触之有形，固定不移，按之痛剧，口唇紫绀，面色晦暗，舌紫黯或有瘀斑瘀点，脉沉涩或结、代等证候为特征。常见于痛经，闭经，癥积，心腹诸痛、紫癜等病证。②出血证：寒、热、虚、瘀等皆可致出血。如吐血、衄血、咳血、尿血、便血、崩漏及外伤出血等。

2．分类与适应证

（1）活血祛瘀。治各种瘀血证。代表方：桃核承气汤、血府逐瘀汤、补阳还五汤、复元活血汤、温经汤、生化汤、桂枝茯苓丸、失笑散。

（2）止血。治各种出血证。代表方：十灰散、咳血方、小蓟饮子、槐花散、黄土汤。

3．使用注意

（1）祛瘀须防伤正。活血祛瘀剂性多破泄，易于伤正，必要时可配补益之品同用，使消瘀而不伤正。月经过多者及孕妇均当慎用或忌用。

（2）止血慎防留瘀。必要者时可选用有活血祛瘀作用的止血药，如三七、茜根。

（3）上部出血忌升提，如升麻、柴胡之属；下部出血忌沉降，如牛膝、代赭石、大黄之类；对大出血有虚脱征兆者，应急速补气固脱。

（4）新瘀证急，宜用汤剂，取其力大效捷；旧瘀证缓，可用丸剂，取其力小性缓，消瘀而不伤正。

重点难点分析

证治机理：①活血祛瘀法属"消法"的范畴，针对血液凝滞，血行不畅，血脉不通或离经之血（死血）的瘀血证而设。瘀血证每因气滞、气虚、寒凝、热迫、外伤、情志失调、痰湿阻滞、久病、年老等而致，故本方剂常配伍理气、补益、温经、清热、疏肝、化痰等药物同用。②止血法是针对身体内外出血之证而设。出血证病因的不同而也常配伍温阳、清热、补益、化瘀等药物同用。

第一节　活血祛瘀

桃核承气汤 （《伤寒论》）

知识点讲解

【主治】 下焦蓄血证。

【证机分析】

下焦蓄血
- 瘀热互结下焦——少腹急结，或闭经、痛经，舌黯红，脉沉实而涩。
- 瘀热扰心——其人如狂（神志错乱），谵语烦躁。
- 膀胱气化未受影响——小便自利。
- 热在阴血分，夜属阴——夜间发热。

辨证要点：少腹急结，小便自利，舌黯红，脉沉实而涩。

【病机】 瘀热互结于下焦经脉。

【治法】 破血下瘀（逐瘀泻热）。

【方解】

君：桃仁——破瘀活血。

大黄——泻热通便，活血祛瘀。

　　*桃仁、大黄两药相配，逐瘀泄热，瘀热并治。

臣：桂枝——通行血脉，助桃仁活血祛瘀。

　　*桂枝得大黄则不走表而走里，不在解表而在活血；大黄得桂枝则不直走大肠而入血脉以祛瘀共奏活血祛瘀之功。

　　芒硝——泻热软坚通便。

佐使：炙甘草——顾护胃气，以防寒凉药伤胃；调和诸药。

配伍要点：活血祛瘀药配伍泻热攻下药，瘀热同治，并使邪有出路；在大队寒凉药中配伍少量桂枝，既助桃仁活血，又使全方凉而不遏。

配伍运用提要

（1）原方服用法。原方四味以水七升，煮取两升半，去滓，内芒硝，更上火，微沸，下火，先食，温服五合，日三服，当微利。

（2）本方服后必当"微利"，使蓄血去，瘀热清，诸证自平。孕妇忌用。

血府逐瘀汤 （《医林改错》）

知识点讲解

【主治】胸中瘀血证。

【证机分析】

血瘀胸中
气机阻滞
{
脉络不通——胸痛、头痛，日久不愈，痛如针刺而有定处。
瘀积化热，瘀热内扰——入暮潮热，内热烦闷；心悸，失眠，急躁易怒。
血瘀气滞，胃气不降——呃逆日久不止。
瘀血内阻——唇暗或两目暗黑，舌黯红有瘀斑，脉涩。
}

辨证要点：胸痛，痛有定处，舌黯红或有瘀斑，脉弦紧或涩。

【病机】瘀阻胸中，气机郁滞。

【治法】活血祛瘀，行气止痛。

【方解】

君：桃仁——活血祛瘀。

　　红花——活血祛瘀，助桃仁之力。

　　*桃仁、红花用量尤大，相须为用，活血祛瘀力强。

臣：川芎——活血行气而止痛。

　　赤芍——活血祛瘀，清解血分之瘀热。

　　牛膝——活血祛瘀，引胸中瘀血下行。

佐：枳壳——行气宽胸。

　　桔梗——宣达肺气。

　　柴胡——疏肝理气。

　　*枳壳、桔梗、柴胡一升一降，开胸行气，调畅气机，使气行则血亦行。

当归——养血活血，使祛瘀而不伤正。

生地——配当归以养阴血，使祛瘀而不伤正；配赤芍以清血分瘀热。

使：甘草——调和诸药。

配伍要点：活血祛瘀药配疏肝的柴胡、开宣肺气的桔梗、降气之枳壳，一升一降，开胸行气，使气行血则行；寓养血于活血之中，活血而无耗血之虑。

配伍运用提要

（1）本方系桃红四物汤合四逆散加桔梗、牛膝而成。方中桃红用量特大，故活血祛瘀力强，孕妇服。

（2）"血府"在本文中是指"胸中"，后世根据《素问》"脉者，血之府也"，凡血脉瘀阻之病证，均可以本方加减治疗。

补阳还五汤 （《医林改错》）

知识点讲解

【主治】气虚血瘀之中风证。

【证机分析】

气虚 ┌瘀阻脉络，筋脉、舌本失养——半身不遂，口眼歪斜，语言蹇涩，舌淡黯。

血瘀 └气虚不能固摄——口角流涎，小便频数或遗尿失禁，苔白，脉缓。

辨证要点：半身不遂，口眼歪斜，舌黯淡，苔白，脉缓无力。

【病机】气虚血瘀络阻，筋脉肌肉失养。

【治法】补气活血通络。

【方解】

君：黄芪——大补元气，使气旺而促进血行。

臣：当归尾——活血祛瘀，养血通络，且使祛瘀而不伤正。

佐使：川芎、赤芍、桃仁、红花——活血化瘀，和营通络。

地龙——通经活络。

配伍要点：大量补气药为主，以大补元气，气旺促血行配以少量活血化瘀通络之品，体现了补气活血通络这一治法。

配伍运用提要

（1）本方用治气虚血瘀之中风证，重用黄芪四两，充分揭示了"气虚血瘀"的病理机制，创立了补气活血，气旺血行的临床治法，是王氏对医学的一大贡献。若中风证的产生不是"气虚血瘀"的证型，则非本方所宜。

（2）本方黄芪用量，可从30～60 g开始，逐渐增加。对于气虚血瘀的中风证，一发生则用此方，效果较为明显；若中风后时间较久才用此方，则疗效较差。

（3）黄芪在补阳还五汤中起补气活血之功；在玉屏风散中起益气固表止汗之功；在归脾汤中起补气生血、补气摄血之功；在补中益气汤中起益气升阳之功；在当归补血汤中起补气生血之功。

复元活血汤 (《医学发明》)

知识点讲解

【主治】跌打损伤,瘀留胁下。

【证机分析】

外伤损络,瘀留胁下,气滞络阻──→胁肋瘀肿,痛不可忍。

辨证要点:胁肋瘀肿,痛不可忍。

【病机】外邪损络,瘀留胁下。

【治法】活血祛瘀,疏肝通络。

【方解】

君:大黄——活血祛瘀,引血下行(酒制既助活血,又具上行之性以直达胁下)。

柴胡——疏肝理气,使气行则血行;引药入肝经。

*柴胡、大黄相配,行气活血,直攻胁下瘀血。

臣:穿山甲——破瘀通络。

桃仁、红花——破血逐瘀。

*臣药活血祛瘀,消肿止痛。

佐:当归——养血活血。

瓜蒌根——助诸药消瘀散结;清热润燥,以防血气郁久化热化燥。

酒——行气活血,以助药力。

使:甘草——缓急止痛,调和诸药。

配伍要点:以活血祛瘀药配伍疏肝行气之品组方;方中酒大黄、柴胡均重用,合则活血疏肝通络力宏,直攻胁下瘀血。

配伍运用提要

(1)本方大黄用量偏重,服后见微利痛减,当停用或小其量,免伤正气。孕妇忌用。若痛甚,可加三七或乳香、没药,以增化瘀止痛之效;若气滞,可酌加木香、青皮以行气止痛。

(2)类方比较:

方名	相同点	不同点
复元活血汤	均有活血祛瘀,疏肝理气之功。用治瘀血留滞胸胁之痛证,临证以胸胁疼痛,呈针刺样痛,痛有定处为特征	活血祛瘀之中并能疏肝通络,破瘀通络之力大。用治跌打损伤,瘀留胁下,而见胁肋瘀肿,痛不可忍者
血府逐瘀汤		活血祛瘀之中兼以行气疏肝,养阴血而泄热,用治瘀血内阻,气机郁滞日久之胸中瘀血证,以胸痛,痛有定处,舌黯红或有瘀斑,脉弦紧或涩为特征

温经汤 （《金匮要略》）

知识点讲解

【主治】冲任虚寒、瘀血阻滞证。

【证机分析】

冲任虚寒┐寒凝瘀阻——少腹冷痛，崩漏，月经不调或久不受孕。

瘀血内阻┘失血阴伤，虚热内生——傍晚发热，手足心热，唇口干燥。

辨证要点：月经不调，少腹冷痛，经有瘀块，时发烦热，舌黯脉细涩。

【病机】冲任虚寒，瘀血内阻，阴血不足。

【治法】温经散寒，养血祛瘀。

【方解】

君：吴茱萸——温经散寒止痛。

　　桂枝——温经散寒，通利血脉。

　＊吴茱萸、桂枝合用，温经散寒，通利血脉。

臣：当归、川芎、芍药——养血活血而调经。

　　牡丹皮——活血祛瘀，清虚热。

佐：阿胶——养血滋阴。

　　麦冬——滋阴润燥，制约吴茱萸、桂枝温燥之性。

　　人参、甘草——补中益气，以资气血生化之源。

　　半夏——通降胃气而散结，有助于祛瘀调经。

　　生姜——助吴茱萸、桂枝温经散寒；合参、夏、草以温中养胃。

使（兼）：甘草——调和诸药。

配伍要点：本方温清消补并用，但以温经补养为主（吴茱萸、桂枝温经散寒，当归、阿胶、麦冬养血滋阴，川芎、当归、牡丹皮活血消瘀，牡丹皮、麦冬清虚热），刚柔相济，温而不燥，以成温养化瘀之剂。

配伍运用提要

（1）本方主治冲任虚寒，瘀血内阻之证，但活血祛瘀剂以吴茱萸，桂枝为君，是因血脉遇寒则凝滞，血喜温而恶寒，遇温则行之，故以温经放在其首位，故名温经汤。

（2）类方比较：

方名	相同点	不同点
温经汤	均有温经散寒，养血通脉之功。用治血虚经脉受寒，寒凝血瘀之痛证	温经与祛瘀并用，重在温经，兼以养阴血，补脾气。用治冲任虚寒，瘀血阻滞之崩漏、月经不调、久不受孕等证，临证每伴有少腹冷痛、经有瘀块、时发烦热、舌黯脉细涩者
当归四逆汤		重在温补肝血，散寒通脉，温、补、通三法联用。用治血虚阳弱，寒凝经脉之手足厥寒，舌淡脉细之血虚寒厥证及血虚寒凝之诸痛证

生化汤 （《傅青主女科》）

知识点讲解

【主治】产后瘀血腹痛。

【证机分析】

产前过食生冷，或产时受寒，营血亏虚——→恶露不行，小腹冷痛，脉迟细或弦。

辨证要点：产后恶露不行，小腹冷痛。

【病机】产后血虚受寒，瘀阻胞宫。

【治法】养血活血，温经止痛。

【方解】

君：当归——补血活血，化瘀生新。

臣：川芎、桃仁——活血化瘀，行气止痛。

佐：炮姜——温经散寒，以除胞宫寒凝。

　　黄酒——温通血脉，以助药力。

　　童便——益阴化瘀，引败血下行。

使：炙甘草——益气和中，使瘀去而不伤中；缓急止痛，调和诸药。

配伍要点：养血化瘀配伍温经止痛组方。

配伍运用提要

（1）原方用法：黄酒、童便各半煎服。现代以水煎服，加黄酒适量。

（2）本方以养血化瘀，温经止痛立法，用之使瘀血去，新血生，故名"生化汤"。

（3）妇女产后常用方，有些地区民间习惯作为产后必服之剂，但本方终为化瘀之剂，且药性偏温，应以产后血虚受寒而致小腹冷痛，恶露不行为宜。若产后血热瘀滞，则非本方所宜。

桂枝茯苓丸 （《金匮要略》）

知识点讲解

【主治】瘀留胞宫之小腹宿有癥块者：少腹挛急，按之痛，或妊娠后漏下不止，脉涩。妇女血瘀经闭等证：经行腹痛、难产、胞衣不下、死胎不下、恶露不尽。

【证机分析】

瘀血留于胞宫——→妊娠胎动不安——→腹痛漏下。

辨证要点：下血紫黑晦暗，腹痛拒按，舌黯。

【病机】瘀留胞宫。

【治法】活血化瘀，缓消癥块。

【方解】

君：桂枝——散结通脉而消瘀血。

臣：桃仁——破血祛瘀，消癥散结。

　　牡丹皮——兼清瘀积所化之热。

　　白芍——滋阴养血，缓急止痛。

　　*君、臣相合，活血化瘀，缓消癥块。

佐：茯苓——健脾渗湿以利水祛痰（癥块形成，兼挟痰湿）。

配伍要点：寒热并用；通因通用。

配伍运用提要

（1）本方祛瘀之力较为和缓，意在渐消缓散，勿损胎元，宜于妊娠而有瘀血阻滞者。

（2）其用药既以桂枝温通血脉，又佐牡丹皮、芍药凉血散瘀，寒温并用，则耗伤阴血之弊；另则，本方用治漏下之证，却用行血之法，体现"通因通用"之法，使瘀块得消，则出血可止。

（3）对妇女妊娠而有瘀血癥块者，只能渐消缓散，不可峻猛攻破。原方对其用量、服法规定甚严，临床使用切当注意。

失笑散 （《重修正文和经史证类本草》）

知识点讲解

【主治】瘀血停滞之诸痛证。

【证机分析】瘀血阻滞，不通则痛——心胸或脘腹刺痛，或产后恶露，少腹急痛，或痛经。辨证要点：瘀血凝滞诸痛，舌紫黯，边有瘀斑，脉涩或弦。

【病机】瘀血停滞，不通则痛。

【治法】活血祛瘀，散结止痛。

【方解】

君：五灵脂——性味甘温，长于破血行瘀。

臣：蒲黄——气味清香，活血行气。

　　*两药相须为用，活血祛瘀，散结止痛力彰。

配伍要点：活血兼以调气，气血兼顾；制以醇醋，有助化痰通络，活血止痛，祛瘀。

配伍运用提要

（1）本方为治血瘀疼痛证的常用方。方中五灵脂败胃，脾胃虚弱者慎用；孕妇忌用。

（2）类方比较：

方名	相同点	不同点
失笑散	均有活血化瘀止痛之功。用治产后瘀血内阻，恶露不行之少腹疼痛证	以活血祛瘀，散结止痛立法，纯消无补。用治瘀血内停、脉络阻滞、血行不畅之诸痛证。除产后恶露不行之腹痛外，还广泛用治血瘀心胸刺痛、脘腹疼痛、痛经、月经不调或经行腹痛等实证
生化汤		以养血活血，温经散寒立法，消补并用。用治产后血虚受寒，瘀阻胞宫、经脉所致之恶露不行，少腹冷痛之证

第二节　止　　血

十灰散 （《十药神书》）

知识点讲解

【主治】血热妄行之上部出血。

【证机分析】火热上冲，迫血妄行，损伤血络──→吐血，咯血，嗽血，衄血。

辨证要点：吐血，咳血，嗽血，衄血，血色鲜红，舌红，脉数。

【病机】火热炽盛，迫血妄行。

【治法】凉血止血。

【方解】

君：大蓟、小蓟──凉血止血。

臣：白茅根、茜根、侧柏叶、荷叶──凉血止血。

棕榈皮──收涩止血。

佐：栀子、大黄──清热泻火，凉血止血，导热下行，折其上逆之势。

牡丹皮──凉血祛瘀，使凉血止血而不留瘀。

藕汁──清热凉血散瘀。

萝卜汁──降气清热以助止血。

京墨──收涩止血。

配伍要点：凉血止血配清降、化瘀、收涩。

配伍运用提要

（1）原方用法：上药各烧灰存性，研极细末，用纸包，碗盖于地上一夕，出火毒。用时先将白藕捣汁或萝卜汁磨京墨半碗，调服五钱，食后服下。外用适量。

（2）本方凉血与清热并用，收涩与化瘀兼顾，对于血热妄行，来势急暴的上部出血，可作应急之用。也可改作汤剂。

咳血方 (《丹溪心法》)

知识点讲解

【主治】肝火犯肺之咳血证。

【证机分析】

肝火犯肺 {
热炼津成痰——咳嗽痰黄稠,咯痰不爽。
热伤肺中血络——痰中带血。
肝火内扰——心烦易怒,胸胁作痛,便结,口苦,舌红苔黄,脉弦数。
}

辨证要点:咳痰黄稠带血,胸胁作痛,舌红苔黄,脉弦数。

【病机】肝火灼肺,肺络受伤。

【治法】清肝宁肺,凉血止血。

【方解】

君:青黛——清泻肝火而凉血。

　　栀子——清热凉血,泻火除烦。

　　* 青黛、栀子两者相配,清肝泄热凉血,治本清源。

臣:瓜蒌仁——清热化痰,润肺止咳,滑肠通便。

　　海粉——清金降火,软坚化痰。

佐:诃子——敛肺下气止咳。

　　蜜、姜——防止青黛、栀子苦寒伤中。

配伍要点:清肝降火配清热化痰止血。

配伍运用提要

(1) 本方证病位虽在肺,但病根在肝,治当清肝降火,宁肺止血。寓止血于清热泻火之中,标本同治,清热化痰与清肝敛肺同施,肝肺兼调。

(2) 类方比较:

方名	相同点	不同点
咳血方	均有清热凉血,润燥化痰,宁肺止咳之功。用治肺热咳嗽之痰血证	重在清肝泻火以宁肺,且有凉血止血之功。用治肝火上炎灼伤肺络之咳嗽、痰稠带血、心烦易怒、胁痛口干、颊赤便秘、舌红苔黄、脉弦数等证。病在肝肺,属实证
百合固金汤		重在滋肾阴、清虚火,故滋阴养血、润燥化痰之力大。用治肺肾阴亏、虚火上炎、灼伤肺络之咳嗽痰血证。病在肺肾,属虚证

小蓟饮子 （《玉机微义》）

知识点讲解

【主治】热结下焦之血淋、尿血。

【证机分析】

热结下焦 { 热伤膀胱血络——尿中带血或尿血，舌红苔黄，脉数。

膀胱气化失常——小便频数，赤涩热痛。

辨证要点：小便频数，赤涩热痛，尿中带血或尿血，舌红，苔黄，脉数。

【病机】热结于下焦，膀胱气化不利。

【治法】凉血止血，利尿通淋。

【方解】

君：小蓟——凉血止血。

臣：生地黄——凉血止血，养阴清热。

藕节、蒲黄——收涩止血，兼化瘀，以防血止留瘀。

佐：滑石、竹叶、木通——清热利尿，引热下行。

栀子——清泄三焦之火，引热从小便从出。

当归——养血和血，引血归经；并防止诸药寒凉太过之弊。

使：炙甘草——缓急止痛，和中调药。

配伍要点：凉血止血与利水通淋配伍，止血中兼以化瘀，使血止不留瘀；利水通淋之中兼以养阴血，使利尿不伤阴。

配伍运用提要

（1）方中配当归，取其养血和血，与生地相伍，更能滋养阴血，能血止不留瘀，利尿而不伤阴血。

（2）若尿中带血，且小便淋漓涩痛，灼热，称为血淋；若尿中带血，小便时无不适之感，称为尿血。

（3）类方比较：

方名	相同点	不同点
小蓟饮子	均有生地、木通、竹叶、甘草四药，有清心利水养阴之功，用治热淋等证	凉血止血为主，且止血之中寓以化瘀，清利之中寓以滋养阴血。用治瘀热郁结于下焦，灼伤血络，血渗尿中所致的血淋、尿血证
导赤散		重在清心火、利小便，用治心经火旺，移热于小肠之心胸烦热，口舌生疮，口渴面赤或小便赤涩刺痛，舌红脉数者

槐花散 (《普济本事方》)

知识点讲解

【主治】风热湿毒壅遏大肠之便血。

【证机分析】

风热与湿热毒邪壅遏肠道，损伤肠络，血渗肠道——→大便出血，痔疮出血，舌红，脉数。

辨证要点：便血，血色鲜红，舌红，脉数。

【病机】风湿热毒壅遏肠道，损络渗血。

【治法】清肠止血，疏风行气。

【方解】

君：槐花——泻热清肠，凉血止血。

臣：侧柏叶——清热凉血，收敛止血。

佐：荆芥穗——疏风，止血（炒黑）。

　　　枳壳——行气宽肠，利于湿热毒邪的排泄。

配伍要点：清肠止血配疏风行气。

配伍运用提要

方中重用槐花清肠凉血止血，更配侧柏叶清热凉血，则清肠止血力佳；荆芥穗炒黑专入血分而止血，且配枳壳疏风行气之功，寓理气于止血之中，寄收涩于清疏之内，配伍得宜。

黄土汤 (《金匮要略》)

知识点讲解

【主治】脾阳不足、脾不统血证。

【证机分析】

脾阳不足
- 脾不统血——吐血，衄血，便血，崩漏。
- 病属虚寒——血色暗淡，四肢不温，舌淡苔白，脉沉无力。
- 失血伤阴——面色萎黄，脉细。

辨证要点：大便下血，或妇女崩漏，血色暗淡，舌淡苔白，脉沉细无力。

【病机】脾阳不足，脾不统血。

【治法】温阳健脾，养血止血。

【方解】

君：灶心黄土——温中阳，收敛，止血。

臣：白术——健脾益气。

　　炮附子——补命门之温，温壮脾阳。

　　*君臣合用，温阳健脾，以复统摄之权。

　　佐：生地黄、阿胶——滋阴养血、止血。

　　*生地黄、阿胶得白术、附子可避免滋腻呆滞碍脾之弊；白术、附子配伍生地黄、阿胶可免温燥伤血之虑。

　　　黄芩——苦寒清热止血坚阴，制白术、附子之温性，使温阳而无动血之弊。

　　使：甘草——调和诸药。

　　配伍要点：温阳健脾配养血止血。

配伍运用提要

　　（1）本方为温阳止血之代表方，方中配伍干地黄，阿胶滋阴养血、止血，黄芩苦寒清热坚阴，与白术、炮附子相配，滋而不腻，温而不燥，刚柔相济，共成温阳健脾，养血止血之剂。

　　（2）类方比较：

方名	相同点	不同点
黄土汤	均能温脾阳，益脾气，以统血摄血，用治脾阳不足，中焦虚寒，脾不统血的出血证，症见出血、血色暗淡、四肢不温、舌淡苔白、脉沉迟者	为温涩之剂，重在温阳摄血，并能养血止血，专用于脾阳不足，中焦虚寒，气虚及阳，兼有血虚的多种失血证。如大便下血、吐血衄血、崩漏等证兼有面色萎黄，畏寒肢冷、舌淡、脉沉细而弱者
理中丸		为温补之剂，重在温中阳，健脾运，并能燥湿，长于温脾止泻、止痛，是用治中焦虚寒证的代表方，故以脘腹疼痛、食少泄泻等见证为主

方名	相同点	不同点
黄土汤	均有补气健脾，养血止血之功。用治脾虚，脾失统血之便血，崩漏等证	本方所治便血，崩漏等出血证，乃因中焦虚寒，脾阳不足，脾不统血所致。属于虚寒失血证。故以温补脾阳，养血止血立法。临证以出血量多、血色暗淡、质清稀伴肢冷面色萎黄、舌淡苔白、脉沉细等证为特点
归脾汤		本方所治之出血证，乃因脾气虚弱，气血两虚，气不摄血所致，故以补气健脾，养血补心，调补心脾立法。临证尤多用治心脾两虚之失血、心悸、头晕、失眠健忘、食少体倦、舌淡苔白脉细弱等证

理血剂综合试题

一、填空题

1. 理血剂是以_____为主组成，具有_____的作用，用以治疗_____

_____的方剂。

2. 桃核承气汤的组成由_____汤加_____而组成，具有_____功效，用治_____证。

3. 血府逐瘀汤具有_____、_____的功效，用治_____证。

4. 补阳还五汤中，黄芪的原方用量是_____；方中的君药是_____；本方功能_____，用治_____之中风证，为_____法的代表方。

5. 温经汤的配伍特点有二，一是其组方用药体现_____诸法并用，但以____为主；二是用药以_____合用，能使全方组成具有_____、_____的特点，而成为_____之剂。

6. 生化汤的组方中重用_____为君，以_____为臣、_____为佐，_____为使；其具有_____的功效，用治_____之证。

7. 黄土汤的君药是_____，臣药是_____，佐药是_____，使药是_____；其配伍特点是_____。

8. 补气止血法的代表方是_____；温阳止血法的代表方是_____；凉血止血法的代表方是_____；清肝宁肺止血法的代表方是_____。

9. 黄芪在补阳还五汤中的作用是_____，在补中益气汤中的作用是_____，在当归补血汤中的作用是_____，在固冲汤中的作用是_____。

10. 功能温经散寒，祛瘀养血的方剂是_____；功能化瘀生新，温经止痛的方剂是_____；功能温经散寒，养血通脉的方剂是_____；功能温中祛寒，补益脾胃的方剂是_____。

二、名词术语解释

1. 瘀血　2. 出血　3. 血府　4. 补气活血　5. 温阳止血

三、默写方剂歌诀

1. 核桃承气汤　2. 血府逐瘀汤　3. 补阳还五汤　4. 温经汤

5. 生化汤　6. 十灰散　7. 小蓟饮子　8. 黄土汤

四、病例分析

要求：分析下列病例，作出中医证的辨证诊断，并拟定治法、处方（包括方名、药物以及剂量、药物的特殊用法）。

1. 洪×，男，30岁。主诉：腹痛拒按3天，阵发性加剧，伴呕吐，便秘，烦躁不安，夜间发热，纳呆，舌暗红，苔黄白厚腻，脉沉弦。患者因跌倒，股骨颈骨折1周后出现上述症状。西医拟诊股骨颈骨折合并肠麻痹。

2. 陈××，男，60岁。家人代诉：半身不遂1天。素有高血压史，昨夜因忘记关风扇，今早则见半身不遂，口眼㖞斜，言语不清，二便失禁。查：右侧肢体软瘫，舌淡，苔白，脉缓。

3. 杨××，女，15岁。主诉：咽痛一周，伴眼睑浮肿，小便频、涩痛、色如浓茶、量少，舌红，苔薄黄，脉滑数。尿分析：红细胞大于 $250/\mu L$；白细胞 $100/\mu L$，蛋白 $1.5/L$。

五、简答题

1. 简述黄芪在补阳还五汤、补中益气汤、归脾汤、玉屏风散、当归补血汤中的作用特点。

2. 简述止血剂中配伍祛瘀药的意义。

3. 分析黄土汤中配伍生地黄、阿胶、黄芩的意义。

4. 简述温经汤配伍特点。

5. 简述理血剂的使用注意事项。

六、论述题

1. 分析桃核承气汤的组成原则。

2. 分析血府逐瘀汤的组成原则。

3. 分析补阳还五汤的组成原则，并说明其功效、主治。

4. 分析小蓟饮子的组成原则。

5. 分析黄土汤的组成原则，并说明其功效、主治。

6. 比较血府逐瘀汤与复元活血汤的功效、主治有何异同。

7. 比较生化汤与失笑散的功效、主治之异同。

8. 黄土汤与归脾汤均可用治崩漏、便血之证，临证如何区别应用？

9. 比较温经汤与当归四逆汤的功效、主治之异同。

七、选择题

（一）单项选择题

1. 桃核承气汤的组成药物中无（　　）。
   A. 桃仁　　　　　　　　B. 大黄　　　　　　　　C. 芒硝
   D. 枳实　　　　　　　　E. 甘草

2. 桃核承气汤的组成药物中有（　　）。
   A. 大承气汤　　　　　　B. 小承气汤　　　　　　C. 调胃承气汤
   D. 增液承气汤　　　　　E. 厚朴三物汤

3. 血府逐瘀汤的组成药物中无（　　）。
   A. 桃仁　　　　　　　　B. 红花　　　　　　　　C. 地龙
   D. 川芎　　　　　　　　E. 赤芍

4. 血府逐瘀汤的组成药物中无（　　）。
   A. 桃仁、红花　　　　　B. 当归、川芎　　　　　C. 生地黄、赤芍
   D. 桔梗、牛膝　　　　　E. 郁金、香附

5. 补阳还五汤的组成药物中无（　　）。
   A. 黄芪　　　　　　　　B. 生地黄　　　　　　　C. 归尾
   D. 桃仁　　　　　　　　E. 红花

6. 补阳还五汤中黄芪的原方用量是（　　）。
   A. 一两　　　　　　　　B. 二两　　　　　　　　C. 三两
   D. 四两　　　　　　　　E. 五两

7. 温经汤的药物组成中无（　　）。

    A. 肉桂　　　　　　　　B. 当归　　　　　　　　C. 白芍
    D. 川芎　　　　　　　　E. 麦冬

8. 温经汤与当归四逆汤组成中所共有的药物是（　　）。

    A. 川芎　　　　　　　　B. 白芍　　　　　　　　C. 细辛
    D. 肉桂　　　　　　　　E. 阿胶

9. 生化汤的药物组成中无（　　）。

    A. 炮姜　　　　　　　　B. 川芎　　　　　　　　C. 桃仁
    D. 归尾　　　　　　　　E. 炙甘草

10. 温经汤与生化汤组成中所共有的药物是（　　）。

    A. 当归、川芎　　　　　B. 当归、白芍　　　　　C. 炮姜、炙甘草
    D. 人参、桂枝　　　　　E. 生姜、半夏

11. 温经汤的君药是（　　）。

    A. 当归、川芎　　　　　B. 吴茱萸、桂枝　　　　C. 牡丹皮、芍药
    D. 人参、半夏　　　　　E. 阿胶、麦冬

12. 有关方中君药，下列哪一项是错误的？（　　）

    A. 桃核承气汤——桃仁、大黄　　　B. 生化汤——当归
    C. 补阳还五汤——桃仁、红花　　　D. 血府逐瘀汤——桃仁、红花
    E. 温经汤——桂枝、吴茱萸

13. 桂枝在温经汤中的作用是（　　）。

    A. 解表散寒　　　　　　B. 调和营卫　　　　　　C. 温经散寒
    D. 温阳通脉　　　　　　E. 温阳化气

14. 补气活血法的代表方是（　　）。

    A. 补中益气汤　　　　　B. 归脾汤　　　　　　　C. 补阳还五汤
    D. 当归补血汤　　　　　E. 玉屏风散

15. 十灰散的药物组成中无（　　）。

    A. 大蓟　　　　　　　　B. 仙鹤草　　　　　　　C. 侧柏叶
    D. 栀子　　　　　　　　E. 白茅根

16. 十灰散与小蓟饮子组成中所共有的药物是（　　）。

    A. 小蓟、山栀子　　　　B. 大蓟、大黄　　　　　C. 生地黄、木通
    D. 侧柏叶、荷叶　　　　E. 茜草、白茅根

17. 小蓟饮子的药物组成中无（　　）。

    A. 生地黄　　　　　　　B. 木通　　　　　　　　C. 竹叶
    D. 大黄　　　　　　　　E. 甘草

18. 小蓟饮子与导赤散组成中所共有的药物是（　　）。

    A. 生地黄、木通　　　　B. 当归、栀子　　　　　C. 滑石、甘草
    D. 小蓟、藕节　　　　　E. 竹叶、车前子

19. 黄土汤的药物组成中无（　　）。

    A. 白术　　　　　　　　B. 干姜　　　　　　　　C. 附子

D. 阿胶　　　　　　　　E. 干地黄

20. 黄土汤与理中丸组成中所共有的药物是（　　）。
　　A. 人参　　　　　　　　B. 白术　　　　　　　　C. 干姜
　　D. 黄芩　　　　　　　　E. 附子

21. 复元活血汤的药物组成中无（　　）。
　　A. 柴胡　　　　　　　　B. 枳壳　　　　　　　　C. 大黄
　　D. 当归　　　　　　　　E. 红花

22. 复元活血汤与柴胡疏肝散组成中所共有的药物是（　　）。
　　A. 桃仁、红花　　　　　B. 柴胡、甘草　　　　　C. 当归、穿山甲
　　D. 川芎、香附　　　　　E. 陈皮、大黄

23. 咳血方的组成药物中无（　　）。
　　A. 龙胆草　　　　　　　B. 青黛　　　　　　　　C. 海石
　　D. 诃子　　　　　　　　E. 栀子

24. 槐花散的组成药物中无（　　）。
　　A. 侧柏叶　　　　　　　B. 荆芥穗　　　　　　　C. 枳壳
　　D. 槐花　　　　　　　　E. 地榆

25. 组成中无桃仁的方是（　　）。
　　A. 血府逐瘀汤　　　　　B. 补阳还五汤　　　　　C. 温经汤
　　D. 生化汤　　　　　　　E. 桂枝茯苓丸

26. 组成中无川芎的方是（　　）。
　　A. 血府逐瘀汤　　　　　B. 补阳还五汤　　　　　C. 生化汤
　　D. 温经汤　　　　　　　E. 复元活血汤

27. 具有活血祛瘀、行气止痛功效的方是（　　）。
　　A. 桃核承气汤　　　　　B. 血府逐瘀汤　　　　　C. 生化汤
　　D. 复元活血汤　　　　　E. 温经汤

28. 具有补气活血通络功效的方是（　　）。
　　A. 桃核承气汤　　　　　B. 血府逐瘀汤　　　　　C. 生化汤
　　D. 补阳还五汤　　　　　E. 温经汤

29. 具有祛瘀生新、温经止痛功效的方是（　　）。
　　A. 温经汤　　　　　　　B. 生化汤　　　　　　　C. 当归四逆汤
　　D. 桂枝茯苓丸　　　　　E. 复元活血汤

30. 具有温经散寒、祛瘀养血功效的方是（　　）。
　　A. 生化汤　　　　　　　B. 温经汤　　　　　　　C. 当归四逆汤
　　D. 桂枝茯苓丸　　　　　E. 补阳还五汤

31. 具有活血化瘀、疏肝通络功效的方是（　　）。
　　A. 血府逐瘀汤　　　　　B. 复元活血汤　　　　　C. 生化汤
　　D. 桂枝茯苓丸　　　　　E. 柴胡疏肝散

32. 具有凉血止血、利水通淋功效的方是（　　）。

A. 导赤散   B. 十灰散   C. 小蓟饮子

D. 槐花散   E. 咳血方

33. 具有温阳健脾，养血止血功效的方是（   ）。

A. 理中丸   B. 补中益气汤   C. 归脾汤

D. 黄土汤   E. 固冲汤

34. 咳血方的功效是（   ）。

A. 滋阴清热，凉血止血   B. 泻肺泄热，凉血止血

C. 清肝宁肺，凉血止血   D. 养阴润肺，止咳化痰

E. 清心宁肺，养阴止血

35. 具有清肠凉血，疏风行气功效的方是（   ）。

A. 白头翁汤   B. 槐花散   C. 黄连解毒汤

D. 十灰散   E. 芍药汤

36. 瘀热互结的下焦蓄血证，治宜选方（   ）。

A. 大承气汤   B. 小承气汤   C. 桃核承气汤

D. 调胃承气汤   E. 增液承气汤

37. 瘀血内阻，气机郁滞于胸之痛证，治宜选方（   ）。

A. 复元活血汤   B. 血府逐瘀汤   C. 逍遥散

D. 柴胡疏肝散   E. 桂枝茯苓丸

38. 气虚血瘀络阻之中风证，治宜选方（   ）。

A. 血府逐瘀汤   B. 生化汤   C. 温经汤

D. 补阳还五汤   E. 复元活血汤

39. 冲任虚寒，瘀血阻滞之漏下证，治宜选方（   ）。

A. 固冲汤   B. 归脾汤   C. 补中益气汤

D. 温经汤   E. 生化汤

40. 产后血虚，复感风寒，恶露不行，少腹冷痛，治宜选方（   ）。

A. 温经汤   B. 生化汤   C. 当归四逆汤

D. 理中丸   E. 桂枝茯苓丸

41. 跌打损伤，瘀留胁下，痛不可忍，治宜选方（   ）。

A. 血府逐瘀汤   B. 桃红四物汤   C. 温经汤

D. 复元活血汤   E. 柴胡疏肝散

42. 患者突然流鼻血，血色鲜红，舌红脉数，治宜选方（   ）。

A. 咳血方   B. 十灰散   C. 槐花散

D. 小蓟饮子   E. 导赤散

43. 瘀热结于下焦之血淋，尿血，治宜选方（   ）。

A. 桃核承气汤   B. 血府逐瘀汤   C. 小蓟饮子

D. 槐花散   E. 导赤散

44. 脾阳不足，脾不摄血之便血，崩漏，治宜选方（   ）。

A. 固冲汤   B. 归脾汤   C. 补中益气汤

　　D. 黄土汤　　　　　　　　E. 四君子汤

45. 肝火犯肺之咳嗽，痰中带血，烦躁易怒，舌红苔黄，脉弦数，治宜选方
　　（　　）。
　　A. 龙胆泻肝汤　　　　B. 咳血方　　　　C. 百合固金汤
　　D. 泻白散　　　　　　E. 千金苇茎汤

46. 大便干硬，先血后便，血色鲜红，治宜选方（　　）。
　　A. 大承气汤　　　　　B. 小承气汤　　　　C. 增液承气汤
　　D. 调胃承气汤　　　　E. 槐花散

47. 桃核承气汤中大黄的作用是（　　）。
　　A. 清热解毒　　　　　B. 泻火通便　　　　C. 凉血止血
　　D. 逐瘀泄热　　　　　E. 清热退黄

48. 补阳还五汤中黄芪的作用是（　　）。
　　A. 补气生血　　　　　B. 益气升阳　　　　C. 固表止汗
　　D. 补气行血　　　　　E. 补气摄血

（二）多选选择题

1. 组成药物中含有桃仁、红花的方剂是（　　）。
　　A. 桃核承气汤　　　　B. 血府逐瘀汤　　　　C. 生化汤
　　D. 补阳还五汤　　　　E. 复元活血汤

2. 组成药物中含有当归、川芎的方剂是（　　）。
　　A. 血府逐瘀汤　　　　B. 补阳还五汤　　　　C. 生化汤
　　D. 温经汤　　　　　　E. 复元活血汤

3. 组成药物中含有栀子的方剂是（　　）。
　　A. 咳血方　　　　　　B. 小蓟饮子　　　　C. 十灰散
　　D. 黄连解毒汤　　　　E. 导赤散

4. 组成药物中含有桂枝的方剂是（　　）。
　　A. 桃核承气汤　　　　B. 温经汤　　　　C. 生化汤
　　D. 肾气丸　　　　　　E. 黄土汤

5. 组成药物中含有大黄的方剂是（　　）。
　　A. 桃核承气汤　　　　B. 复元活血汤　　　　C. 十灰散
　　D. 生化汤　　　　　　E. 小蓟饮子

6. 可用治产后恶露不行腹痛的方剂是（　　）。
　　A. 生化汤　　　　　　B. 失笑散　　　　C. 温经汤
　　D. 当归四逆汤　　　　E. 丹参饮

7. 黄土汤治证的表现有（　　）。
　　A. 便血、崩漏　　　　B. 吐血、衄血　　　　C. 血色鲜红
　　D. 四肢不温　　　　　E. 舌淡脉沉细无力

8. 补阳还五汤治证的表现有（　　）。
　　A. 半身不遂　　　　　B. 口眼歪斜　　　　C. 言语塞涩

D. 遗尿   E. 舌黯脉弦长有力

9. 温经汤组成药物中有（   ）。

     A. 山茱萸   B. 桂枝   C. 麦冬

     D. 牡丹皮   E. 干姜

10. 小蓟饮子组成药物中有（   ）。

     A. 生地黄   B. 蒲黄   C. 当归

     D. 滑石   E. 大黄

（黎同明）

第十二章 治 风 剂

学习基本要求

（1）熟悉治风剂的概念、分类及应用注意事项。
（2）掌握方剂：川芎茶调散、羚角钩藤汤、镇肝熄风汤、大定风珠。
（3）熟悉方剂：大秦艽汤、牵正散、消风散、天麻钩藤饮。

重点难点提示

（1）要求掌握、熟悉的治风剂的证治特点。
（2）要求掌握的方剂的组成原则（配伍关系）。
（3）川芎茶调散中川芎、羌活、白芷、细辛的配伍意义；薄荷与清茶在方中的作用特点。
（4）大秦艽汤中为何配养血活血、益气、清热之药？
（5）消风散中为何配养血、清热、祛湿之品？
（6）羚角钩藤汤中为何配清热化痰药？什么叫痉厥？
（7）天麻钩藤饮中药物的配伍意义：天麻与钩藤、栀子与黄芩、川牛膝与益母草。
（8）镇肝熄风汤中牛膝配伍代赭石以及应用白芍的作用特点。
（9）镇肝熄风汤中配伍川楝子、茵陈与麦芽的意义。
（10）天麻钩藤饮中天麻配伍钩藤的作用特点。
（11）大定风珠的配伍特点及方中阿胶配伍鸡子黄的作用。

治风剂概说

知识点讲解

1. 概念
（1）组成：以辛散祛风或滋潜熄风的药物为主。
（2）作用：疏散外风或平熄内风。
（3）治证：风病 ⎰外生（外受风邪而致）——外风证。
　　　　　　　　⎱内生（由内脏病变所致）——内风证（类中风），"风从内生"、
　　　　　　　　　　　　　　　　　　　　　　　　　"肝风内动"。

2. 分类与适应证
（1）疏散外风：适用于风邪侵犯人体肌肤、筋骨、关节、经络所致之证。

風邪

- 侵犯肌表——头痛，恶风等表证（参见解表剂）。
- 上犯头目——头痛反复发作，日久不愈（头风）—— 川芎茶调散。
- 中于经络——口眼歪斜，手足不能运动——大秦艽汤。
- 与湿热相搏于肌肤——皮肤瘙痒、湿疹——消风散。
- 与痰湿瘀阻于肌肉、筋骨、关节——肢体挛痛，麻木，屈伸不利——独活寄生汤。
- 中于经络——口眼歪斜（风瘫）—— 牵正散。
- 风毒阻于经络——口噤不开，手足拘急，角弓反张（破伤风）——玉真散。

（2）平熄内风。肝肾功能失常所致之内风证。

脏腑失常

- 热极动风（肝经邪热炽盛，热极动风）——高热抽搐、痉厥——羚角钩藤汤。
- 阴虚阳亢、气血上逆（肝肾阴虚，阳亢化风）—— 眩晕头痛、中风昏倒——镇肝熄风汤、天麻钩藤饮。
- 阴虚风动（肝肾阴血亏虚）—— 筋脉拘挛、手足蠕动、神疲瘛疭、震颤——大定风珠。
- 血虚生风（血虚风动）——眩晕、手足瘛疭——阿胶鸡子黄汤。

3. 使用注意

（1）治风之法首辨风病的类型，外风宜疏散，内风宜平熄；若外风引动内风者，在分清主次的基础上，兼而治之。

（2）辨别病邪的兼夹以及病性的虚实，配伍相应的药物，可与祛寒、清热、化湿、化痰、活血祛瘀等法配合。

（3）疏散外风之剂，药多辛散温燥，易伤津液，易助火，对于阴虚或阳亢有热者，均应慎用。

重点难点分析

（1）凉肝熄风是针对肝经热盛、热极动风病机而采用的治法，代表方为羚角钩藤汤。镇肝熄风是针对肝肾阴虚、亢阳化风，气血上逆之病机而采用重镇降潜的治法，代表方为镇肝熄风汤。滋阴熄风是针对肝的阴血不足、筋脉失养、虚风内动的病机而采用滋阴养血，柔润熄风的治法，代表方为大定风珠。疏肝则是针对肝气郁结，条达失常的病机而采用的疏畅条达肝气的治法，代表方为柴胡疏肝散。

（2）"治风先治血，血行风自灭"，不管外风证或内风证，常与血虚、血瘀、阴虚的病理变化有关，故治风剂常配以养血、活血、滋阴之品。

（3）临证应用：外风宜疏散，但必须根据风邪兼夹的不同（风热、风寒、风湿、风痰等）及部位的不同（如头面、肌肤、肌肉、筋骨、关节、经络），选择相应的方剂；内风宜平熄，但必须根据证型的虚、实、寒、热兼夹分别采用凉肝、镇肝、柔肝、疏肝的不同治法，选择适当的方剂。

第一节 疏 散 外 风

川芎茶调散 （《太平惠民和剂局方》）

知识点讲解

【主治】外感风邪头痛证或头风头痛证。

【证机分析】

风邪 $\begin{cases}$ 循经上犯头目，阻遏清阳——偏正头痛或巅顶作痛。\\ 袭表，邪正交争——恶寒发热，目眩鼻塞，舌苔薄白，脉浮。$\end{cases}$

辨证要点：偏正头痛或巅顶头痛，鼻塞，脉浮。

【病机】风邪循经上犯头目，阻遏清阳。

【治法】疏风止痛。

【方解】

君：川芎——祛风活血，通络止痛，尤善治少阳、厥阴经头痛。

臣：薄荷——辛散疏风，清利头目。

　　荆芥——疏风解表。

佐：细辛——辛散搜风，散寒止痛，通鼻窍，并治少阴经头痛。

　　羌活——祛风止痛，并长于治太阳经头痛。

　　白芷——祛风止痛，并长于治阳明经头痛。

　　*羌活、白芷与川芎相须为用，增强祛风邪、止头痛之力，以祛少阳、厥阴、阳明、太阳四经之风邪而治四经之头痛。

　　防风——疏风止痛。

　　清茶——苦寒清上降下，清利头目，制约诸祛风药之温燥、升散。

使：甘草——调和诸药。

配伍要点：升散温燥之祛风药与辛凉轻清、苦寒清降之药配伍，升降兼施。

配伍运用提要

（1）本方为治风邪头痛的常用方，集川芎、白芷、羌活、细辛等祛风药于一炉，止痛作用强，且诸经头痛皆可兼顾。方中重用薄荷轻清升浮，既可助君药以祛风，又可清利头目而治头痛。

（2）清茶苦寒，清上降下，既能上清头目，又能制诸风药之温燥与升散，升中有降；但全方辛温疏散之药较多，故本方宜用于治疗外感风邪头痛或头风头痛而偏于风寒者。对于气血不足或阴虚阳亢之头痛证，均非本方所宜。

（3）头风：指头痛日久不愈，时发时止，甚至一触即发的病症。多因风寒上犯，或痰涩风火郁遏，以致经络不通，气血壅滞而致，临证以头部剧烈掣痛，痛连眉梢、眼睛，甚至目不能睁开，头不能抬举，头皮麻木等为特征的一种病证。

大秦艽汤 （《素问·病机气宜保命集》）

知识点讲解

【主治】风邪初中经络证。

【证机分析】

络脉空虚，
风邪入中 {
气血痹阻，筋脉失养——口眼歪斜，舌强不能言语，手足不能运动。
正邪相争，营卫不和——恶寒发热，肢节疼痛，脉浮紧或弦细。
风邪郁而化热——苔黄。

辨证要点：口眼歪斜，舌强不能语，手足不能运动；病程较短，并兼有表证者。

【病机】正气不足，络脉空虚，风邪乘虚入中经络。

【治法】祛风清热，养血活血。

【方解】

君：秦艽——祛风清热，通经活络。

臣：羌活、独活、防风、白芷、细辛——疏风散邪，搜风通络。

佐：当归、白芍、熟地黄、川芎——即四物汤，养血柔筋。四药合用，一则使筋脉得养，令舌体柔和，手足强健；二则"制风药之燥"，使祛风而不伤阴血。

白术、茯苓——益气健脾以化生气血；且寓扶正御风之意。

生地黄、石膏、黄芩——清泄郁热，制约祛风药之温燥。

使（兼）：甘草——和中、调药。

配伍要点：祛邪与顾正并举，治风与治血共施。

配伍运用提要

（1）方中搜散风邪与养血活血（熟地黄、生地黄、当归、芍药、川芎）之药相配，深合"治风先治血，血行风自灭"之意，且辛温行散不伤血，养血荣筋不碍邪。

（2）本方所治乃风邪初中经络之证，若阴血亏虚者慎用。若风邪直中脏腑，或属内风所致之中风者，则非本方所宜。若因下元虚衰，虚阳上浮，痰浊随之上犯，堵塞窍道而致的喑痱证，也非本方所宜。

牵正散 （《杨氏家藏方》）

知识点讲解

【主治】风痰阻络之口眼歪斜。

【证机分析】

痰浊内蓄
外中于风 } 风痰阻于头面经络——口眼歪斜，或言语不正，目不能平视，舌淡苔白。

辨证要点：口眼歪斜，舌淡苔白。

【病机】风痰阻于头面经络，经脉不利。

【治法】祛风化痰，通络止痉。

【方解】

君：白附子——祛风化痰止痉，善治头面之风。

臣：全蝎、僵蚕——祛风止痉，化痰通络。

佐：热酒——温经通络，以助药力。

配伍要点：祛风化痰配通络止痉。

配伍运用提要

（1）本方药性偏辛燥，口眼歪斜偏于寒者为宜；若气虚血瘀或肝风内动而致者，则不易使用。

（2）方中白附子、全蝎均为有毒之品，用量宜慎。

消风散 （《外科正宗》）

知识点讲解

【主治】风疹、湿疹。

【证机分析】

风性"善行而数变"、"风胜则动"，"痒自风来"——皮肤瘙痒。

湿热浸淫——斑疹色红，抓破后渗出津水，或遍身云片斑点，舌苔白或黄，脉浮数有力。

辨证要点：皮肤瘙痒，疹出色红，或遍身云片斑点，脉浮数。

【病机】风毒与湿热相搏，浸淫血脉，郁于肌肤腠理。

【治法】疏风养血，清热除湿。

【方解】

君：荆芥、防风——疏风散邪而止痒（痒自风来，止痒必先疏风）。

臣：牛蒡子、蝉蜕——疏散风热。

　　苍术——祛风燥湿。
　　苦参——清热燥湿。｝除湿清热
　　木通——清利湿热。

佐：石膏、知母——清热泻火。

　　当归、生地黄、胡麻仁——滋阴润燥，养血活血（"治风先治血，血行风自灭"）。

使：生甘草——清热解毒，调和诸药。

配伍要点：疏风配祛湿、清热、养血；外透内清，上疏下渗。

配伍运用提要

服药期间，饮食宜清淡，忌食油腻、鱼腥、辛辣刺激性的食物。

第二节 平熄内风

羚角钩藤汤 (《通俗伤寒论》)

知识点讲解

【主治】肝经热盛，热极动风证。

【证机分析】

肝经热炽 { 充斥内外——高热不退。
内扰心神——烦闷躁扰，甚则神昏。
热极动风——手足抽搐，甚至发为痉厥。
风火相煽，灼伤阴液——舌绛而干，或舌焦起刺，脉弦而数。

辨证要点：高热，烦躁，手足抽搐，舌绛而干，脉弦数。

【病机】肝经热盛，热极动风，灼伤阴液。

【治法】凉肝熄风，增液舒筋。

【方解】

君：羚羊角——清热凉肝，熄风止痉。

钩藤——清肝，平肝，熄风止痉。

＊羚羊角、钩藤相合，增强凉肝熄风、清热止痉之力。

臣：霜桑叶——散热清肝。
滁菊花——清热平肝。 } 助君药以清散肝热而熄风

佐：鲜地黄——清热凉血，滋阴增液。
生白芍——滋阴养血，平肝熄风，缓急舒筋。 } 相须为用，以滋养阴液，柔肝舒筋

川贝母、淡竹茹——清热化痰，以防痰闭心窍。

茯神木——宁心安神，舒筋止痛。

使：甘草——调和诸药。

配伍要点：羚羊角配钩藤；桑叶配菊花；鲜地黄配生白芍。

配伍运用提要

（1）肝经热炽，灼津为痰，风、火、痰相激，恐有痰闭之虑，故配以川贝、竹茹、茯神以清热化痰，宁心安神。若有热闭神昏，可配紫雪、安宫牛黄丸等以清热开窍。

（2）厥是指手足痉挛抽搐，且四肢厥冷。所谓"诸暴强直，皆属于风"。由于肝经热盛津伤、筋脉失濡、风火相煽而致；四肢厥逆，也为热深厥深之象。

（3）本方所治之证乃因邪热传入厥阴肝经，阳热亢盛，灼伤阴液，热极动风而致。若热病后期，手足瘛疭，为阴虚风动者，本方不宜应用。

镇肝熄风汤 （《医学衷中参西录》）

知识点讲解

【主治】肝肾阴虚，肝阳上亢，气血上逆之类中风。

【证机分析】

肝肾阴亏，肝阳偏亢——头目眩晕，目胀耳鸣。

阳亢化风，风阳上扰——脑中热痛，心中烦热，面色如醉，时常噫气。 } 中风先兆

风阳上扰，气血上逆，蒙蔽清窍 { 肢体渐觉不利，口眼渐形歪斜；

甚则眩晕颠仆，昏不知人，移时始醒；} 中风

或醒后不能复原，脉弦长有力。

辨证要点：头目眩晕，脑部胀痛，面色如醉，心中烦热，脉弦长有力。

【病机】阴虚阳亢，气血上逆。

【治法】镇肝熄风，滋阴潜阳。

【方解】

君：怀牛膝——重用之引血下行以降折亢阳，并能补益肝肾。

臣：代赭石——降气镇逆，平肝潜阳。

　*牛膝、代赭石均量重而用，重在引血导气下行，又平肝镇逆，以治气血并走于上之证。

　　生龙骨、生牡蛎——重镇平肝潜阳，又敛阴安神。

佐：生龟板、生白芍——滋阴柔肝，潜阳熄风。

　*龙骨、牡蛎、龟板、白芍与代赭石相须为用，其重镇潜阳而熄风之力尤强。

　　玄参、天冬——滋水养阴以制浮火；润肺金而制肝木。

　*龟板、白芍、玄参、天冬合用，重在滋阴以制阳，柔肝以熄风；与重镇药相配又增强滋阴潜阳而熄风之效。

　　川楝子、茵陈、生麦芽——清泄肝阳之有余，条达肝气之郁滞，以利于肝阳的平降镇潜。

使：甘草——和中调药，与麦芽相伍，养胃和中。

配伍要点：牛膝＋代赭石；配伍川楝子、茵陈、生麦芽的意义。

配伍运用提要

（1）本方镇肝熄风与滋阴潜阳并用，标本兼顾，但重在镇肝熄风，降逆潜阳以治标实，辅以滋阴养液以培本虚，疏肝泻热以利肝阳的平降镇潜，用治阴虚阳亢，气血上逆之本虚标实的类中风。

（2）方中川楝子、麦芽、茵陈之用乃张氏临证经验之结晶。盖肝为将军之官，其性喜条达而恶抑郁，又具刚果之性，若治疗上一味镇肝潜阳，则肝气受抑而"激发其反动之力"，因而不利肝阳之平降，病情可为反复。按《内经》"甚者从之"的原则，在大队镇肝熄风、滋阴潜阳药的基础上，配川楝子、茵陈、麦芽以清泻肝热，疏达肝

气，从而有利于肝阳之平镇降潜，防止了因重镇太猛，而使肝阳上亢愈甚的不利局面。

（3）类方比较：

方名	相同点	不同点
镇肝熄风汤	均具有平肝熄风的功效。用治肝风内动而见头目眩晕、烦躁、脉弦有力者	善于重镇降逆，潜阳熄风，并能滋阴液，舒肝气。用治肝肾阴亏，肝阳上亢而动风，气血逆上之类中风证。证见头目眩晕、脑部胀痛、面色如醉、脉弦长有力等证候者，且不论中风前、中风举发或中风后，凡其病机相符者，均可应用
羚角钩藤汤		长于凉肝熄风，清热止痉，并能柔润舒筋。多用治肝经热盛，热极动风而见高热烦躁、四肢抽搐、舌绛而干、脉弦数等证候者

天麻钩藤饮 （《中医内科杂病证治新义》）

知识点讲解

【主治】肝阳偏亢，风阳上扰证。

【证机分析】

肝肾阴虚，肝阳上亢而化风，风阳上扰——头痛，眩晕，失眠，舌红苔黄，脉弦。

辨证要点：头痛，眩晕，失眠，舌红苔黄，脉弦。

【病机】肝肾阴虚，肝阳偏亢，肝风上扰。

【治法】平肝熄风，清热活血，补益肝肾。

【方解】

君：{ 天麻——熄肝风，平肝阳，定眩晕。 / 钩藤——清肝热，平肝阳。 } 二者相伍，平肝熄风之力增

臣：石决明——咸寒清热，质重潜阳，为镇肝、凉肝的要药。

　　川牛膝——引血下行，降折亢阳，以利肝阳平降。

　*石决明、川牛膝合用以助君药平肝熄风。

佐：栀子、黄芩——清热泻火，使肝经之热得清而不致上扰，

　　益母草——活血利水，以利肝阳之平降（治风先治血，血行风自灭）。

　　杜仲、桑寄生——补益肝肾。

　　夜交藤、茯神——宁心安神。

配伍要点：以平肝熄风，清热活血治标为主，以补益肝肾，宁心安神为辅，融中西理论于一炉。

配伍运用提要

本方所治乃肝肾不足，肝阳偏亢，肝风上扰之证。当以平肝熄风，清热活血，补益肝肾为其治法。若舌红干，脉细数，可加生地、白芍以养阴血柔肝，平肝清热以治本。

大定风珠 (《温病条辨》)

知识点讲解

【主治】真阴大亏，虚风内动证。

【证机分析】

真阴大亏，神失所养——神倦，时时欲脱，舌绛少苔，脉气虚弱。

水不涵木，虚风内动——手足瘛疭。

辨证要点：神倦瘛疭，舌绛苔少，脉气虚弱。

【病机】

温病热邪久羁，灼烁真阴，或因误下、妄攻，重伤阴液——→真阴大亏，虚风内动。

【治法】滋阴熄风。

【方解】

君：干地黄、麦冬、白芍——滋阴养液，柔肝缓急以熄风。

臣：龟板、鳖甲、牡蛎——滋阴潜阳，重镇熄风。

佐：$\begin{cases} 鸡子黄——滋阴潜阳，养血熄风。 \\ 阿胶——滋阴补血。 \end{cases}$ 养血以熄风

麻仁、五味子、甘草——酸甘化阴，滋阴柔肝，缓急舒筋；五味子并能收敛真阴。

使：甘草——调和诸药。

配伍要点：滋阴养液（为主）配潜降熄风（为辅）。

配伍运用提要

（1）本方用治温病后期，真阴大亏，水不涵木，虚风内动之证。若阴液真亏而邪气犹盛者，则非本方所宜，以免滋补留邪，病邪难解。

（2）瘛疭：俗称"抽风"，是小儿惊风的一种证候。瘛，是筋急挛缩；疭，是筋缓纵伸。瘛疭是形容手足时伸时缩，无力地抽动不止的状态。它是一种因阴血亏虚，筋脉失养，虚风内动所致，其抽动是缓而无力的。代表方如大定风珠。

（3）类方比较：

方名	相同点	不同点
大定风珠	均有滋阴潜阳而熄风之功。均可用治肝肾阴虚、肝阳上亢、肝风内动之证	功善滋阴熄风，大补真阴之力强，兼以潜阳熄风以平熄内动之虚风。多用治真阴大亏，虚风内动而见手足瘛疭、舌绛苔光、脉气虚弱者
镇肝熄风汤		重在镇逆潜阳而熄风，兼能滋养阴液，舒达肝气。临证多用治中风前、中风时、中风后凡属肝肾阴亏，肝阳上亢，气血上逆之类中风证。临床以头目眩晕、脑中热痛、面色如醉、脉弦长有力为辨证要点

治风剂综合试题

一、填空题

1. 治风剂分为_____和_____两类，治疗上外风宜_____，内风宜_____。

2. 川芎茶调散的功效是_____，主治_____；由白附子、僵蚕、全蝎组成的方是_____。

3. 大秦艽汤的功效是_____，主治_____。

4. 消风散主治_____，方中养血活血的药物是_____。

5. 羚角钩藤汤主治_____，镇肝熄风汤主治_____，大定风珠主治_____。

6. 天麻钩藤饮的功效是_____，_____，_____。

7. 滋阴熄风法的代表方是_____；滋阴疏肝法的代表方是_____；凉肝熄风法的代表方是_____；凉血散瘀法的代表方是_____。

8. 风邪循经上犯之头痛证，治宜选方_____；肝经寒邪上犯之巅顶头痛，治宜首选_____；阴虚阳亢，气血逆上之类中风证，治宜选方_____；气虚瘀阻脉络之中风证，治宜选方_____。

9. 镇肝熄风汤与羚角钩藤汤均具有_____的功效，其中镇肝熄风汤的功效重在_____，羚角钩藤汤则长于_____。

10. 消风散中用以祛湿的药物是_____；龙胆泻肝汤中用以利湿的药物是_____；独活寄生汤中用以祛风湿的药物是_____。

11. 镇肝熄风汤中重用牛膝的作用是_____；独活寄生汤中配伍牛膝的作用是_____；玉女煎中应用牛膝的作用是_____；血府逐瘀汤中应用牛膝的作用是_____。

12. 镇肝熄风汤中牛膝配代赭石的作用是_____；旋覆代赭汤中旋覆花配代赭石的作用是_____；羚角钩藤汤中应用桑叶、菊花的作用是_____；桑菊饮中应用桑叶、菊花的作用是_____。

13. 白芍在镇肝熄风汤中的作用是_____；在四物汤中的作用是_____；在芍药汤中的作用是_____；在桂枝汤中的作用是_____；在小建中汤中的作用是_____。

14. 风病可分为外风与内风两大类，外风是_____而致，内风是_____而致。治疗上，外风治宜_____，内风治宜_____。

15. 大定风珠的君药是_____，其在方中的作用是_____；镇肝熄风汤的君药是_____，其在方中的作用是_____；阳和汤的君药是_____，其在方中的作用是_____。

16. 正气不足，风邪初中经络，气血痹阻，经络不通之口眼歪斜证，治宜选方_____；风痰阻于头面经络，经络不利之口眼歪斜证，治宜选方_____。

17. 消风散的配伍特点是集_____、_____、_____、_____等四法于一体；独活寄生汤的配伍特点是汇_____、_____、_____等三法于一炉；炙甘草汤的配伍特点是融_____、_____、_____、_____等四法于一方。

18. 镇肝熄风汤治证的病机包括：_____；_____；_____。

二、名词术语解释

1. 头风　　2. 祛风　　3. 平肝熄风　　4. 滋阴潜阳　　5. 瘰疬

三、默写方剂歌诀

1. 川芎茶调散　　2. 羚角钩藤汤　　3. 镇肝熄风汤　　4. 大定风珠

四、病例分析

要求：分析下列病例，作出中医证的辨证诊断，并拟定治法、处方（包括方名、药物以及剂量、药物的特殊用法）。

1. 曾××，女性，31岁。主诉：头痛5天。患者自述从孩童时起就经常头痛，每因感冒受风而发作，曾在医院行脑电图检查拟为"脑电图轻度改变"。本次乃3天前因天气转凉，受风而发病，症见头痛以右侧为甚，鼻流清涕，微恶寒，无发热，口不渴，舌淡红，苔薄白，脉浮弦。

2. 陈××，男性，52岁。主诉：头胀痛、眩晕1周余。患者有高血压病史10余年，虽经中西医药调治，血压时有起伏，未能稳定，时有头痛眩晕，脑中发热，曾依人所说，以绿豆置布袋中作枕头，自觉使用后舒服些。本次因情绪问题诱发而病，见头胀痛、眩晕、脑中热痛、面色稍潮红（血压180 mmHg/105 mmHg），心中烦躁不宁，口苦，大便偏干，每日一行，舌红苔薄白，脉弦长。

五、简答题

1. 简述薄荷在川芎茶调散、地黄饮子、逍遥散、银翘散、桑菊饮中的作用特点。

2. 内风为病有哪几种表现类型？请各举一首主治代表方说明。

3. 简述大秦艽汤的功效、主治证的病机以及表现特点。

4. 简述羚角钩藤汤的功效、主治证病机以及表现特点。

5. 大定风珠中"三甲"是指哪三味药物？本方的主治证是什么？

6. 简述消风散中配伍当归、生地黄、胡麻仁的意义。

7. 简述治风剂的使用注意事项。

8. 简述牛膝在镇肝熄风汤、独活寄生汤、玉女煎、血府逐瘀汤中的作用特点。

9. 简述白芍在羚角钩藤汤、小建中汤、桂枝汤、四物汤、芍药汤中的作用特点。

六、论述题

1. 试述川芎茶调散的组成原则。

2. 试述羚角钩藤汤的组成原则。

3. 试述镇肝熄风汤的组成原则。

4. 分析比较羚角钩藤汤与镇肝熄风汤的功效、主治的异同。

5. 分析比较镇肝熄风汤与大定风珠的功效、主治的异同。

6. 结合主治证的病机、脏腑的生理特点、药物配伍等方面，分析镇肝熄风汤中配伍茵陈、川楝子、麦芽的意义。

7. 何谓镇肝熄风法？镇肝熄风汤是如何体现这一治法的？

七、选择题

（一）单项选择题

1. 川芎茶调散的功效是（　　）。

    A. 散寒止痛　　　　　　B. 祛瘀止痛　　　　　　C. 行气止痛

    D. 温经止痛　　　　　　E. 疏风止痛

2. 下列除哪一项外，均属于消风散的功效所包括的内容？（　　）

    A. 清热　　　　　　　　B. 化痰　　　　　　　　C. 疏风

    D. 祛湿　　　　　　　　E. 养血

3. 组成中含有四物汤药物的方剂是（　　）。

    A. 大秦艽汤　　　　　　B. 独活寄生汤　　　　　C. 归脾汤

    D. 血府逐瘀汤　　　　　E. 以上均非

4. 大定风珠的功效是（　　）。

    A. 养血熄风　　　　　　B. 化痰熄风　　　　　　C. 凉肝熄风

    D. 镇肝熄风　　　　　　E. 以上均非

5. 下列除哪一项外，组成中均含有牛膝？（　　）

    A. 血府逐瘀汤　　　　　B. 玉女煎　　　　　　　C. 独活寄生汤

    D. 大秦艽汤　　　　　　E. 镇肝熄风汤

6. 下列除哪一项外，组成中均含有薄荷？（　　）

    A. 银翘散　　　　　　　B. 逍遥散　　　　　　　C. 败毒散

    D. 川芎茶调散　　　　　E. 消风散

7. 下列除哪一项外，均属于疏散外风的方剂？（　　）

    A. 牵正散　　　　　　　B. 大秦艽汤　　　　　　C. 玉真散

    D. 天麻钩藤饮　　　　　E. 川芎茶调散

8. 下列除哪一项外，均属于外风证？（　　）

    A. 喑痱　　　　　　　　B. 破伤风　　　　　　　C. 风疹

    D. 风邪头痛　　　　　　E. 风寒湿痹

9. 川芎茶调散组成药物中无（　　）。

    A. 细辛　　　　　　　　B. 僵蚕　　　　　　　　C. 白芷

    D. 荆芥　　　　　　　　E. 羌活

10. 镇肝熄风汤与天麻钩藤饮所共有的药物是（　　）。

    A. 牛膝　　　　　　　　B. 代赭石　　　　　　　C. 钩藤

    D. 天麻　　　　　　　　E. 白芍

11. 患者皮肤疹出色红，瘙痒，抓破后渗出黄色津水，苔白，脉浮数，治宜选方（　　）。

    A. 银翘散　　　　　　　B. 败毒散　　　　　　　C. 犀角地黄汤

D. 消风散　　　　　　　E. 仙方活命饮

12. 羚角钩藤汤组成药物中无（　　）。
    A. 茯神木　　　　　B. 桑叶　　　　　C. 玄参
    D. 鲜地黄　　　　　E. 川贝母

13. 镇肝熄风汤组成药物中无（　　）。
    A. 麦冬　　　　　　B. 玄参　　　　　C. 茵陈
    D. 白芍　　　　　　E. 生麦芽

14. 镇肝熄风汤中应用桑叶，菊花的作用是（　　）。
    A. 疏散风热　　　　B. 养肝明目　　　C. 清散肝热
    D. 清肺止咳　　　　E. 以上均非

15. 镇肝熄风汤的君药是（　　）。
    A. 白芍　　　　　　B. 鲜地黄　　　　C. 怀牛膝
    D. 代赭石　　　　　E. 生龟板

16. 善治阴虚风动的方剂是（　　）。
    A. 消风散　　　　　B. 镇肝熄风汤　　C. 大补阴丸
    D. 大定风珠　　　　E. 地黄饮子

17. 镇肝熄风汤中重用牛膝，代赭石的主要目的是（　　）。
    A. 清热凉肝　　　　B. 镇惊定悸　　　C. 平降气血
    D. 柔肝舒筋　　　　E. 引药下行

18. 下列除哪一项外，均属镇肝熄风汤的主治证候？（　　）
    A. 肢体渐觉不利，口角渐行歪斜
    B. 头目眩晕，目胀耳鸣，脑部热痛，心中烦热，面色如醉
    C. 脉弦长有力
    D. 舌强不能言，足废不能用，口干不欲饮，脉沉细弱
    E. 眩晕颠仆，昏不知人，移时始醒，或醒后不能复原

19. 大秦艽汤的功效是（　　）。
    A. 祛风清热，养血活血　　　B. 疏散风热，养血活血
    C. 辛散祛风，养血活血　　　D. 祛风止痛，养血活血
    E. 以上均非

20. 头晕目胀耳鸣，面色如醉，渐成口眼歪斜，舌强不能言，手足不能运动，脉弦长有力，治宜选方（　　）。
    A. 牵正散　　　　　B. 镇肝熄风汤　　C. 大秦艽汤
    D. 天麻钩藤饮　　　E. 以上均非

21. 牵正散的功效是（　　）。
    A. 祛风活络止痛　　B. 祛风化湿通络　　C. 祛风化痰除湿
    D. 祛风化痰止痉　　E. 以上均非

22. 羚角钩藤汤的功效是（　　）。
    A. 凉肝熄风，清热生津　　　B. 凉肝熄风，清热养阴

C. 凉肝熄风，滋阴潜阳　　　　D. 凉肝熄风，增液舒筋

E. 凉肝熄风，滋阴安神

23. 患者高热，烦闷燥扰，手足抽搐，发为痉厥，甚则神昏，舌绛而干，脉弦而数，治宜选方（　　）。

A. 镇肝熄风汤　　　　B. 天麻钩藤饮　　　　C. 犀角地黄汤

D. 黄连解毒汤　　　　E. 羚角钩藤汤

24. 镇肝熄风汤的脉象特点是（　　）。

A. 弦数　　　　　　　　B. 弦细　　　　　　　　C. 弦数有力

D. 缓而无力　　　　　　E. 弦长有力

25. 温病后期，见神倦瘛疭，脉气虚弱，舌绛苔少，时时欲脱，治宜选方（　　）。

A. 羚角钩藤汤　　　　　B. 大定风珠　　　　　　C. 地黄饮子

D. 镇肝熄风汤　　　　　E. 生脉散

（二）多项选择题

1. 牵正散组成中"二白"的药物是（　　）。

A. 白僵蚕　　　　　　　B. 白蒺藜　　　　　　　C. 白花蛇

D. 白附子　　　　　　　E. 白茯苓

2. 组成中含有荆芥、防风的方剂是（　　）。

A. 消风散　　　　　　　B. 银翘散　　　　　　　C. 川芎茶调散

D. 败毒散　　　　　　　E. 独活寄生汤

3. 大定风珠组成中所含"三甲"的药物是指（　　）。

A. 龙骨　　　　　　　　B. 牡蛎　　　　　　　　C. 龟板

D. 鳖甲　　　　　　　　E. 穿山甲

4. 天麻钩藤饮的功效包括（　　）。

A. 清热活血　　　　　　B. 增液舒筋　　　　　　C. 补益肝肾

D. 平肝熄风　　　　　　E. 滋阴潜阳

5. 组成中含有龟板的方剂有（　　）。

A. 大定风珠　　　　　　B. 大补阴丸　　　　　　C. 桑螵蛸散

D. 镇肝熄风汤　　　　　E. 羚角钩藤汤

6. 平熄内风的方剂的适应证有（　　）。

A. 肝阳上亢，肝风内动之证　　　B. 真阴大亏，虚风内动之证

C. 风中经络，口眼歪斜之证　　　D. 肝经热盛，热极动风之证

E. 风痰阻滞，经脉不利之证

7. 镇肝熄风汤中配伍茵陈、川楝子、麦芽的意义是（　　）。

A. 清泻肝热　　　　　　B. 消食导滞　　　　　　C. 疏达肝气

D. 清热利湿　　　　　　E. 利于平降肝阳

8. 镇肝熄风汤主治类中风证，使用时的辨证要点是（　　）。

A. 头目眩晕　　　　　　B. 脑部胀痛　　　　　　C. 面色如醉

D. 心中烦热　　　　　　E. 脉弦长有力

9. 镇肝熄风汤治证的病机包括（　　）。
   A. 肝肾阴虚　　　　　B. 阴亏风动　　　　　C. 肝阳上亢化风
   D. 气血逆上　　　　　E. 热极动风

10. 大秦艽汤的功效包括（　　）。
    A. 祛风　　　　　　　B. 养血　　　　　　　C. 活血
    D. 化湿　　　　　　　E. 清热

11. 消风散的功效包括（　　）。
    A. 疏风　　　　　　　B. 逐水　　　　　　　C. 清热
    D. 养血　　　　　　　E. 祛湿

12. 天麻钩藤饮的组成药物中有（　　）。
    A. 益母草　　　　　　B. 栀子　　　　　　　C. 夜交藤
    D. 龟板　　　　　　　E. 石决明

13. 川芎茶调散中清茶调下的目的在于（　　）。
    A. 清利头目　　　　　B. 监制诸风药之过于温燥、升散
    C. 解毒利咽　　　　　D. 升中有降　　　　　E. 调和诸药

14. 组成中有龙骨、牡蛎同用的方剂是（　　）。
    A. 大定风珠　　　　　B. 镇肝熄风汤　　　　C. 桑螵蛸散
    D. 固冲汤　　　　　　E. 金锁固精丸

15. 消风散主治（　　）。
    A. 风湿　　　　　　　B. 风疹　　　　　　　C. 中风
    D. 麻疹　　　　　　　E. 湿疹

16. 消风散组成中用以祛风止痒的药物是（　　）。
    A. 蝉蜕　　　　　　　B. 荆芥　　　　　　　C. 防风
    D. 白芷　　　　　　　E. 牛蒡子

17. 镇肝熄风汤中重镇潜阳的药物是（　　）。
    A. 代赭石　　　　　　B. 龟板　　　　　　　C. 牡蛎
    D. 龙骨　　　　　　　E. 白芍

（侯少贞）

第十三章 治 燥 剂

（1）熟悉治燥剂的概念、分类及应用注意事项。

（2）掌握方剂：杏苏散、清燥救肺汤、麦门冬汤、养阴清肺汤。

（3）熟悉方剂：玉液汤、桑杏汤。

（4）了解方剂：琼玉膏。

（1）要求掌握、熟悉的方剂的证治特点。

（2）要求掌握的方剂的组成原则（配伍关系）。

（3）何谓凉燥？

（4）治燥剂的使用注意事项。

（5）麦门冬汤中麦冬配半夏的配伍意义，及临床应用注意事项。

（6）何谓肺痿？麦门冬汤如何体现"培土生金"法？

治燥剂概说

1. 概念

（1）组成：以轻宣辛散药、或甘凉滋润药为主。

（2）作用：轻宣外燥，或滋阴润燥。

（3）治证：燥证。

2. 分类与适应证

（1）轻宣外燥——适用于凉燥证或温燥证。代表方：杏苏散、桑杏汤、清燥救肺汤。

（2）养阴润肺——适用于脏腑津伤液耗的内燥证。代表方：麦门冬汤、养阴清肺汤、玉液汤、琼玉膏。

3. 使用注意

（1）辨明内燥、外燥，分别选用相应方剂治疗。

（2）燥易伤津耗液，久则耗气，故治燥多配伍养阴、生津、益气之品。

（3）滋润内燥之剂多为寒凉滋润之品，易助湿碍气，凡素体多痰湿或脾虚便溏者慎用。

重点难点分析

（1）证治机理：燥证，有内燥与外燥之分。外燥指感受秋令燥邪所发生的病证。外燥随秋令气候差异而有偏凉、偏温之不同，深秋季节，燥邪与寒邪相夹侵犯肺卫，易产生凉燥；初秋季节，燥邪与温热之邪侵犯人体，易产生温燥。内燥是脏腑精亏液耗所致，其发病有上燥、中燥、下燥之分，累及脏腑有肺、胃、肾、大肠等。

（2）立法依据分析：不管内燥还是外燥，其病机特点均是津液受损，即《素问·阴阳应象大论》所谓的"燥胜则干"，故治疗上应根据《素问·至真要大论》"燥者濡之"的原则，采用濡润的方法，体现了"十剂"中"湿可去枯"的治法。

（3）临证应用：轻宣外燥剂常用于治疗外感凉燥（恶寒头痛，咳嗽鼻塞，咽干口燥等），或温燥证（身热头痛，干咳少痰，或气逆喘急，心烦口渴等）；滋阴润燥剂常用于治疗上燥（气逆而咳，咽干口燥，舌红少苔，脉细数）、中燥（呕逆而食不下，咽干口燥，舌红少苔，脉细数）、下燥（消渴，便秘，咽干口燥，舌红少苔，脉细数）等证。

第一节　轻宣外燥

杏苏散 （《温病条辨》）

知识点讲解

【主治】外感凉燥证。

【证机分析】

凉燥外袭——头微痛，恶寒无汗，苔白。

肺失宣降，津聚为痰——鼻塞咽干，咳嗽痰稀，脉弦。

辨证要点：恶寒无汗，咳嗽稀痰，咽干，苔白，脉弦。

【病机】风寒燥邪犯肺，肺失宣降。

【治法】轻宣凉燥，止咳化痰。

【方解】

君：杏仁——宣降肺气，止咳润燥。

　　苏叶——轻散风寒以发表邪，开宣肺气以助止咳。

　＊苏叶、杏仁相配而用，具有轻宣温润，宣肺散寒，止咳润燥的功效。

　　桔梗——宣肺化痰止咳。

臣：前胡——疏风宣肺，降气化痰。｜一升一降，助君以宣畅肺气，

　　枳壳——理气消痰。｜化痰止咳，理气宽胸

佐：半夏——化痰除涎，降逆止咳。

　　橘皮——理气化痰。

茯苓——健脾渗湿，以助治痰。

*半夏、橘皮、茯苓合甘草即二陈汤的主要药物，以增强理气化痰，降逆止咳之力。

生姜、大枣——和中散邪，调和营卫。

使：甘草——调和诸药。

配伍要点：杏仁配苏叶；半夏配陈皮。

配伍运用提要

（1）本方虽为治凉燥证的代表方，但其功能轻散风寒，宣肺化痰，故临证尚可用治外感风寒较轻，兼痰湿内阻之咳嗽证。证似小青龙汤"外寒风饮"而较轻，药力也较之为弱，故吴鞠通在《温病条辨》中说："按杏苏散，减小青龙一等。"

（2）类方比较：

方名	相同点	不同点
杏苏散	均具有外散风寒，内化痰湿（或痰饮）的功效。用治外感风寒、痰湿内阻之咳嗽证	轻散风寒（轻宣凉燥）中长于宣肺气，化痰湿（偏于宣散化痰）为治外感凉燥证的代表方，亦治外感风寒较轻，兼肺气不宣，痰湿内阻之咳嗽证，属宣化法。临证以恶寒头痛、无汗、咳嗽痰稀、鼻塞咽干、苔白脉弦等见证为特征
小青龙汤		发汗散寒中尤善于温肺化饮而平喘止咳。多用治外寒内饮，尤适用于寒饮停肺的喘咳证，属温化法。亦是治疗肺寒痰饮喘咳证的良方。临证以喘咳痰多清稀，胸闷，舌苔白滑或兼有表证为特征

桑杏汤 《温病条辨》

知识点讲解

【主治】外感温燥证。

【证机分析】

燥热伤肺
- 伤于肺卫，其病轻浅——头痛，身热不甚。
- 耗津灼液——口渴，鼻干咽燥。
- 肺失清肃——干咳无痰或痰少而黏。
- 温燥外袭——舌红，苔薄白而干，脉浮数。

辨证要点：身微热，干咳无痰，或痰少而黏，舌红苔薄而干，脉浮数。

【病机】温燥外袭，肺津受灼，肺失宣降。

【治法】轻宣温燥（清宣燥邪，润肺止咳）。

【方解】

君：桑叶——清宣肺中燥热而止咳。

　　杏仁——宣利肺气，润燥止咳。

　　＊桑叶、杏仁相配，清凉宣透止咳。

臣：淡豆豉——辛凉解表，助桑叶轻宣透热。

　　象贝（浙贝母）——清化痰热，助杏仁止咳化痰。

　　沙参——润肺止咳生津。

佐：栀子皮——清泄肺热。

　　梨皮——清热润燥，止咳化痰。

　　＊配伍要点：桑叶配杏仁；轻宣凉散配生津养液。

配伍运用提要

（1）如何区别温燥与凉燥：温燥是因初秋感受燥热之邪，肺津受灼而致，临证以头痛身热、干咳少痰，或气逆而喘，口渴鼻燥，舌边尖红，苔薄白而燥等为证。治疗上宜采用辛凉甘润法；凉燥是因深秋感受风寒，津液不布而致；属"次寒"、"小寒"，临证以头痛恶寒，咳嗽痰稀，鼻塞咽干，舌苔薄白为主。治疗上宜采用苦温甘辛法。俞根初说："秋深初凉，西风肃杀，感之者多病风燥，此属燥凉，较严冬风寒为轻。"

（2）本方轻宣凉散与生津养液之品并用，透泄温燥而不伤津，凉润肺金而不滋腻。因邪气较轻，故用药亦轻清，取气味之轻，煮药时间不宜过长，原书方后注云"轻药不得重用"，即是此义。

（3）类方比较：

方名	相同点	不同点
桑杏汤	均具有宣肺化痰止咳，轻散透邪的功效。用治风热燥邪外袭肺卫之咳嗽证	长于清宣温燥，化痰止咳。多用治初秋温燥外袭，肺津受灼，肺气失宣之咳嗽证。临证以干咳少痰、头痛身热、口渴咽干、舌红苔干、脉浮数等见证为特征
桑菊饮		偏于辛凉宣透，宣肺止咳。多用治风温犯肺，即风热之邪初袭肺经之咳嗽证，属邪轻病浅者。临证以咳嗽、微热微渴、脉浮而偏数等见证为特征

清燥救肺汤 （《医门法律》）

知识点讲解

【主治】燥热伤肺重证。

【证机分析】

燥热伤肺 {
　肺合皮毛——头痛身热。
　肺失宣降——干咳无痰，气逆而喘，胸膈满闷。
　气阴两伤——咽喉干燥，口渴鼻燥，舌干无苔，脉虚大而数。

辨证要点：发热，干咳无痰，气逆而喘，口渴咽燥，舌红少苔，脉虚数。

【病机】燥热伤肺，气阴两伤，肺失宣降。

【治法】清燥润肺（清宣燥热，益气养阴）。

【方解】

君：桑叶——轻清宣泄肺中燥热而止咳。

臣：石膏——清泄肺热，生津止渴。

　　*桑叶、石膏配伍，清泄肺热，宣燥止咳。

　　麦冬——养肺阴，润肺燥。

佐：阿胶、胡麻仁——滋阴养血，润肺治燥。

　　杏仁——降润肺气，止咳平喘。

　　枇杷叶——清降肺热，化痰止咳。 } 助君药以增强清降肺气，化痰止咳平喘之力

　　人参——益气生津。

使：甘草——调和诸药。

配伍要点：桑叶配石膏；清泄燥热配益气养阴，标本兼治。

配伍运用提要

（1）本方在药物配伍上寓意甚深，特别是重用桑叶为君药，以保证该方轻宣温热燥邪的功效。配伍石膏与麦冬等寒凉药配伍，既助燥叶之用，但用量较桑叶轻，故又可避免清而不宣之虞。

（2）本方针对温燥外袭于肺，伤阴耗气的特点，重在甘寒滋润，清宣肺燥，兼养阴益气，以平喘止咳。其治证体现了柯韵伯所说的"古方用香燥之品以治气郁，不获奏效者，以火就燥也。惟缪仲醇知之，故用甘凉滋润之品，以清金保肺之法。喻氏宗其旨，集诸润剂，而制清燥救肺汤，用意深，用药当，无遗蕴矣"。

（3）本方与桑杏汤均可治温燥，但本方以清肺燥与养气阴药所组成，较桑杏汤的养阴润肺作用为强。桑杏汤主要用治温燥外袭，肺津受灼之轻证；而本方常用治燥热甚而气阴两伤之重证。

（4）类方比较：

方名	相同点	不同点
清燥救肺汤	均有宣降肺气、清热平喘的功效。用治肺中蕴热、肺失宣降之喘咳症	清宣肺热之力较强，并能益气养阴，润肺治燥。多用治温燥袭肺之重，燥热伤肺，气阴两伤之喘咳。临证以发热、干咳无痰、气逆而喘、口渴咽燥、舌红少苔、脉虚数为特征
定喘汤		重在宣肺降气，祛痰定喘，兼以清泄肺热。多用治痰浊壅肺，郁而化热，或外寒引动伏饮，以致肺失宣降，肺气上逆之哮喘证。临证每以哮喘咳嗽、痰多色兼黄或微恶风寒、舌苔腻而兼黄、脉滑数等为特征

第二节 养 阴 润 肺

麦门冬汤 (《金匮要略》)

知识点讲解

【主治】肺胃阴伤气逆之肺痿；胃阴不足之呕逆证。

【证机分析】

肺胃阴虚，气火上逆，{ 胃肺阴虚，虚火上炎，炼津为涎：咳唾涎沫。
肺胃失降：或短气喘促，或气逆欲呕。
肺胃阴虚，津失上承：口渴，咽喉干燥，舌红少苔，脉虚数。

辨证要点：咳唾涎沫，短气而喘促或呕吐，咽喉干燥，舌红少苔，脉虚数。

【病机】肺胃阴亏，虚气上逆（其病在肺，其源在胃，母子同病）。

【治法】滋养肺胃，降逆和中。

【方解】

君：麦冬——重用之养阴生津，清降虚火，以润肺益胃。

臣：人参、甘草——益气生津，补中益肺。

佐：半夏——降逆和胃，开通胃气，祛痰除涎。

*重用麦冬少佐半夏（7:1），则半夏温燥之性被制而降逆之功存（制性存用），且麦冬得半夏则滋而不腻，相反相成。

粳米、大枣——养胃生津，助君臣补养肺胃。

使（兼）：甘草——调和诸药。

配伍要点：麦门冬配半夏；健脾养胃配补肺，含"培土生金"，虚则补其母之法。

配伍运用提要

（1）本方证的病机特点是肺胃燥热，津液不足，气火上逆，肺失所养。故治疗上采用滋养肺胃之气阴、清降虚火的方法。含"培土生金"、"虚则补其母"之义。

（2）方中麦冬与半夏的用量比例是7:1，麦冬重用，一是其药性平和，对阴虚而有火之证，非大剂量难以奏效；二是半夏温燥，多加麦冬以制之。如此配伍，麦冬滋阴清热，得半夏散结之性则无凝腻之弊；半夏降逆止咳，得麦冬之滋润则无伤阴之忧，二者相反，实以相成。

（3）方中用半夏的意义有四：①半夏性善降泄止逆，故以之降肺胃虚逆之气而治咳逆上气（或气逆呕吐）之证。②其善燥痰湿而有化痰涎之功。③取其入胃经，味辛而性燥散，能开通胃气，促使脾之散津而上归于肺，则肺津复而虚火自降，也取其辛燥之品，反佐润燥之功之意。④半夏虽温燥，但与大量凉润的麦门冬配伍，以润制燥，以寒制温，制性而存用，合则具有滋阴生津而润肺益胃，降逆下气而化痰除涎的功用。

（4）肺痿证：肺痿是阴虚肺伤的一种慢性衰弱性疾患。主要证候以咳嗽，吐出稠痰白沫，或伴有寒热，形体消瘦，精神萎靡，心悸气喘，口唇干燥，脉象虚数等证为主。肺痿多续发于其他疾病或误治之后，津液耗损，阴虚内热，肺受熏灼而致，亦可病久伤气，气阴两伤，或肺中虚寒而致。

养阴清肺汤 （《重楼玉钥》）

知识点讲解

【主治】阴虚肺燥之白喉。

【证机分析】

肺肾阴虚，⎫ 疫毒上攻咽喉——喉间起白如腐，不易拭去，咽喉肿痛，鼻干唇燥。
虚火上炎，⎬ 肺失宣降——或咳或不咳，呼吸有声，似喘非喘。
复感疫毒 ⎭ 阴虚之象——脉数无力或细数。

辨证要点：喉间起白膜或白色斑点如腐，咽喉肿痛，鼻干唇燥，脉数。

【病机】肺肾阴虚，内有蕴热，复感疫毒，热毒熏蒸于上。

【治法】养阴清肺，解毒利咽。

【方解】

君：生地黄——滋肾水以救肺燥。
臣：玄参——清热养阴，解毒利咽。⎫ 滋肾水，清虚火，润肺燥，解疫毒
　　麦冬——养阴生津，清热润肺。⎭
　　白芍——和营泄热，敛阴柔肝以防木火刑金而灼伤肺阴。
佐：牡丹皮——清血中伏火，又凉血行血而消痈肿。
　　贝母——清热润肺，化痰散结。
　　薄荷——散热利咽。
使：甘草——清热解毒，调和诸药。
配伍要点：生地黄配玄参、麦冬。

配伍运用提要

白喉：因时行疫毒自口鼻而入，侵犯肺胃二经，化燥化火，上熏咽喉而致；其病机特点是素体阴虚蕴热，复感燥气疫毒。临床表现以咽喉部黏膜产生一种灰白色不易脱落的假膜及全身逐渐加重的中毒症状为特征。本病多发生于秋冬干燥季节，尤以儿童为多见。《重楼玉钥》云："此证发于肺肾，凡本质不足者，或遇燥气流行，或多食辛热之物，感触而发。"

玉液汤 （《医学衷中参西录》）

知识点讲解

【主治】气不布津，肾虚胃燥之消渴。

【证机分析】

脾气亏虚，肾虚胃燥 {
津液不布，胃燥耗津——口渴引饮。
肾失封藏，水精下流——小便频数量多，或小便混浊。
气虚胃燥津伤——困倦气短，舌嫩红而干，脉虚细无力。
}

辨证要点：口渴尿多，困倦气短，脉虚细无力。

【病机】气不布津，肾虚胃燥。

【治法】益气生津，润燥止渴。

【方解】

君：山药、黄芪——补脾固肾，益气生津。二药之用，一使脾气升，散精达肺，输布津液以止渴；二使肾气固，封藏精微以缩尿。

臣：知母、天花粉——滋阴清热，生津养液，润燥止渴。

　*君臣相配，益气养阴，生津布津（气旺生津）；润燥止渴，固肾缩尿。

佐：葛根——清热生津止渴。

　*葛根与黄芪相配，升发脾胃清阳，输布津液而止渴。

　鸡内金——助脾运化水谷精微，兼能缩尿。"化饮食中糖质为津液也。"（《医学衷中参西录》）

　五味子——固肾生津，不使津液下流；且与山药相配，补肾固精生津之力增强。

配伍要点：黄芪配知母；黄芪配葛根；知母配花粉。

配伍运用提要

（1）本方以生津润燥与补气升阳、酸敛固摄之品相配伍，有利于津液的生成和输布。如黄芪配知母，能使气旺生津；黄芪配葛根，能升阳生津；知母配花粉，能清热润燥，生津止津；山药配五味子，能固肾摄敛，使津生液充。

（2）张锡纯《医学衷中参西录》中强调："消渴之证，多由于元气不升。"故本方重在益气升阳，生津止泻，兼以固肾，临证多用治脾肾两虚，尤以脾虚为主，脾虚元气不升之消渴证。即张锡纯所说："为用升补之药，补其气化，而导之上行，此拟玉液汤之义也。"

琼玉膏 （申铁瓮方，录自《洪氏集验方》）

知识点讲解

【主治】肺肾阴虚之肺痨。

【证机分析】

肺肾阴虚，虚火上炎 {
虚火上灼，肺失清肃——干咳少痰，咽燥咯血。
阴虚伤津耗气——肌肉消瘦，气短乏力。
阴虚内热——舌红少苔，脉细数。
}

辨证要点：口渴尿多，困倦气短，脉虚细无力。

【病机】 肺肾阴亏，气津两伤。

【治法】 滋阴润肺，益气补脾。

【方解】

君：生地黄——滋阴壮水，凉血生津。

臣：白蜜——补中润肺。

　*君臣相配，滋肾阴，润肺燥，金水相生。

佐：人参、茯苓——益气健脾，培土生金。

使：温酒——以助药力，并防诸药滋腻碍膈。

配伍要点：肺肾同补，同时运用培土生金之法，健脾补肺。

配伍运用提要

肺肾同补，金水并调；肺脾兼治，培土生金。

治燥剂综合试题

一、填空题

1. 治燥的治法：外燥证宜＿＿＿＿＿＿，内燥证宜＿＿＿＿＿＿；故治燥剂分为＿＿＿＿＿、＿＿＿＿＿两类方剂。

2. 温燥证是因＿＿＿＿＿＿而致，凉燥证是因＿＿＿＿＿＿＿＿而致。

3. 治外感凉燥证的代表方是＿＿＿＿＿＿；治阴虚气逆肺痿证的代表方是＿＿＿＿＿＿；治白喉证的代表方是＿＿＿＿＿。

4. 增水行舟法的代表方是＿＿＿＿＿＿；滋水制火法的代表方是＿＿＿＿＿＿；滋水熄风法的代表方是＿＿＿＿＿＿。

5. 凉燥犯肺，肺失宣降之咳嗽证，治宜选方＿＿＿＿＿＿；风寒束表，肺气不宣之喘咳证，治宜选方＿＿＿＿＿＿；温燥袭肺，气阴两伤之喘咳证，治宜选方＿＿＿＿＿。

6. 杏苏散功能＿＿＿＿＿＿，主治＿＿＿＿＿＿之咳嗽证；桑杏汤功善＿＿＿＿＿，主治＿＿＿＿＿＿之咳嗽证。

7. 麦门冬汤功能＿＿＿＿＿＿，主治＿＿＿＿＿＿之肺痿证；炙甘草汤功能＿＿＿＿＿＿，用治＿＿＿＿＿＿之虚劳肺痿证。

8. 养阴清肺汤的君药是＿＿＿＿＿，其在方中的作用是＿＿＿＿＿＿＿；清燥救肺汤的君药是＿＿＿＿＿，其在方中的作用是＿＿＿＿＿＿＿；百合固金汤的君药是＿＿＿＿＿，其在方中的作用是＿＿＿＿＿＿＿。

9. 清燥救肺汤中所用的滋阴养血药是＿＿＿＿＿。养阴清肺汤中所用的滋阴养血药是＿＿＿＿＿。百合固金汤中所用的滋阴养血药是＿＿＿＿＿。

10. 清燥救肺汤中桑叶配石膏的作用是＿＿＿＿＿＿＿。白虎汤中石膏配知母的作用是＿＿＿＿＿＿＿。

11. 麦门冬汤中麦冬配半夏的作用是＿＿＿＿＿＿＿。半夏厚朴汤中半夏配厚朴的作用是＿＿＿＿＿＿。

12. 半夏在麦门冬汤中的作用是_____；在半夏泻心汤中的作用是_____；在温经汤中的作用是_____；在小青龙汤中的作用是_____。

二、名词术语解释

1. 温燥　　2. 凉燥　　3. 轻宣润燥

三、默写方剂歌诀

1. 杏苏散　　2. 桑杏汤　　3. 清燥救肺汤　　4. 麦门冬汤

四、病例分析

要求：分析下列病例，作出中医证的辨证诊断，并拟定治法、处方（包括方名、药物以及剂量、药物的特殊用法）。

1. 贺××，女性，45 岁。主诉：咳嗽、痰白 1 周余。时已深秋，1 周前因在野外工作，突遇风雨，当晚即出现咳嗽，头痛，曾在他院服用止咳药及消炎药，无效。症见咳嗽声重，晚上咳甚，咯痰稀薄，色白多泡沫，鼻塞流涕，恶寒无汗，咽干，舌苔薄白，脉浮弦。

2. 李×，女性，68 岁。主诉：呕吐、口燥咽干 5 天。5 天前因呕吐、腹泻而在当地医院治疗，现腹泻已止，但频作干呕，稍进食水则吐，伴见形体消瘦，乏力，口燥咽干，时作干呕，舌红，苔薄色黄而干，脉细数无力。

3. 张××，男性，39 岁。主诉：咽中燥痛，失音 1 月余。患者约 1 个月前因失音而在他院经检查确诊为喉癌。现在接受放射治疗，自觉咽中燥痛，口渴咽干，稍咳无痰，声音嘶哑，不能进食硬物，但胃口尚可，大便干结，两天一行，舌红，舌薄微黄，脉细数。

五、简答题

1. 简述治燥剂的分类，各类的适应证，并各列举代表方剂一首。
2. 简述杏苏散的主治证及方中杏仁配伍苏叶的意义。
3. 简术清燥救肺汤的主治证及方中桑叶配伍石膏的意义。
4. 简述养阴清肺汤主治证及其病机。
5. 简述半夏在麦门冬汤、温经汤、半夏泻心汤、小青龙汤、小柴胡汤中的作用特点。
6. 简述麦冬在麦门冬汤、生脉散、增液汤、清暑益气汤中的作用特点。
7. 简述防风在玉屏风散、消风散、独活寄生汤、痛泻药方、川芎茶调散中的作用特点。
8. 简述麦门冬汤治疗肺痿证的机理。

六、论述题

1. 试述麦门冬汤主治证的病机，以及方中配伍性偏温燥的半夏的意义，临证应用时应注意的问题。
2. 比较清燥救肺汤与百合固金汤主治病证、病因病机及组方配伍之不同。
3. 试述杏苏散的组成原则。
4. 试述麦门冬汤的组成原则。
5. 比较养阴清肺汤与百合固金汤的功效、主治的异同。

七、选择题

（一）单项选择题

1. 下列除哪一项外，均属杏苏散的组成药物？（　　）
    A. 半夏、茯苓 　　　　B. 橘皮、前胡 　　　　C. 荆芥、防风
    D. 枳壳、生姜 　　　　E. 桔梗、大枣、甘草

2. 具有轻宣凉燥，理肺化痰的方剂是（　　）。
    A. 桑杏汤 　　　　　　B. 杏苏散 　　　　　　C. 小青龙汤
    D. 清燥救肺汤 　　　　E. 以上均非

3. 患者头痛，恶寒无汗，咳嗽痰稀，鼻塞咽干，苔白脉弦，治宜（　　）
    A. 麻黄汤 　　　　　　B. 小青龙汤 　　　　　C. 止嗽散
    D. 参苏饮 　　　　　　E. 以上均非

4. 杏苏散中药物的配伍作用，下列哪一项有误？（　　）
    A. 前胡、苏叶疏风散热
    B. 杏仁、桔梗宣降肺气，润燥止咳
    C. 半夏、茯苓祛痰化浊，降逆和中
    D. 枳壳、陈皮理气消痰，宽胸利膈
    E. 生姜、大枣、甘草调营卫，和诸药

5. 桑杏汤组成药物中无（　　）。
    A. 淡豆豉 　　　　　　B. 梨皮 　　　　　　　C. 桔梗
    D. 栀子 　　　　　　　E. 象贝

6. 桑杏汤的功效是（　　）。
    A. 轻宣凉燥 　　　　　B. 轻宣温燥 　　　　　C. 清燥润肺
    D. 养阴清肺 　　　　　E. 疏风宣肺

7. 下列除哪一项外，均为桑杏汤的主治证候？（　　）
    A. 身不甚热 　　　　　B. 干咳无痰 　　　　　C. 气逆而喘
    D. 咽干口渴 　　　　　E. 脉浮数

8. 清燥救肺汤治证的病机是（　　）。
    A. 外感温燥，肺失宣降 　　　B. 外感风邪，化热壅肺
    C. 久咳伤肺，气耗阴伤 　　　D. 温燥袭肺，气阴两伤
    E. 以上均非

9. 清燥救肺汤组成药物中无（　　）。
    A. 桑叶、石膏 　　　　B. 杏仁、胡麻仁 　　　C. 人参、甘草
    D. 贝母、桔梗 　　　　E. 阿胶、麦冬、枇杷叶

10. 清燥救肺汤的君药是（　　）。
    A. 石膏 　　　　　　　B. 桑叶 　　　　　　　C. 杏仁
    D. 人参 　　　　　　　E. 以上均非

11. 养阴清肺汤组成药物中无（　　）。
    A. 薄荷 　　　　　　　B. 牡丹皮 　　　　　　C. 贝母

D. 白芍   E. 桔梗

12. 组成药物中没有丹皮的方剂是（   ）。
    A. 养阴清肺汤   B. 肾气丸   C. 青蒿鳖甲汤
    D. 清燥救肺汤   E. 清胃散

13. 下列除哪一项外，均为麦门冬汤与旋覆代赭汤中所共有的药物？（   ）
    A. 半夏   B. 生姜   C. 人参
    D. 大枣   E. 甘草

14. 患者咳涎沫，短气喘促，咽喉干燥，舌干红少苔，脉虚数，治宜（   ）。
    A. 杏苏散   B. 参苏饮   C. 清燥救肺汤
    D. 麦门冬汤   E. 麻黄杏仁甘草石膏汤

15. 外燥证虽有凉燥、温燥之异，但治法均宜（   ）。
    A. 温宣   B. 清宣   C. 轻宣
    D. 滋润   E. 以上均非

16. 麦门冬汤中麦门冬与半夏用药比例为（   ）。
    A. 1:7   B. 7:1   C. 2:1
    D. 1:1   E. 7:2

17. 治疗白喉的主方是（   ）。
    A. 麦门冬汤   B. 琼玉膏   C. 玉液汤
    D. 养阴清肺汤   E. 增液汤

18. 养阴清肺汤主治证的病机是（   ）。
    A. 阴虚肺萎，胃阴不足，虚火上炎
    B. 肺肾阴虚，阴虚生内热，虚火上炎
    C. 素体阴虚蕴热，复感疫毒
    D. 肺胃阴虚，痰涎不化
    E. 热病后期伤阴耗气

19. 功能益气滋阴，固肾止渴的方剂是（   ）。
    A. 麦门冬汤   B. 生脉散   C. 清燥救肺汤
    D. 玉液汤   E. 以上均非

20. 增水行舟的代表方是（   ）。
    A. 麻子仁丸   B. 济川煎   C. 增液汤
    D. 大补阴丸   E. 以上均非

21. 清燥救肺汤与桑杏汤中所共有的药物是（   ）。
    A. 桑叶   B. 贝母   C. 甘草
    D. 麦冬   E. 人参

22. 下列除哪一方剂外，组成药物中均含有杏仁？（   ）
    A. 麻子仁丸   B. 定喘汤   C. 清燥救肺汤
    D. 百合固金汤   E. 桑菊饮

23. 清燥救肺汤中所用的养阴药是（   ）。

A. 胡麻仁、阿胶、麦冬　　　　B. 胡麻仁、阿胶、麦冬、生地黄

C. 白芍、当归、阿胶、麦冬　　D. 胡麻仁、当归、生地黄

E. 生地黄、玄参、麦冬、白芍

24. 麦门冬汤中没有的药是（　　　　）。

    A. 半夏　　　　　　　　B. 人参　　　　　　　　C. 生姜

    D. 粳米　　　　　　　　E. 大枣

25. 具有润肺益胃，降逆下气之功的方剂是（　　　　）。

    A. 桑杏汤　　　　　　　B. 琼玉膏　　　　　　　C. 麦门冬汤

    D. 养阴清肺汤　　　　　E. 清燥救肺汤

26. 以身热干咳，少痰气喘而逆，舌干少苔，脉虚大而数为证治要点的方剂是（　　　　）。

    A. 百合固金汤　　　　　B. 清燥救肺汤　　　　　C. 麦门冬汤

    D. 养阴清肺汤　　　　　E. 桑杏汤

27. 主治肺痿的方剂是（　　　　）。

    A. 玉液汤　　　　　　　B. 百合固金汤　　　　　C. 琼玉膏

    D. 增液汤　　　　　　　E. 麦门冬汤

28. 患者头痛身微热，口渴咽干，干咳无痰，舌苔薄白而干，脉浮数，治宜选方（　　　　）。

    A. 桑菊饮　　　　　　　B. 清燥救肺汤　　　　　C. 桑杏汤

    D. 麻黄杏仁甘草石膏汤　E. 止嗽散

29. 患者口常干渴，饮水不解，小便频多，困倦气短，脉虚细无力，治宜选方（　　　　）。

    A. 炙甘草汤　　　　　　B. 麦门冬汤　　　　　　C. 清燥救肺汤

    D. 玉女煎　　　　　　　E. 玉液汤

30. 杏苏散治证的病机是（　　　　）。

    A. 风寒束表，肺失宣降　　　　B. 风寒束表，水饮停肺

    C. 凉燥犯肺，肺失宣降　　　　D. 凉燥袭肺，气阴两伤

    E. 风痰犯肺，肺失宣降

（二）多项选择题

1. 清燥救肺汤的主治证候是（　　　　）。

    A. 头痛发热　　　　　　B. 咳唾涎沫　　　　　　C. 气逆而喘

    D. 咽干口渴　　　　　　E. 舌干少苔，脉虚数

2. 麦门冬汤与竹叶石膏汤中所共有的药物是（　　　　）。

    A. 人参　　　　　　　　B. 麦冬　　　　　　　　C. 粳米

    D. 甘草　　　　　　　　E. 大枣

3. 养阴清肺汤治证的病机是（　　　　）。

    A. 虚火上炎　　　　　　B. 肺肾阴虚　　　　　　C. 复感风热

    D. 复感疫毒　　　　　　E. 痰浊阻滞

4. 麦门冬汤的功效是（　　　）。
　　A. 滋肺益胃　　　　　B. 化痰止咳　　　　　C. 滋补肺肾
　　D. 清肺化痰　　　　　E. 降逆下气

5. 可体现补土生金法的方剂是（　　　）。
　　A. 麦门冬汤　　　　　B. 参苓白术散　　　　C. 泻白散
　　D. 养阴清肺汤　　　　E. 增液汤

6. 有增水行舟之功的方剂是（　　　）。
　　A. 玉液汤　　　　　　B. 增液汤　　　　　　C. 增液承气汤
　　D. 琼玉膏　　　　　　E. 百合固金汤

7. 清燥救肺汤所含的药物有（　　　）。
　　A. 石膏　　　　　　　B. 胡麻仁　　　　　　C. 阿胶
　　D. 杏仁　　　　　　　E. 大枣

8. 麦门冬汤中配伍半夏的作用是（　　　）。
　　A. 散结消痞　　　　　B. 降逆下气　　　　　C. 祛痰除涎
　　D. 燥湿化痰　　　　　E. 开通胃气

9. 组成药物中含有山药的方剂是（　　　）。
　　A. 玉液汤　　　　　　B. 六味地黄丸　　　　C. 归脾汤
　　D. 参苓白术散　　　　E. 大补阴丸

10. 玉液汤的组成药物中有（　　　）。
　　A. 黄芪　　　　　　　B. 鸡内金　　　　　　C. 葛根
　　D. 花粉　　　　　　　E. 五味子

11. 玉液汤的功用是（　　　）。
　　A. 养阴清肺　　　　　B. 润肺益胃　　　　　C. 益气滋阴
　　D. 固肾止渴　　　　　E. 降逆下气

12. 具有益气生津（养阴）功效的方剂是（　　　）。
　　A. 清燥救肺汤　　　　B. 麦门冬汤　　　　　C. 生脉散
　　D. 竹叶石膏汤　　　　E. 清暑益气汤

13. 麦门冬汤中重用麦冬的作用是（　　　）。
　　A. 养阴润肺　　　　　B. 生津养胃　　　　　C. 清降虚火
　　D. 清心除烦　　　　　E. 化痰止咳

14. 组成中含有桔甘汤（桔梗、甘草）药物的方剂是（　　　）。
　　A. 杏苏散　　　　　　B. 血府逐瘀汤　　　　C. 天王补心丹
　　D. 参苓白术散　　　　E. 败毒散

15. 组成中含有前胡的方剂是（　　　）。
　　A. 参苏饮　　　　　　B. 止嗽散　　　　　　C. 败毒散
　　D. 杏苏散　　　　　　E. 苏子降气汤

（于洋）

第十四章 祛 湿 剂

🔷 学习基本要求 🔷

（1）熟悉祛湿剂的概念、适应范围、分类及应用注意事项。
（2）掌握方剂：平胃散、藿香正气散、茵陈蒿汤、八正散、三仁汤、五苓散、真武汤、完带汤、独活寄生汤。
（3）熟悉方剂：甘露消毒丹、连朴饮、当归拈痛汤、猪苓汤、防己黄芪汤、苓桂术甘汤、实脾散、萆薢分清饮、羌活胜湿汤。

🔷 重点难点提示 🔷

（1）掌握健脾与运脾之法的区别。
（2）茵陈蒿汤方中大黄的作用。
（3）藿香正气散主治外感风寒、内伤湿滞证，对于表证不明显者，本方亦可应用，为什么？
（4）三仁汤中配伍"三仁"的药物有何意义？本方配伍有什么特点？方中为何以杏仁为君药？本方主治证候中见"头痛恶寒，身重疼痛"，为何不能用解表药？
（5）八正散主治湿热淋证，方中应用大黄有何意义？
（6）连朴饮主治湿热霍乱，为何用清热泻火药芦根作为君药，而不用清热祛湿药作为君药？
（7）蓄水证产生的机理及治该证的药物配伍特点。
（8）怎样掌握猪苓汤利水清热法与养阴法的尺度？二法配伍是否相矛盾？
（9）防己黄芪汤主治风水、风湿之证，方中为何不能配伍疏风的防风？玉屏风散主治证亦有表虚，方中又为何配伍疏风的防风？
（10）苓桂术甘汤立法"体现病痰饮者，当以温药和之"，方中如何通过药物配伍而体现"以温药和之"的？
（11）真武汤与实脾散均主治阳虚水肿，二者立法有何区别？
（12）真武汤中应用白芍有何意义？
（13）实脾散主治证中见"大便溏薄"，方中为何还用通便导滞的槟榔？

258

祛湿剂概说

知识点讲解

1. 概念

（1）组成：以祛湿药为主。

（2）作用：化湿利水，通淋泄浊。

（3）治证：水湿病证。

2. 分类与适应证

（1）燥湿和胃：适用于中焦湿浊内阻证。代表方：平胃散、藿香正气散。

（2）清热祛湿：适用于湿热诸证。代表方：茵陈蒿汤、八正散、三仁汤、甘露消毒丹、连朴饮、当归拈痛汤。

（3）利水渗湿：适用于水肿、淋浊、癃闭等病证。代表方：五苓散、猪苓汤、防己黄芪汤。

（4）温化寒湿：适用于痰饮、水肿等病证。代表方：苓桂术甘汤、真武汤、实脾散。

（5）祛湿化浊：适用于湿浊下注所致的白浊、妇女带下等。代表方：萆薢分清饮、完带汤。

（6）祛风胜湿：适用于风湿在表证、痹证。代表方：羌活胜湿汤、独活寄生汤。

3. 使用注意

（1）祛湿剂多由芳香温燥或甘淡渗利之药组成，若燥、利太过，则易耗伤人体阴津，故素体阴虚津亏者慎用。

（2）由于温邪易于阻碍气机，故祛湿剂中常配伍理气药，以求气化则湿亦化。

（3）每类方剂运用时，应根据邪气性质及所涉脏腑不同而灵活应用。

重点难点分析

（1）证治机理：水湿为病，有内湿与外湿之分。外湿者，多由久处湿境，天雨湿蒸，冒雾涉水，或常在水中作业，正不胜邪所致；湿邪从皮毛经络侵入人体，其发病则见恶寒发热，头胀身重，肢节烦痛，或面目浮肿等。内湿者，多因恣食生冷，酒酪过度，伤及脾胃，脾胃失运，湿浊内生，其病见胸脘痞满，呕恶泄利，水肿癃闭等。外湿为患，肌表经络之病较多；湿自内生，脏腑之病居多，且常以脾胃为病变中心。然而，肌表与脏腑，表里相关，表湿可以影响内脏，内湿亦能波及肌表，故外湿与内湿亦可相兼并见。

（2）立法依据分析：湿邪伤人，常与风、寒、暑、热相夹，人体又有虚实强弱的不同，所犯部位也有表里上下之别，病情亦有寒化、热化之异。因此，湿邪为病较为复杂，治疗方法也各有不同。一般来说，湿邪在外在上者，可表散微汗以解之；在内在下者，可芳香苦燥以化之，或甘淡渗利以除之；水湿壅盛，形气俱实者，可攻下以逐之；

从寒化者，宜温阳化湿；从热化者，宜清热祛湿；体虚湿盛者，当祛湿与扶正兼顾。

（3）临证应用：祛湿剂有化湿行水，通淋泄浊等作用，可用于治疗水湿病证，包括湿浊内阻、脾胃失和证；湿热外感，湿热内盛，湿热下注所致的湿温、黄疸、霍乱、热淋、痢疾、泄泻、痿痹等证；水湿内盛所致的水肿、癃闭、淋浊等证；阳虚气不化水或湿从寒化所致的痰饮、水肿、痹证、脚气等证；风湿外袭所致的头痛、身痛、腰膝疼痛、肢节不利等证。

第一节　燥湿和胃

平胃散 （《太平惠民和剂局方》）

知识点讲解

【主治】湿滞脾胃证。

【证机分析】

湿滞脾胃 ┫ 阻滞气机——脘腹胀满，食少。
　　　　　 ┣ 脾胃升降失司——呕吐恶心，自利或便溏。
　　　　　 ┗ 湿性重滞——肢体倦怠，嗜卧，苔白腻，脉缓。

辨证要点：脘腹胀满，食少，倦怠，苔白腻。

【病机】湿浊困阻脾胃，运化失常，气机阻滞，胃失和降。

【治法】燥湿运脾，行气和胃。

【方解】

君：苍术——苦温燥湿以促脾胃运化（燥湿运脾）。

臣：厚朴——行气化湿，消胀除满。

　＊君臣相配，燥湿以运脾，行气以化湿，湿化气行则脾得健运。

佐：陈皮——理气和胃，芳香醒脾。

　＊臣佐相配，理气和胃，使气行湿化。

　　生姜、大枣——调和脾胃以促运化。

佐使：炒甘草——和中，调药。

　＊配伍要点：苍术配厚朴；燥湿药配行气药组方。

配伍运用提要

（1）本方配伍突出以"苦辛芳香温燥"为特点，其苦降辛开能消胀除满，芳香化浊能醒脾和胃，温中燥湿能健脾助运化。故本方功善燥湿运脾，行气和胃，为治疗湿滞脾胃的常用方剂。

（2）方中苍术以米泔水浸渍，甘草炒用，旨在增强其和中之力。

藿香正气散 （《太平惠民和剂局方》）

知识点讲解

【主治】外感风寒、内伤湿滞证。

【证机分析】

风寒外束，卫阳被郁——恶寒发热，头痛。

湿滞于中，肠胃升降失常——霍乱吐泻，脘腹疼痛，胸膈满闷，苔白腻。

辨证要点：恶寒发热，霍乱吐泻，脘腹胀痛，舌苔白腻。

【病机】风寒束表，卫阳被郁；湿阻中焦，升降失司。

【治法】解表化湿，理气和中。

【方解】

君：藿香——外散在表之风寒，内化脾胃之湿滞。

臣：半夏曲、陈皮——理气燥湿，和胃降逆以止呕。

　　白术、茯苓——健脾祛湿，和中止泻。

佐：白芷、紫苏——辛散风寒，助君以解表；并芳化湿浊，和中止呕。

　　厚朴——燥湿和胃止呕，行气除满，助君以燥湿理气和中。

　　大腹皮——行气除满，利湿。

　　桔梗——宣肺宽胸利膈，既益于解表，又助于化湿。

　　生姜、大枣——调和脾胃。

使：炙甘草——调和药性。

配伍要点：解表药配化湿药、行气药组方；藿香的作用特点。

配伍运用提要

（1）本方的配伍特点：表里同治，以治里为主；升降兼施，以降为主；标本兼顾，以治标为主；扶正祛邪，以祛邪为主。

（2）方中半夏用半夏曲，取其化湿和胃之力优，而燥湿之力不及半夏。

（3）由于本方具有芳香化浊，辟秽和中作用，故不仅用于霍乱，而且对于感受岚瘴不正之气者，皆可用此正其不正之气，故有"正气"之名。

（4）类方比较：

方名	相同点	不同点
藿香正气散	均具芳香化湿，辟秽祛浊，行气和中之功，都可用治湿滞脾胃之脘腹痞满、吐泻食少、舌苔白腻等证	兼外散风寒，治外感风寒，内伤湿滞之寒热头痛、腹痛吐泻等证，为解表化湿并用之剂
平胃散		功专燥湿运脾，行气和胃，专治湿困脾胃，气机受阻之脘腹胀满、嗳气吞酸、口淡纳呆、苔白腻等证，为燥湿和胃的代表方

第二节 清热祛湿

茵陈蒿汤 (《伤寒论》)

知识点讲解

【主治】湿热黄疸（阳黄）。

【证机分析】

湿邪与瘀热，
蕴结肝胆，
- 胆汁郁蒸，外溢肌肤——一身面目俱黄，黄色鲜明如橘子色。
- 湿热内郁——小便不利，腹微满，苔黄腻，脉实或滑数。
- 热邪伤津——口微渴。

辨证要点：一身面目俱黄，黄色鲜明，舌苔黄腻，脉滑数。

【病机】湿邪与瘀热蕴结肝胆（脾胃），邪无出路，郁蒸于肌肤。

【治法】清热，利湿，退黄。

【方解】

君：茵陈蒿——善能清热利湿退黄。

臣：栀子——清热泻火，通利三焦湿热，引邪从小便而出。

佐：大黄——泻热逐瘀，通利大便，导瘀热由大便而下。

配伍要点：利湿与泄热并重，通利二便，使湿热瘀之邪从二便分消而解。

配伍运用提要

（1）本方在用药上清热与利湿并重，其中以治黄疸之主药茵陈蒿为君，清热利湿退黄，再配以栀子、大黄通利二便，泻下瘀热以助君药之力，全方疏利气机，通泄壅滞，使湿热从二便而出。

（2）原方用法后注云："小便当利，尿如皂汁状，色正赤。一宿腹减，黄从小便去也。"意指服药后的反应为尿量增多，小便通利，湿热瘀诸邪随之而解，则三焦通利，肝胆不受熏灼，故见"一宿腹减，黄从小便去也"。

八正散 (《太平惠民和剂局方》)

知识点讲解

【主治】湿热淋证。

【证机分析】

湿热下注，
- 膀胱气化不利——小便淋漓不畅，溺时涩痛，小便浑赤，甚至癃闭，小腹急满。
- 邪热耗伤津液——口燥咽干。
- 湿热内蕴——苔黄腻，脉滑数。

辨证要点：尿频涩痛，小便短黄，苔黄腻，脉滑数。

【病机】湿热下注，蕴结膀胱，气化不利。

【治法】清热泻火，利水通淋。

【方解】

君：瞿麦、扁蓄——清利湿热，利尿通淋。

臣：车前子——利水通淋。

　　滑石——渗湿清热通淋。

　　木通——清心利水通淋。

　＊君臣药相配，清热利湿，利尿通淋之力增。

佐：栀子——清泄三焦湿热。

　　大黄——清热泻火，导热下行。

使：灯心草——清心除烦。

　　炙甘草——缓急止痛，调和药性。

配伍要点：清热利水药与热泻火药合用；组方用药侧重于苦寒通利。

配伍运用提要

（1）本方兼能清泻心火，导热下行，故又可用治心经邪热、口舌生疮、咽喉肿痛、烦躁不宁等证。方中之大黄不仅能使湿热从大便而去，而且能引热下行，因此，大黄不是为大便秘结而设。

（2）类方比较：

方名	相同点	不同点
八正散	均有清热利水通淋之功，用治湿热下注膀胱之小便不利、频急涩痛，舌红，脉数等证	集大队清热利水通淋之品，功专清热利尿通淋。主治湿热下注，蕴结膀胱而致热淋之小便淋漓、频急涩痛等证
小蓟饮子		重用生地黄配小蓟以凉血止血，佐以利尿通淋。主治下焦瘀热，损伤膀胱血络之血淋、尿血证

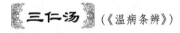 三仁汤 （《温病条辨》）

知识点讲解

【主治】湿重于热之湿温病（湿温初起及暑温夹湿）。

【证机分析】

湿热阻遏气分，三焦气机不利 ｛湿邪阻遏，卫阳郁闭——头痛恶寒，身重疼痛。
湿阻气机，湿困脾胃——胸闷不饥。
湿遏热伏——午后身热（身热不扬）。
湿邪内盛——口淡不渴，面色淡黄，苔白，脉濡。

辨证要点：头痛恶寒，身重疼痛，午后身热，胸闷不饥，苔白不渴，脉濡。

【病机】湿热阻滞三焦气机，湿遏热伏，湿重热轻。

【治法】宣畅气机，清利湿热。（禁"汗"、"下"、"润"）

【方解】

君：滑石——清热利湿而解暑。

臣：薏苡仁——甘淡，渗利下焦湿热，健脾。

杏仁——苦辛，宣利上焦肺气，气化则湿化。

白蔻仁——芳香化湿，行气，调中。

*三仁合用，能宣上、畅中、渗下而具清利湿热，宣畅三焦气机之功。

佐：通草、竹叶——甘寒淡渗，利湿清热。

半夏、厚朴——辛开苦降，化湿行气，散满消痞。

配伍要点：药用辛开苦降淡渗以宣上、畅中、渗下，使湿热之邪从三焦分消，调畅三焦气机；"三仁"配伍之义。

配伍运用提要

本方宣化上焦、运化中焦、渗利下焦，即宣畅三焦气机，使湿热之邪从三焦分消；有化湿于宣畅气机之中，清热于淡渗利湿之间之妙。然其重在宣畅气机，淡渗湿热，为治湿温初起，邪在气分，湿重于热证的常用方剂。吴氏告诫本方证治有"三不可"：不可发汗、不可泻下、不可滋润，含义颇深。

甘露消毒丹 （《医效秘传》）

知识点讲解

【主治】湿温时疫，湿热并重证。

【证机分析】

湿热疫毒：

熏蒸气分，热毒上攻——发热，口渴，咽颐肿痛。身目发黄，肢酸倦怠，舌苔白或黄厚腻或干黄者，脉滑数。

湿阻气滞——胸闷腹胀。

湿热下注——小便黄短赤、淋浊，泄泻。

辨证要点：发热，口渴尿赤，胸闷身倦，舌苔腻，脉滑数。

【病机】湿温疫毒，邪在气分，湿热并重。

【治法】利湿化浊，清热解毒。

【方解】

君：茵陈——清热利湿退黄，以除肝胆脾胃之湿热。

滑石——清热利湿，使湿热、疫毒从小便而去。

黄芩——苦寒燥湿，清热解毒。

臣：石菖蒲、白豆蔻——芳化中焦之湿，使气化湿亦化。

藿香——芳香化湿，辟秽和中，宣湿浊之壅滞。

佐：木通——渗利湿热，导湿热从小便而出。

　　连翘——清热解毒。

　　薄荷——利咽止痛，解咽喉之湿热。

　　射干、川贝母——清利咽喉疫毒并消肿。

配伍要点：清解配渗利、芳化。

配伍运用提要

（1）本方用药上集清解、渗利、芳化三法于一炉，清热祛湿之中，又长于解毒散结，芳化行气。王士雄称之为"治湿温时疫之主方"，夏令暑湿季节尤为常用。

（2）类方比较：

方名	相同点	不同点
甘露消毒丹	均能清热利湿解暑，可用治湿温初起，邪在气分之身热体倦、头重胸闷、小便不利、不思饮食、舌苔白腻等证	治以清上、化中、利下之湿热分消法，但重在清热利湿，兼以芳化行气，解毒利咽。适于湿温时疫初起，邪在气分，湿热交蒸于三焦之湿热并重证。临证兼见咽颐肿痛、口渴尿赤、苔黄等
三仁汤		治以芳香苦辛，清宣淡渗之法，故以"三仁"并用，宣上，畅中，渗下，但重在宣畅气机。适于湿温初起、胃阳郁遏、三焦气机不利之湿重热轻证

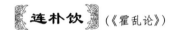 **连朴饮** （《霍乱论》）

知识点讲解

【**主治**】湿热霍乱。

【**证机分析**】

湿热蕴伏脾胃 { 阻滞气机，脾胃升降失司——胸脘痞闷，上吐下泻。

湿热郁蒸——心烦躁扰，小便短赤，苔黄腻，脉滑数。

辨证要点：吐泻烦闷，小便短赤，舌苔黄腻，脉滑数。

【**病机**】湿遏热伏，升降逆乱。

【**治法**】清热化湿，理气和中。

【**方解**】

君：芦根——清热除烦止呕。

臣：黄连——清热燥湿，厚肠止泻。

　　厚朴——行气化湿，消痞除闷。

　*黄连、厚朴相配，苦降辛开，使气行湿化，湿去热清，升降复常。

佐：半夏——燥湿和胃降逆。

　　石菖蒲——芳香化浊。

＊半夏、石菖蒲相配，化湿和中，降逆止呕。

栀子、淡豆豉——清宣胸脘郁热以除烦闷。

配伍要点：黄连配厚朴。

配伍运用提要

本方主用苦辛开降，畅利气机，消胀除满；辅佐以辛宣芳化，散邪与化湿浊并行。

当归拈痛汤 （《兰室秘藏》）

知识点讲解

【主治】风湿热痹证。

【证机分析】

风湿热邪蕴结肢节、肌肉——肢节烦痛，肩背沉重，遍身疼痛。

湿热下注——脚气肿痛，脚膝生疮，苔腻微黄，脉弦数。

辨证要点：肢节疼痛，身重倦怠，苔腻微黄，脉数。

【病机】湿热与风邪相合，流走经脉，浸淫肌肉，痹阻关节。

【治法】利湿清热，疏风止痛。

【方解】

君：羌活——祛风胜湿止痛。

　　茵陈——清热利湿。

　＊羌活、茵陈相配，外散风湿，内清湿热。

臣：猪苓、泽泻——利水渗湿。

　　黄芩、苦参——清热燥湿。

佐：白术、苍术——益气健脾燥湿。

　　葛根、防风、升麻——升阳疏风散湿。

　　人参、甘草、当归——补气养血，监制疏散渗利之品，使祛邪而不伤正。

　　知母——清热润燥，防渗利苦燥伤阴。

使（兼）：炙甘草——调和诸药。

配伍要点：羌活配茵陈；葛根配升麻、防风。

配伍运用提要

本方合苦燥、淡渗、散风、升阳除湿于一方，并佐以益气养血之品，体现了李东垣"健脾升阳除湿"的思路，用治湿热内蕴，外受风邪，湿热与风邪相搏；或风湿化热，留着于肢体、骨节、筋脉、肌腠之间所致之证。

第三节　利水渗湿

五苓散 （《伤寒论》）

知识点讲解

【主治】伤寒太阳膀胱蓄水证；水湿内停之水肿、泄泻、小便不利；痰饮。

【证机分析】

邪犯太阳，表邪未解——头痛，发热，脉浮。

循经传腑

膀胱气化不利，水湿内停
- 气不化津，水津不布——烦渴欲饮。
- 水湿内蓄——小便不利。
- 水无去路，停蓄于中——水入即吐。

辨证要点：小便不利，舌苔白，脉浮或缓。

【病机】膀胱气化受阻，水液内停，兼有外邪未解。

【治法】利水渗湿，温阳化气，兼以解表（外解太阳表证，内化膀胱蓄水）。

【方解】

君：泽泻——渗湿利水。

臣：猪苓、茯苓——利水渗湿，以助君药。

  ＊君臣相须为用，利水渗湿之力增。

佐：白术——健脾而运化水湿，合茯苓相使为用，以助健脾利湿之力。

　　桂枝——温阳化气以利水；外散风寒以解表。

  ＊全方重在利水渗湿健脾，佐以化气解表，使水行气化，脾气健运，表邪得解，则诸证自除。

配伍要点：桂枝之义；茯苓配白术。

配伍运用提要

（1）本方功能化气以利水，运脾以制水，发汗以解表，升津以止渴，但重在利水渗湿，又具健脾化气之功，故临证又可用治脾失健运，水湿内停，成痰成饮之水肿、泄泻、痰饮、心悸等证。

（2）《伤寒论》用本方治太阳膀胱"蓄水证"及"水逆证"。所谓"水逆"，就是由于膀胱气化不利，导致饮入之水，下无去路，内失转输，停蓄于中，出现渴欲饮水，水入即吐的现象。

猪苓汤 （《伤寒论》）

知识点讲解

【主治】水热互结，热伤阴津之证。

【证机分析】

水热互结 ┫
　　膀胱气化不利——小便不利。
　　邪热内蕴，津液受伤——发热，口渴欲饮，心烦不寐，舌红，脉细数。
　　水气内犯于肺、胃、大肠——咳嗽、呕恶、下痢。

辨证要点：小便不利，身热口渴，舌红，脉细数。

【病机】水热互结，热伤阴液。

【治法】利水清热养阴。

【方解】

君：猪苓——淡渗利水，清热。

臣：泽泻、茯苓——利水渗湿，助君之力。

佐：滑石——利水清热。

　　阿胶——滋阴润燥。

配伍要点：利水配清热、养阴。

配伍运用提要

（1）本方证病机的特点是津液不行而停水，复生内热而伤阴，水热互结而水道不利。故治当兼顾水、热、阴三个方面而采用利水、清热、养阴之法，在渗湿利水之中兼有清热养阴之功。

（2）类方比较：

方名	相同点	不同点
猪苓汤	均有猪苓、茯苓、泽泻，均具利水渗湿之功。用治水湿内停之小便不利证	配滑石清热利湿通淋，配阿胶滋阴养血润燥，利水渗湿与清热并进，故利水渗湿之中尚有清热养阴之功。主治水热互结，邪热伤阴之小便不利、口渴欲饮、身热心烦等证
五苓散		配桂枝外解太阳表证，内助膀胱气化；配白术健脾燥湿、补土制水，故利水渗湿之中尚有健脾运湿，化气解表之功。主治外有表证，内停水湿，膀胱气化不利之蓄水证，见头痛发热，渴欲饮水，水入即吐，苔白等

防己黄芪汤 （《金匮要略》）

知识点讲解

【主治】表虚之风水、风湿证。

【证机分析】

肺脾气虚 ┫
　　卫表不固——汗出恶风。
　　风湿郁滞肌腠、经脉——身体重着。
　　水湿内停，泛滥肌肤——小便不利，浮肿，舌淡苔白，脉浮。

辨证要点：汗出恶风，小便不利，苔白，脉浮。

【**病机**】肺脾气虚，风湿郁滞于肌肉、关节、经脉。

【**治法**】益气祛风，健脾利水。

【**方解**】

君：防己——利水消肿，祛风除湿，通痹止痛。

　　黄芪——补气健脾补肺，固表行水。

　＊防己、黄芪相伍，益气固表而祛风，健脾行湿而利水，尤其能祛经络肌表之风湿。

　　臣：白术——健脾燥湿，既可助黄芪益气实卫固表，又可助防己利水以祛湿。

　　佐：生姜——助防己祛风湿。

　　　　大枣——助芪、术补脾气。

佐使：甘草——调和诸药。

配伍要点：补气与祛风湿合法；防己配黄芪。

配伍运用提要

（1）本方证的病机要点是肺脾气虚，风湿郁滞于肌肉关节经脉。风湿在表，理当汗解，但卫气已虚，若强发其汗，必重伤其表，易招风邪。表虚当固，若单纯固表，则病邪不去。故应当益气与扶正合法，即益气健脾，祛风行水。

（2）本方主治风水及风湿证，两者见证基本相同，即"身重，汗出恶风，小便不利，脉浮"，因水与湿本系同类，只是程度轻重和流注部位有所不同。

第四节　温化寒湿

苓桂术甘汤 （《金匮要略》）

知识点讲解

【**主治**】中阳不足之痰饮证。

【**证机分析**】

脾阳不足，水饮内停 $\begin{cases}\text{饮停于胸，阻滞气机——胸胁胀满。}\\\text{饮邪凌心犯肺——心悸，短气而咳。}\\\text{清阳不升——眩晕，苔白滑，脉弦滑。}\end{cases}$

辨证要点：胸胁支满，目眩心悸，舌苔白滑。

【**病机**】伤寒，误施吐下后，损伤脾胃之阳，脾失健运，水饮内停。

【**治法**】温阳化饮，健脾利湿。

【**方解**】

君：茯苓——健脾渗湿，利水化饮。

臣：桂枝——温阳化气以助化饮，平冲降逆。

＊君臣相配，一利一温，颇具温化渗利（温阳渗湿以治饮）之效。

佐：白术——健脾燥湿，利水以助茯苓渗湿治饮。

佐使：甘草——益气和中，合桂枝辛甘化阳，调和药性。

配伍要点：茯苓配桂枝；桂枝配甘草。

配伍运用提要

（1）痰饮为"四饮"之一：本方所治之证，乃痰饮停于心下，缘于误用吐下，损伤脾阳，伏饮内动，或素体中阳不足，脾失运化，湿聚成饮。治疗上当以温助脾阳，化饮利水为法。

（2）本方为温阳化饮的代表方剂，体现了张仲景之"病痰饮者，当以温药和之"的治疗大法：所谓温者，振奋阳气，开发腠理，通行水道也；所谓和者，指温之不可太过，太过则热，热则耗气伤阴。故方选甘淡平之茯苓配辛甘温之桂枝，甘苦温之白术及甘平之甘草，共奏温化痰饮，培土制水之功，体现了"温药和之"之痰饮病治疗大法。

（3）类方比较：

方名	相同点	不同点
苓桂术甘汤	均用桂枝、白术、茯苓同具温阳化气健脾利湿之功。用治气不化水，水湿内停之痰饮，症见眩晕，心悸，短气而咳等	重用茯苓配桂枝，故温阳化饮之力优。专治中阳不足，饮停心下之痰饮病。症见胸胁支满，目眩心悸，短气而咳，舌苔白滑，脉弦滑
五苓散		重用泽泻配猪苓，重在渗湿利水，兼可外散表邪。主治外有表邪，内停水湿，膀胱气化不利之蓄水证。症见头痛发热，小便不利，渴欲饮水，水入即吐等

真武汤（《伤寒论》）

知识点讲解

【主治】脾肾阳虚（以肾阳虚为主）之水肿证；太阳病发汗太过，阳虚水泛。

【证机分析】

脾肾阳虚，水气内停
- 水饮泛滥肌肤——四肢沉重疼痛，水肿。
- 膀胱气化不利——小便不利。
- 肢体失以温养——畏寒肢冷，或身目𬇥动，振振欲擗地。
- 阻遏清阳、上凌于心——头眩，心悸。

辨证要点：四肢沉重或浮肿，小便不利，苔白不渴，脉沉。

【病机】脾肾阳虚，阳不化水，水湿内停。

【治法】温阳利水。

【方解】

君：炮附子——温肾暖脾，化气以行水。

臣：茯苓——利湿健脾。

　　白术——健脾利湿，与茯苓相配以培土制水。

　　＊君臣相配，温阳健脾以复主水、促运化之功。

佐：生姜——温胃散寒，辛散水气，助君温化水气。

　　白芍——利小便；柔肝缓急以止痛；敛阴舒筋以止筋惕肉目闰；制约附子之辛热燥烈。

配伍要点：附子配茯苓；温、散、利三者结合。

配伍运用提要

（1）本方既有温阳利水之功，又具敛阴和营，柔肝舒筋缓急之效，故临证可用治太阳发汗太过，耗阳伤阴致阳失温煦、阴失濡养而出现的悸、眩、目闰惕等证。

（2）本方的制方特点：①以温阳为主，兼行散水、利水、燥湿；②配伍上以辛热、渗利、苦燥配用酸收，刚柔通涩相济，温阳利水燥湿不伤阴；③标本兼顾。既用炮附子温肾暖脾以治阳虚之本，又用茯苓、白术健脾利水以治水肿之标，使脾肾得补，阴水得制，诸证自解。

（3）本方中用生姜而不用干姜，因此病非但阳虚，而更"有水气"。生姜辛温而散，有温散水饮之功。而干姜辛热，虽温阳力强，但无散水之用。

实脾散 （《重订严氏济生方》）

知识点讲解

【主治】阴水属脾肾阳虚，水停气滞证。

【证机分析】

脾肾阳虚，土不制水 $\begin{cases}$ 水湿内停——身半以下肿甚，口不渴，舌苔白腻，脉沉迟。\\ 水停气滞，脾运失司——胸腹胀满，大便溏薄。\\ 四肢失去温养——手足不温。$\end{cases}$

辨证要点：身半以下肿甚，胸腹胀满，舌淡苔白腻，脉沉迟。

【病机】脾肾虚寒，阳不化水，水停气滞。

【治法】温阳健脾，行气利水。

【方解】

君：附子——温壮脾肾阳气，祛寒逐湿。

　　干姜——温中阳以化阴水。

　　＊附子、干姜相配，使脾肾阳气振奋而温化水湿。

臣：白术、茯苓——健脾祛湿，培土制水，使湿不壅脾，健运自复。

佐：木瓜——醒脾化湿。

　　厚朴、木香、大腹子——芳香苦燥，行气消胀、化湿，消胀除满。

　　草果——温中燥湿。

佐使：生姜、大枣、炙甘草——补脾和中，和中调药。

配伍要点：温阳配健脾、化湿、行气。

配伍运用提要

（1）本方重在崇土实脾而制水，故以"实脾"名之。但本方以实脾阳为主，若兼气脾气不足之气短乏力、怠惰懒言等症，宜加入黄芪、党参等以补气利水。

（2）类方比较：

方名	相同点	不同点
实脾散	均能温补脾肾，助阳行水，同治脾肾阳虚，阳不化气，水气内停之小便不利，水肿，苔白脉沉等阴水证	偏于温补脾阳，助阳散寒之力较胜，且兼行气导滞之功。故主治阳虚水肿兼有水停气滞而见胸腹胀满，食减便溏，舌苔白腻者
真武汤		温阳健脾中偏于温肾益火，化气利水，兼能缓急舒筋，柔肝止痛。故主治脾肾阳虚（以肾阳虚为主），水气内停而见小便不利，浮肿，腹痛，兼阴随阳伤之身目眴动者

第五节　祛湿化浊

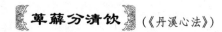

萆薢分清饮（《丹溪心法》）

知识点讲解

【主治】下焦虚寒之白浊。

【证机分析】

下焦虚寒 { 气化无权，湿浊下注 / 封藏失职，清浊不分 } { 小便频数，混浊不清，白如米泔，凝如膏糊，舌淡苔白，脉沉。

辨证要点：小便频数，尿液混浊如米泔。

【病机】下焦虚寒，湿浊下注。

【治法】温肾利湿，分清化浊。

【方解】

君：川萆薢——利湿，分清化浊。

臣：益智仁——温肾暖脾以散寒湿，缩小便止遗浊、尿频。

　　乌药——温肾祛寒，暖膀胱以助化气。

　　石菖蒲——芳化湿浊，温膀胱，暖小肠以分清别浊。

　＊益智仁、乌药相伍，缩小便、止小便频数之力增强。

配伍要点：益智仁配乌药。

配伍运用提要

（1）本方由温阳化气与分清别浊药物组成，以分清别浊为主，是治疗下焦虚寒、白浊米泔的用方依据。

（2）白浊，又称尿浊，是以小便混浊，白如泔浆，溲时无痛为特征的疾患。白浊者有寒湿与湿热之分，本方所治乃下焦寒湿所致之白浊，若属下焦湿热之白浊者，非本方所宜。

完带汤 （《傅青主女科》）

知识点讲解

【主治】脾虚肝郁，湿浊下注之带下证。

【证机分析】

脾虚肝郁 $\begin{cases} 脾失健运，湿浊内生——带下色白，清稀如涕，苔白。 \\ 肝郁犯脾——体倦食少，肢体倦怠，脉缓。 \end{cases}$

辨证要点：带下清稀，色白无臭，肢体倦怠，舌淡苔白，脉缓。

【病机】脾虚肝郁，湿浊下注。

【治法】补脾疏肝，化湿止带。

【方解】

君：白术、山药——补脾祛湿，固肾束带，以使带脉约束有权。

臣：人参——补气健脾，以助君补脾。

　　苍术——燥湿运脾，以增祛湿化浊之力。

　　车前子——渗利湿浊，令湿去而带止。

　　白芍——柔肝理脾，抑木扶土。

　*君臣相配，共达补脾祛湿、抑木扶土之功。

佐：陈皮——理气化湿，使该方补而不滞。

　　柴胡、黑荆芥——辛散调达，配白术以升清降浊，配白芍则疏柔并施，刚柔相济。

使：甘草——调和药性。

　*综观全方，寓补于散，寄消于补，培土抑木，祛湿化浊，使脾气健运，肝气调达，清阳得升，浊阴得降，则带下自止。

配伍要点：补脾益气药与利水渗湿药并用，使脾健湿去而带止；疏肝药配入健脾药中，抑木培土，调和肝脾，肝脾调和则有利升清降浊，祛湿止带。

配伍运用提要

药物炮制：白术、山药炒后用，既加强其芳香醒脾之性，又具收涩的作用，有助于收涩止带。荆芥炒黑意在加强收敛止带之力，又能入血分以祛风胜湿。白芍、车前子酒炒而用，旨在去其寒凉之性，而存其柔肝理脾，渗利水湿之用。

第六节 祛风胜湿

羌活胜湿汤 (《内外伤辨感论》)

知识点讲解

【主治】风湿在表证。

【证机分析】

风湿袭表，阻滞经络——头痛身重，肩背或腰脊疼痛，难以转侧，苔白，脉浮。

辨证要点：头项肩背腰脊重痛，苔白，脉浮。

【病机】风湿袭表，经络不利。

【治法】祛风胜湿。

【方解】

君：羌活——善祛上部之风湿。

独活——善祛下部之风湿。

＊羌活、独活相配，祛风胜湿，通治一身上下之风寒湿。

臣：防风——祛风胜湿解表。

川芎——祛风散邪，活血行气止头痛

佐：藁本、蔓荆子——祛风散邪以止头痛。

使：炙甘草——调和诸药。

配伍要点：羌活配独活。

配伍运用提要

本方为发散太阳经风湿之主方，其用药多辛温性燥，但剂量较轻，意取轻扬，使之微微发汗；方中"二活"并用，上下同治，通宣周身湿痹，以解风湿之表邪为主，稍佐川芎行血止痛。这符合张仲景所说的"治风湿者，发其汗，但微微似欲汗出者，风湿俱去也"。

独活寄生汤 (《备急千金要方》)

知识点讲解

【主治】风寒湿痹日久，肝肾两虚，气血不足证。

【证机分析】

风寒湿邪痹阻关节、筋骨——腰膝疼痛，畏寒喜温。

肝肾不足，气血亏虚——肢节屈伸不利，麻木不仁，心悸气短，舌淡苔白，脉细弱。

辨证要点：腰膝冷痛，关节屈伸不利，心悸气短，舌淡苔白，脉细弱。

【病机】风寒湿日久不愈，肝肾损伤，气血不足。

【治法】祛风湿，止痹痛，益肝肾，补气血。

【方解】

君：独活——善祛下肢筋骨间的风寒湿邪而通痹止痛。

　　桑寄生——补肝肾，壮筋骨，祛风湿，以止腰腿疼痛。

臣：细辛、肉桂心——辛散寒湿，温通经脉而止痛。

　　防风——祛风胜湿而止痛，透邪外出。

　　秦艽——搜筋肉之风湿，通经止痛。

佐：杜仲、牛膝——益肝肾，祛风湿，壮筋骨。

　　当归、川芎、干地黄、芍药——养血活血以治风，体现"治风先治血，血行风自灭"。

　　人参、茯苓、甘草——益气健脾；补气血，扶正以祛邪。

使：甘草——调和诸药。

配伍运用提要

本方补散兼施，但重在祛风寒湿邪而止痹痛，兼以补肝肾、益气血。用治素体不足，风寒湿邪内侵；或因痹证日久，邪气深入，着于筋骨，致成肝肾不足，气血两虚之痹证。

祛湿剂综合试题

一、填空题

1. 祛湿剂分为_____、_____、_____、温化水湿和祛风胜湿等五类方剂。

2. 茵陈蒿汤的功效是_____；五苓散的功效是_____。

3. 大黄在茵陈蒿汤中的作用是_____；在八正散中的作用是_____；在大承气汤中的作用是_____。

4. 三仁汤中的"三仁"是指_____、_____、_____。

5. 三仁汤证之治，吴氏告诫有"三不可"，其"三不可"是指_____、_____、_____。

6. 三仁汤中"三仁"药物相配的作用是_____、_____、_____。

7. 五苓散主治证有_____、_____、_____。

8. 猪苓汤的功效包括_____、_____、_____。

9. 五苓散与猪苓汤的共同药物是_____、_____、_____。

10. 五苓散的君药是_____；猪苓汤的君药是_____；苓桂术甘汤的君药是_____。

11. 桂枝在五苓散中的作用是_____，在苓桂术甘汤中的作用是_____，在当归四逆汤中的作用是_____。

12. 黄芪在防己黄芪汤中的作用是_____，在玉屏风散中的作用是_____，在补中益气汤中的作用是_____。

13. 杏仁在三仁汤中的作用是_____，在麻子仁丸中的作用是_____，在桑杏汤中的作用是_____。

14. 苓桂术甘汤主治_____，_____所致的_____病。

15. 真武汤主治_____、_____证，及太阳病发汗太过、_____证。

16. 白芍在真武汤中的作用是一者_____；一者_____；一者_____。

17. 草薢分清饮主治_____、_____所致的_____证。

18. 甘露消毒丹的君药是_____、_____和_____。

二、名词术语解释

1. 祛湿剂　　2. 化湿和胃　　3. 清热祛湿　　4. 利水渗湿　　5. 温化水湿

三、默写方剂歌诀

1. 三仁汤　　2. 甘露消毒丹　　3. 真武汤　　4. 实脾散　　5. 独活寄生汤

四、病例分析

要求：分析下列病例，作出中医证的辨证诊断，并拟定治法、处方（包括方名、药物以及剂量、药物的特殊用法）。

1. 王×，男，27 岁。主诉：恶寒发热、头痛、吐泻 2 天。患者素有胃炎，时有腹胀，纳差。前天晚上因天气异常闷热而过食雪糕及冷藏雪梨，当夜即感恶寒，发热，头痛，周身酸楚，自服保和丸 1 次，病未好转，今晨并见恶心呕吐，吐出胃内容物，头痛加剧，微恶风寒，脘腹胸胁痞满胀痛，大便泻如水样，舌质淡红，苔白浊腻，脉浮而弦。

2. 胡×，女，42 岁。主诉：午后发热 3 天。患者素有慢性结肠炎，时有腹泻，肠鸣等。3 天前因暑热难耐，过食冷品，当晚即觉脘腹不舒，大便溏泻，第二天开始感到头痛恶寒，身重酸楚，胸脘痞闷，不思饮食，午后发热（体温 38.5 ℃），口不渴，舌质淡红，苔白微腻，脉细而濡。

五、简答题

1. 简述水湿为病与脏腑的关系。

2. 简述祛湿剂的使用注意事项。

3. 简述大黄在茵陈蒿汤、八正散、大承气汤中的作用特点。

4. 简述三仁汤的配伍特点。

5. 简述三仁汤中"三仁"的配伍意义。

6. 简述桂枝在五苓散、苓桂术甘汤、炙甘草汤、桃核承气汤中的作用特点。

7. 简述五苓散的配伍特点。

8. 简述白芍在真武汤中的作用特点。

9. 简述苓桂术甘汤的配伍特点。

10. 简述猪苓汤的配伍特点。

六、论述题

1. 试述对苓桂术甘汤体现"病痰饮者，当以温药和之"的理解。

2. 试述藿香正气散的组成原则。

3. 试述真武汤的组成原则。

4. 试比较平胃散与藿香正气散的功效、主治的异同。

5. 试比较五苓散与苓桂术甘汤的功效、主治的异同。

6. 试比较真武汤与实脾散功效、主治的异同。

7. 试比较八正散与小蓟饮子功效、主治的异同。

七、选择题

（一）单项选择题

1. 平胃散组成中无（　　）。

    A. 苍术　　　　　　　　　B. 白术　　　　　　　　C. 厚朴

    D. 甘草　　　　　　　　　E. 大枣

2. 平胃散的功用是（　　）。

    A. 燥湿运脾，行气和胃　　　　B. 解表化湿，理气和中

    C. 行气温中，燥湿除满　　　　D. 益气健脾，渗湿止泻

    E. 温阳健脾，行气利水

3. 平胃散与藿香正气散的共有药物是（　　）。

    A. 苍术、白术　　　　　　B. 厚朴、陈皮　　　　　C. 白术、茯苓

    D. 苍术、厚朴　　　　　　E. 厚朴、白术

4. 苓桂术甘汤的君药是（　　）。

    A. 茯苓　　　　　　　　　B. 白术　　　　　　　　C. 桂枝

    D. 甘草　　　　　　　　　E. 茯苓、桂枝

5. 组成中同时含有栀子与大黄的方是（　　）。

    A. 八正散　　　　　　　　B. 黄连解毒汤　　　　　C. 大承气汤

    D. 龙胆泻肝汤　　　　　　E. 芍药汤

6. 真武汤与实脾散的共同药物是（　　）。

    A. 附子、干姜　　　　　　B. 附子、甘草　　　　　C. 生姜、大枣

    D. 干姜、生姜　　　　　　E. 附子、白术

7. 组成中有木瓜的方是（　　）。

    A. 草薢分清饮　　　　　　B. 实脾散　　　　　　　C. 藿香正气散

    D. 三仁汤　　　　　　　　E. 平胃散

8. 宣上畅中渗下的主要代表方剂是（　　）。

    A. 三仁汤　　　　　　　　B. 藿香正气散　　　　　C. 甘露消毒丹

    D. 藿朴夏苓汤　　　　　　E. 黄芩滑石汤

9. 组成中无桂枝的方是（　　）。

    A. 五苓散　　　　　　　　B. 猪苓汤　　　　　　　C. 炙甘草汤

    D. 麻黄汤　　　　　　　　E. 桃核承气汤

10. 真武汤组成中无（　　）。

    A. 生姜　　　　　　　　　B. 附子　　　　　　　　C. 大枣

D. 白芍　　　　　　　　E. 白术

11. 三仁汤组成中无（　　　）。
    A. 杏仁　　　　　　　B. 竹叶　　　　　　　C. 生薏苡仁
    D. 白蔻仁　　　　　　E. 草蔻仁

12. 连朴饮的功效是（　　　）。
    A. 利湿化浊，清热解毒　　　　B. 燥湿运脾，行气和胃
    C. 清热化湿，理气和中　　　　D. 疏风解表，化湿和中
    E. 清热利湿，疏风止痛

13. 具有清热利湿退黄功效的方是（　　　）。
    A. 三仁汤　　　　　　B. 茵陈蒿汤　　　　　C. 八正散
    D. 甘露消毒丹　　　　E. 二妙散

14. 具有温阳健脾，行气利水功用的方是（　　　）。
    A. 真武汤　　　　　　B. 五苓散　　　　　　C. 实脾散
    D. 平胃散　　　　　　E. 厚朴浊中汤

15. 真武汤的功用是（　　　）。
    A. 温化痰饮　　　　　B. 温阳健脾　　　　　C. 除寒祛湿
    D. 温阳利水　　　　　E. 五皮散

16. 苓桂术甘汤的功用是（　　　）。
    A. 温阳化饮，健脾利湿　　　　B. 利水渗湿，温阳化气
    C. 行气温中，燥湿除满　　　　D. 温中祛寒，健脾利湿
    E. 温壮脾肾，利水消肿

17. 以下哪项不是防己黄芪汤的功用（　　　）。
    A. 益气　　　　　　　B. 健脾　　　　　　　C. 祛风
    D. 利水　　　　　　　E. 温阳

18. 具有益气祛风，健脾利水功效的方剂是（　　　）。
    A. 五苓散　　　　　　B. 藿香正气散　　　　C. 羌活胜湿汤
    D. 防己黄芪汤　　　　E. 理中丸

19. 苓桂术甘汤中桂枝的作用是（　　　）。
    A. 调和营卫　　　　　B. 发汗解表　　　　　C. 温阳化饮
    D. 温经通络　　　　　E. 温阳健脾

20. 五苓散与猪苓汤的共同药物是（　　　）。
    A. 茯苓、泽泻　　　　B. 茯苓、白术　　　　C. 猪苓、滑石
    D. 泽泻、阿胶　　　　E. 猪苓、阿胶

21. 甘露清毒丹与三仁汤的共同药物是（　　　）。
    A. 白蔻仁、白通草　　B. 滑石、木通　　　　C. 杏仁、白蔻仁
    D. 滑石、白蔻仁　　　E. 白蔻仁、木通

22. 甘露消毒丹与草薢分清饮的共同药物是（　　　）。
    A. 川草薢　　　　　　B. 滑石　　　　　　　C. 石菖蒲

　　D. 绵茵陈　　　　　　　　E. 木通

23. 具有利水清热养阴功用的方是（　　）。
　　A. 五苓散　　　　　　　　B. 猪苓汤　　　　　　　　C. 八正散
　　D. 三仁汤　　　　　　　　E. 六味地黄丸

24. 具有利水渗湿，温阳化气功用的是（　　）。
　　A. 苓桂术甘汤　　　　　　B. 猪苓汤　　　　　　　　C. 五苓散
　　D. 真武汤　　　　　　　　E. 厚朴温中汤

25. 八正散的功用是（　　）。
　　A. 清心泄热，利水养阴　　　　　B. 凉血止血，利水通淋
　　C. 清热泻火，利水通淋　　　　　D. 淡渗利水，清热养阴
　　E. 清肝胆实火，除下焦湿热

26. 患者身半以下肿甚，手足不温，口中不渴，胸腹胀满，大便溏薄，舌苔白腻，脉沉弦而迟者，治宜选方（　　）。
　　A. 厚朴温中汤　　　　　　B. 真武汤　　　　　　　　C. 实脾散
　　D. 防己黄芪汤　　　　　　E. 平胃散

27. 真武汤治证的表现无（　　）。
　　A. 小便不利　　　　　　　B. 肢体沉重浮肿　　　　　C. 口渴喜饮
　　D. 心悸头眩　　　　　　　E. 筋惕肉瞤

28. 中阳不足，饮停心下之痰饮证，治宜选方（　　）。
　　A. 二陈汤　　　　　　　　B. 苓桂术甘汤　　　　　　C. 五苓散
　　D. 温胆汤　　　　　　　　E. 小青龙汤

29. 患者脘腹胀满，不思饮食，呕吐恶心，嗳气吞酸，肢体沉重，怠惰嗜卧，常多自利，舌苔白腻而厚，脉缓，治宜选方（　　）。
　　A. 平胃散　　　　　　　　B. 厚朴温中汤　　　　　　C. 枳实消痞丸
　　D. 实脾散　　　　　　　　E. 保和丸

30. 外感风寒，内伤湿滞之霍乱吐泻证，治宜选方（　　）。
　　A. 小青龙汤　　　　　　　B. 香薷散　　　　　　　　C. 藿香正气散
　　D. 五苓散　　　　　　　　E. 连朴饮

31. 具有宣畅气机，清利湿热功用的方是（　　）。
　　A. 三仁汤　　　　　　　　B. 八正散　　　　　　　　C. 二妙散
　　D. 龙胆泻肝汤　　　　　　E. 茵陈蒿汤

32. 甘露消毒丹的功效是（　　）。
　　A. 清热利湿退黄　　　　　　　　B. 清热燥湿
　　C. 清热化湿，理气和中　　　　　D. 清热解毒，疏风散邪
　　E. 利湿化浊，清热解毒

33. 以下哪项不是实脾散的功效？（　　）
　　A. 温阳　　　　　　　　　B. 滋肾　　　　　　　　　C. 健脾
　　D. 行气　　　　　　　　　E. 利水

34. 患者小便频数，白如米泔，凝如膏糊，舌淡苔白，脉沉，治宜选方（　　　）。
　　A. 真武汤　　　　　　　　B. 萆薢分清饮　　　　　C. 缩泉丸
　　D. 桑螵蛸散　　　　　　　E. 肾气丸

35. 以下哪方所治病证无"小便不利"的表现？（　　　）
　　A. 五苓散　　　　　　　　B. 真武汤　　　　　　　C. 实脾散
　　D. 八正散　　　　　　　　E. 桃仁承气汤

36. 患者一身面目俱黄，黄色鲜明，腹微满，口中渴，小便短赤，舌苔黄腻，脉沉数等，治宜（　　　）。
　　A. 甘露消毒丹　　　　　　B. 茵陈蒿汤　　　　　　C. 黄连解毒汤
　　D. 茵陈四逆汤　　　　　　E. 茵陈五苓散

37. 患者尿频尿急，溺时涩痛，淋沥不畅，尿色浑赤，甚则癃闭不通，小腹急满，口燥咽干，舌苔黄腻，脉滑数，治宜选方（　　　）。
　　A. 龙胆泻肝汤　　　　　　B. 小蓟饮子　　　　　　C. 二妙散
　　D. 八正散　　　　　　　　E. 导赤散

38. 湿温初起，邪在气分，湿重于热之午后发热证，治宜选方（　　　）。
　　A. 青蒿鳖甲汤　　　　　　B. 清营汤　　　　　　　C. 补中益气汤
　　D. 三仁汤　　　　　　　　E. 丹栀逍遥散

39. 患者发热倦怠，胸闷腹胀，肢倦咽肿，身目发黄，颐肿口渴，小便短赤，泄泻淋浊，舌苔淡白或厚腻或干黄，治宜选方（　　　）。
　　A. 茵陈蒿汤　　　　　　　B. 黄连解毒汤　　　　　C. 八正散
　　D. 普济消毒饮　　　　　　E. 甘露消毒丹

40. 连朴饮治证的表现无（　　　）。
　　A. 上吐下泻　　　　　　　B. 胸脘痞闷　　　　　　C. 心烦躁扰
　　D. 小便短赤　　　　　　　E. 舌苔白腻，脉滑

41. 苓桂术甘汤治证的表现无（　　　）。
　　A. 胸胁支满　　　　　　　B. 目眩心悸　　　　　　C. 短气而咳
　　D. 舌苔白滑，脉弦滑　　　E. 哮鸣气喘

42. 患者一身悉肿，肢体沉重，心腹胀满，上气喘急，小便不利，以及妊娠水肿等，苔白腻，脉沉缓，治宜选方（　　　）。
　　A. 五皮散　　　　　　　　B. 真武汤　　　　　　　C. 实脾散
　　D. 防己黄芪汤　　　　　　E. 五苓散

43. 猪苓汤治证的表现无（　　　）。
　　A. 心烦不寐　　　　　　　B. 发热咳嗽　　　　　　C. 呕恶下痢
　　D. 口渴不喜饮　　　　　　E. 小便不利

44. 外有风寒，内停水湿之小便不利证，治宜选方（　　　）。
　　A. 猪苓汤　　　　　　　　B. 五苓散　　　　　　　C. 五皮散
　　D. 真武汤　　　　　　　　E. 实脾散

45. 二妙散治证的表现无（　　　）。

A. 两足酸软　　　　　B. 足膝红肿疼痛　　　C. 湿热带下
D. 小便涩痛　　　　　E. 下部湿疮

46. 五苓散治证的表现无（　　）。
A. 头痛微热　　　　　B. 头眩心悸　　　　　C. 短气而咳
D. 小便自利　　　　　E. 水肿泄泻

47. 萆薢分清饮的君药是（　　）。
A. 石菖蒲　　　　　　B. 萆薢　　　　　　　C. 乌药
D. 益智仁　　　　　　E. 萆薢．菖蒲

48. 实脾散的君药是（　　）。
A. 白术、茯苓　　　　B. 附子、白术　　　　C. 干姜、白术
D. 附子、干姜　　　　E. 附子、生姜

49. 有关真武汤组成原则的论述，以下哪一项有误？（　　）
A. 炮附子为君，温壮脾肾之阳，以化气行水
B. 茯苓、白术为臣，健脾利水，使水气从小便而出
C. 白芍为佐，利小便以行水气
D. 生姜为佐，既助君药温阳祛寒，又助臣药辛散水湿
E. 白芍为佐，调和营卫

50. 真武汤中炮附子与茯苓的配伍意义是（　　）。
A. 温阳化饮　　　　　B. 温阳健脾　　　　　C. 温肾暖脾
D. 温阳利水　　　　　E. 温中健脾

51. 苓桂术甘汤中茯苓与桂枝的配伍意义是（　　）。
A. 温阳化饮　　　　　B. 温阳健脾　　　　　C. 温阳化气
D. 健脾渗湿　　　　　E. 温中暖胃

52. 桂枝在苓桂术甘汤中的作用（　　）。
A. 温阳通脉　　　　　B. 温阳化饮　　　　　C. 解肌发表
D. 化气利水　　　　　E. 温通血脉

53. 桂枝在五苓散中的作用（　　）。
A. 温经散寒　　　　　B. 温通心阳　　　　　C. 通利血脉
D. 温化水气　　　　　E. 解肌发表

54. 猪苓汤的君药是（　　）。
A. 泽泻　　　　　　　B. 茯苓　　　　　　　C. 猪苓
D. 滑石　　　　　　　E. 阿胶

55. 五苓散的君药是（　　）。
A. 茯苓　　　　　　　B. 泽泻　　　　　　　C. 猪苓
D. 白术　　　　　　　E. 桂枝

56. 有关茵陈蒿汤组成原则的论述，以下哪一项有误？（　　）
A. 茵陈为君，清热利湿退黄
B. 大黄为佐，泻热逐瘀

  C. 栀子为臣，凉血止血

  D. 栀子为臣，清热降火，通利三焦，引湿热从小便而出

  E. 大黄为佐，通利大便，导瘀热从大便而下

57. 大黄在茵陈蒿汤中的作用是（ ）。

  A. 泻热通便　　　　　B. 泄热降火　　　　　C. 泻热逐瘀

  D. 清热利湿　　　　　E. 攻下寒积

58. 大黄在八正散中的作用是（ ）。

  A. 清热利湿　　　　　B. 泻热通便　　　　　C. 导瘀下行

  D. 泄热降火　　　　　E. 攻下瘀热

59. 三仁汤中杏仁、白蔻仁、生苡仁三药相伍的配伍意义是（ ）。

  A. 宣上畅中渗下　　　B. 透热于上　　　　　C. 化湿于中

  D. 渗湿于下　　　　　E. 清利湿热

60. 有关方中之君药，以下哪一项有误？（ ）

  A. 平胃散——厚朴　　B. 茵陈蒿汤——茵陈　　C. 五苓散——泽泻

  D. 苓桂术甘汤——茯苓　E. 真武汤——炮附子

（二）多项选择题

1. 与藿香正气散组成无关的药物是（ ）。

  A. 白芷　　　　　　　B. 枳实　　　　　　　C. 防风

  D. 半夏曲　　　　　　E. 苍术

2. 组成中不含大黄的方剂是（ ）。

  A. 茵陈蒿汤　　　　　B. 八正散　　　　　　C. 甘露消毒丹

  D. 实脾散　　　　　　E. 三仁汤

3. 平胃散与藿香正气散共同的药物是（ ）。

  A. 苍术　　　　　　　B. 厚朴　　　　　　　C. 陈皮

  D. 生姜　　　　　　　E. 大枣

4. 平胃散与藿香正气散共同的功用是（ ）。

  A. 燥湿　　　　　　　B. 运脾　　　　　　　C. 理气

  D. 和胃　　　　　　　E. 解表

5. 藿香正气散治证的病机是（ ）。

  A. 湿热外感　　　　　B. 湿热下注　　　　　C. 水热互结

  D. 外感风寒　　　　　E. 内伤湿滞

6. 藿香正气散治证的表现有（ ）。

  A. 霍乱吐泻　　　　　B. 恶寒发热　　　　　C. 脘腹疼痛

  D. 头痛　　　　　　　E. 舌苔黄腻

7. 茵陈蒿汤与八正散的共同药物是（ ）。

  A. 茵陈蒿　　　　　　B. 栀子　　　　　　　C. 大黄

  D. 滑石　　　　　　　E. 木通

8. 茵陈蒿汤的功用是（ ）。

A. 祛痰   B. 疏肝   C. 清热

D. 利湿   E. 退黄

9. 八正散治证的表现有（   ）。

A. 尿频尿急   B. 小腹急满   C. 口燥咽干

D. 小便清长   E. 尿时涩痛

10. 三仁汤中的"三仁"是指（   ）。

A. 桃仁   B. 杏仁   C. 白蔻仁

D. 生薏苡仁   E. 草蔻仁

11. 三仁汤证的治法"三不可"是指不可（   ）。

A. 补气   B. 涌吐   C. 发汗

D. 攻下   E. 滋润

12. 五苓散主治（   ）。

A. 蓄水证   B. 水热互结   C. 痰饮

D. 水湿内停   E. 风湿

13. 三仁汤主治（   ）。

A. 湿温初起   B. 湿热并重   C. 湿重于热

D. 热重于湿   E. 暑温夹湿

14. 萆薢分清饮主治证的症状有（   ）。

A. 小便频数   B. 尿如米泔   C. 凝如膏糊

D. 溺时涩痛   E. 舌苔黄腻

15. 五苓散与猪苓汤的共同药物是（   ）。

A. 白术   B. 滑石   C. 猪苓

D. 茯苓   E. 泽泻

（于洋）

第十五章　祛　痰　剂

学习基本要求

（1）熟悉祛痰剂的概念、分类及应用注意事项。

（2）掌握方剂：二陈汤、温胆汤、清气化痰丸、半夏白术天麻汤。

（3）熟悉方剂：贝母瓜蒌散、小陷胸汤、苓甘五味姜辛汤、止嗽散。

（4）了解方剂：滚痰丸、消瘰丸。

重点难点提示

（1）要求掌握、熟悉的方剂的证治特点。

（2）要求掌握的方剂的组成原则（配伍关系）。

（3）祛痰剂中配伍理气药的意义。

（4）祛痰剂中配伍健脾祛湿药的意义。

（5）二陈汤为何称为"治痰通剂"？

（6）二陈汤方中"二陈"之义。

（7）二陈汤中配伍乌梅的意义。

（8）温胆汤方中"温胆"的含义。

（9）何谓结胸证？

（10）滚痰丸方中应用大黄之义。

（11）贝母瓜蒌散主治燥痰咳嗽，为何配用性燥的橘红和渗湿的茯苓？

祛 痰 剂 概 说

知识点讲解

1. 概念

（1）组成：以祛痰药为主。

（2）作用：祛除痰饮（消法）。

（3）治证：痰证。

（4）痰证：①狭义之痰：指咳吐而出之痰涎，包括湿痰、热痰、燥痰、寒痰、风痰。②广义之痰：亦指机体中逐渐积聚而成之痰，如中风、痰核、瘰疬、肿瘤等。

2. 分类与适应证

（1）燥湿化痰剂。适用于湿痰证。代表方：二陈汤、温胆汤。

（2）清热化痰剂。适用于热痰证。代表方：清气化痰丸、小陷胸汤。

（3）润燥化痰剂。适用于燥痰证。代表方：贝母瓜蒌散。

（4）温化寒痰剂。适用于寒痰证。代表方：苓甘五味姜辛汤。

（5）化痰熄风剂。适用于风痰之证。外风夹痰证代表方为止嗽散、内风夹痰证代表方为半夏白术天麻汤。

3. 使用注意

（1）注意配伍健脾祛湿药，"治痰先宜治脾"，"治痰必先祛湿"。

（2）肺燥咳血者，不宜辛燥之剂，以免动血；外感痰多者，慎用滋润之品，以免留邪。

（3）常配伍理气药，使气顺痰消。"善治痰者，不治痰而治气，气顺则一身之津液亦随气而顺矣。"（《证治准绳》）

（4）注意痰之兼夹，如兼寒、湿、燥、热、风不同，配用相应之药治之，根据不同证型，可结合燥湿、清热、温里、润燥、熄风、散结、开窍等法联合运用。

（5）祛痰剂用药多属行消之品，不宜久服，以免伤正。

重点难点分析

（1）证治机理：痰包括饮，皆为水液代谢失常的病理产物。痰饮亦可成为一种致病因素，留滞于胸膈肠胃、经络四肢、头身关节，而导致多种疾病，如汪昂《医方集解》中说："在肺则咳，在胃则呕，在头则眩，在心则悸，在背则冷，在胁则胀，其病不可胜穷也。"

（2）立法依据分析：祛除痰饮属于"八法"中的消法。《医学心悟》谓："消者，去其壅也，脏腑、经络、肌肉之间，本无此物而忽有之，必为消散，乃得其平。"痰饮为水液代谢异常的病理产物，留驻全身而变生诸证，故应及时祛除。

（3）治痰须治本，治痰须治气：治疗痰病，不仅要消除已生之痰，而且要着眼于杜绝生痰之源。因脾为生痰之源，故治痰剂中每多配伍健脾祛湿药，以图标本同治。张介宾曾说："善治痰者，惟能使之不生，方是补天之手。"祛痰剂中又常配伍理气药，因痰随气而升降，气滞则痰聚，气顺则痰消，如庞安常所说"善治痰者，不治痰而治气，气顺则一身津液亦随气而顺矣"。

（4）临证应用：本类方剂既可用治常见的痰证（咳吐而出的痰），又可用治在脏腑、组织中逐渐形成的痰，如中风、痰核、瘰疬、肿瘤等。

第一节 燥湿化痰

二陈汤 （《太平惠民和剂局方》）

知识点讲解

【主治】湿痰咳嗽证；痰湿眩晕、瘿瘤。

【证机分析】

脾失健运，
湿聚成痰
- 痰湿滞肺，肺失宣降——咳嗽痰多色白。
- 痰阻气滞——胸膈痞满。
- 痰湿中阻，胃失和降——恶心呕吐。
- 痰湿上凌于心——心悸。
- 阻滞清阳——眩晕。

辨证要点：咳嗽痰多，色白易咯，苔白腻，脉滑。

【病机】 脾失健运，湿聚成痰，阻滞气机。

【治法】 燥湿化痰，理气和中。

【方解】

君：半夏——燥湿化痰，降逆和胃。

臣：橘红——理气和胃，使气顺痰消咳止。

　＊君臣相配为"二陈"，旨在燥湿化痰，理气和中。

佐：茯苓——健脾渗湿，使湿去痰无以生（杜绝生痰之源）。

　　生姜——合半夏即小半夏汤。助"二陈"降逆和胃化痰；制半夏之毒。

　　乌梅——敛肺止咳，与半夏相配散收并用，祛痰而不伤正。

使：炙甘草——调和诸药。

配伍要点：半夏配橘红；配伍茯苓之义，健脾去湿以治痰之本，体现"治痰必先健脾"。"茯苓一味，为治痰主药，痰之本，水也，茯苓可以利水，痰之动，湿也，茯苓又可行湿"（《世补斋医》）。

配伍运用提要

（1）本方配伍特点，以燥湿祛痰为主，兼以行气和中，意在"治痰先治气"；又"治痰必健脾"，而辅以健脾渗湿之品，治生痰之源。

（2）本方中半夏、橘红以陈久为良，故以"二陈"命名。二者配伍，半夏燥湿化痰，降逆和胃，橘红燥湿化痰兼能理气健脾，使气顺痰消，脾运得健，痰湿得除。与半夏相配，共祛湿痰，条畅气机，使胃气得和，清阳得升，眩悸得止。

（3）方中配伍乌梅的意义：①乌梅性味酸涩，有收敛肺气止咳作用；②半夏、橘红性燥，易燥伤阴液，配伍收敛之乌梅，则燥湿化痰而不伤正；乌梅得半夏、橘红则敛阴而不敛邪。一散一敛，相反相成，使祛痰而不伤正；③有欲劫之而先聚之之意。

（4）《时方歌括》有谓："此方为痰饮之通剂也。"痰有寒、热、燥、湿、风的不同，而痰之本在湿，所谓"湿聚而成痰"。二陈汤具有燥湿化痰，理气和中之功，临证可根据痰证的不同而随证加减。如《医方论》所云："二陈汤为治痰之主方，以其有化痰理气、运脾和胃之功也。学者随证加减，因病而施，则用之不穷也。"故将二陈汤称为治痰通剂。

（5）类方比较：

方名	相同点	不同点
二陈汤	均能化痰止咳，用治痰多咳嗽等证	以半夏配橘红为主，既可燥湿化痰，又能理气和中，功专燥湿化痰，而无润燥及解表的作用，为治痰湿证的总方。凡湿痰而致的咳嗽痰多、胸膈痞闷、恶心呕吐、头目眩晕、心悸等证，均可用之
杏苏散		由二陈汤加苏叶、枳壳等组成，既可化痰止咳，又可散寒解表，轻宣凉燥，为治凉燥证的代表方。凡外感风寒，痰湿内阻的咳嗽，或秋令外感燥邪，而见恶寒无汗、咳嗽痰稀、口干唇燥之凉燥证，均可用之

温胆汤 (《三因极一病证方论》)

知识点讲解

【主治】胆胃不和、痰热内扰证。

【证机分析】

痰热内扰 {
上扰心神——虚烦不眠，惊悸不宁。
胃气上逆——呕吐呃逆。
上蒙清窍——癫痫。
苔腻微黄，脉弦滑。
}

辨证要点：虚烦不眠，胸闷多痰，苔微黄腻，脉弦滑。

【病机】胆胃不和，痰热内扰。

【治法】理气化痰，清胆和胃。

【方解】

君：半夏——燥湿化痰，降逆和胃。

臣：竹茹——清胆和胃，止呕除烦。

*半夏、竹茹相伍，化痰清热兼顾，使痰热清则无扰心之患。

佐：枳实——行气导滞，顺气消痰。

橘皮——理气燥湿而化痰。

白茯苓——健脾利湿以消痰。

生姜、大枣——调和脾胃。

使：炙甘草——益气和中，调和诸药。

配伍要点：半夏配竹茹。

配伍运用提要

（1）温胆汤为二陈汤加竹茹、枳实，组成清胆和胃化痰之剂，主治胆胃不和，痰热内扰所致的虚烦不眠、呕吐恶逆以及惊悸癫痫等证。

（2）本方之"温胆"，实则是根据"胆"的性质而言，胆属木，为洁净之腑，喜温而主升发，以温为候，以不寒不热为宜，故本方清其痰热，复其清净温和之常，即达到"温胆"之目的，如罗东逸谓"和即温也，温之者，实凉是也"。

（3）类方比较：

方名	相同点	不同点
温胆汤	均可理气化痰。用治痰证而见痰多、胸闷、心悸、呕吐等	以半夏配竹茹为主，善除痰热，清胆除烦，为治痰热内扰、胆胃不和、虚烦不眠之专方。方名"温胆"，实质是清胆。凡胆怯易惊，虚烦不宁，失眠多梦，呕吐恶心，或因痰热而致的癫痫多用
二陈汤		以半夏与橘红为伍，善于燥湿化痰，理气和中。既治生痰之源，又祛痰湿之标，是治痰的总方。用治湿痰证而见胸膈痞闷、咳吐白痰、恶心呕吐或瘿瘤、痰核等证

第二节　清热化痰

清气化痰丸（《医方考》）

知识点讲解

【主治】热痰咳嗽证。

【证机分析】

痰热内结 { 肺失清肃——咳嗽痰黄，黏稠难咯。
　　　　　 气机阻滞——胸脘痞闷，气急呕恶。
　　　　　 舌红苔黄腻，脉滑数。

辨证要点：咳嗽痰黄，黏稠难咯，口苦，舌红苔黄腻，脉滑数。

【病机】痰热内结，肺失宣降。

【治法】清热化痰，理气止咳。

【方解】

君：胆南星——清热豁痰。

臣：瓜蒌仁——清降化痰。
　　黄芩——清泄肺热。 } 助君化痰结，清肺热
　　半夏——燥湿化痰，降逆止呕。

佐：枳实——行气消痰，散结除痞。
　　陈皮——理气化滞，燥湿化痰。 } 行气消痰，使气顺则痰消
　　茯苓——健脾渗湿以治生痰之源。
　　杏仁——降利肺气以止咳平喘。

配伍要点：化痰＋清热＋降气。

配伍运用提要

（1）本方的配伍特点：本方化痰与泄火、降气同用，有清降痰火之功；健脾渗湿与宣利肺气药相伍，有肺脾兼治之妙。既消已生之痰，又杜生痰之源。

（2）方中配伍黄芩、枳实的意义：《医方集解》中云："治痰者必降其火，治火者必顺其气也。"故方中伍以黄芩清泄肺火，清化痰热，以助胆南星之力；又伍以枳实降利肺气，使气顺则火降，热清则痰自消。

小陷胸汤 （《伤寒论》）

知识点讲解

【主治】痰热互结之小结胸证。

【证机分析】

痰热互结心下 { 气郁不通——胸脘痞闷，按之痛。
痰热壅肺——咳吐黄痰。
痰热上扰心胸——胸脘烦热。
舌苔黄腻，脉滑数。

辨证要点：胸脘痞闷，按之则痛，苔黄腻，脉滑数。

【病机】痰热互结胸脘，气机郁滞不通。

【治法】清热涤痰，宽胸散结。

【方解】

君：瓜蒌实——清热化痰，理气宽胸，条畅气机。

臣：黄连——泄热降火，清心除烦，助瓜蒌清热降火。

佐：半夏——降逆化痰，开结消痞，助瓜蒌消痰散结。

＊黄连、半夏合用，一苦一辛，苦降辛开，调畅气机。

＊全方三药配合，涤痰泄热，开降气机，使热去痰清，郁结得开，结胸自除。

配伍要点：黄连配半夏。

配伍运用提要

（1）小结胸病：出自《伤寒论》。伤寒在表，误用攻下，以致邪热内陷，热灼液为痰，而成痰热互结心下之小结胸病。由于病邪轻浅，仅在心下，以心下痞满，按之则痛，不按不痛，舌苔黄腻，脉滑数等证候为特征。而水热互结胸腹之大结胸病，自心下至少腹硬满而痛不可近，证情较重。

（2）本方的配伍特点为辛开苦降，润燥相得。以瓜蒌之润制半夏之燥，共清热润燥涤痰；黄连之苦降，半夏之辛散，辛开苦降，清热涤痰，调畅气机，除痰热之结。

（3）类方比较：

方名	相同点	不同点
清气化痰丸	均能清热化痰，用治痰热互结之热痰证，以咳嗽痰黄稠，胸闷，舌苔黄腻，脉滑数等证为特征者	清热化痰之力较强，兼能理气止咳，用治痰热较甚，内结于肺，肺气上逆之热痰咳嗽证，临证每伴有气急呕恶、舌红脉滑数者
小陷胸汤		宽胸散结，用治痰热互结心下，气郁不通之小结胸证，并见胸脘痞闷，按之痛明显者

方名	相同点	不同点
小陷胸汤	均治伤寒误治，邪热内陷之结胸病	主治痰热互结心下之小陷胸病，仅在心下，按之则痛，症情较轻。用黄连清热，半夏化痰，瓜蒌润利，为清热涤痰之剂
大陷胸汤		主治水热互结胸腹之大结胸病，自心下至少腹，硬满而痛不近，症情较重。用大黄泻热，甘遂逐饮，芒硝攻下，为泻热逐水之方

滚痰丸 (《玉机微义》)

知识点讲解

【主治】实热顽痰证。

【证机分析】

实热结滞久积
- 痰热上蒙清窍——癫狂或昏迷。
- 痰热上扰心神——惊悸怔忡，不寐。
- 痰热壅肺——咳喘，痰稠。
- 痰阻气机——胸脘痞闷。
- 痰火上扰——眩晕耳鸣。
- 痰浊留滞经络关节——骨节卒痛。
- 肠腑不通，大便秘结（肺与大肠相表里）。
- 舌苔老黄，脉滑数有力。

辨证要点：癫狂惊悸，咳痰黏稠，胶固难咯，大便秘结，舌苔老黄，脉滑数有力。

【病机】实热顽痰互结，久积留滞脏腑经络。

【治法】泻火逐痰，通腑降浊。

【方解】

君：硝煅礞石——取其重坠之性，下气消痰，攻逐陈积伏匿之顽痰。

臣：大黄——荡涤实热，开痰火下行之路，使痰积从大肠而出。｝通腑逐邪

佐：黄芩——善清上焦之实热，协大黄泻火降痰浊。

沉香——行气开郁，降逆平喘，使气顺痰消；其温性可制约大黄、黄芩苦寒

伤中。

　　*全方四药合用，共奏泄火逐痰之功，药简而效宏，使实热老痰迅速荡除。

　　配伍要点：下气化痰与清热泻下并用，泻火逐痰。

配伍运用提要

　　（1）方中配伍大黄的意义：本证为实热顽痰互结，方中重用重坠祛痰药，同时配伍大黄，荡涤实热，通腑泻下，使痰火从大肠而出，体现了通腑逐邪的制方思路。

　　（2）礞石与硝石同煅的作用：礞石需煅用，可去其"生石"之性，亦可增加其祛痰之力。如《本草问答》云："礞石必用火硝煅过，性始能发，乃能坠痰，不煅则石质不化，药性不发，又青不散，故必煅用。"

第三节　润燥化痰

贝母瓜蒌散 （《医学心悟》）

知识点讲解

【主治】燥痰证。

【证机分析】

燥痰阻肺——肺失清肃：咳嗽，上气喘促。

燥热津伤——少痰，涩而难出，咽喉干痛，舌质红，苔干，脉数。

辨证要点：咳痰黏稠难咯，量少，苔干。

【病机】燥热伤肺，灼津成痰，燥痰阻肺，肺失清肃。

【治法】润肺清热，理气化痰。

【方解】

君：川贝母——清热化痰，润肺止咳。

臣：瓜蒌——清肺化痰，利气宽胸，滑润通肠，导痰浊下行。

　　*君臣相配清润化痰之力增，使热去痰消，令肺气肃降有权，则咳嗽自愈。

佐：天花粉——清热生津，润燥化痰。

　　茯苓——健脾渗湿，以杜生痰之源。

　　橘红——理气化痰，使气顺痰消。

　　桔梗——宣利肺气，止咳化痰。

　　*诸药相合，清润宣肃，化痰止咳，使肺得清润而燥痰自化，宣降有权则咳逆自止。

　　配伍要点：川贝配瓜蒌。

配伍运用提要

　　（1）贝母瓜蒌散主治燥痰咳嗽，配用性燥之橘红和渗湿之茯苓的意义：本方主治燥痰咳嗽，方中有大量清润药物，配用性燥的橘红，并不会影响本方的清润燥痰的功效，且橘红有理气化痰之功，可使气顺而痰消。脾为生痰之源，茯苓健脾渗湿，以杜生痰之源。

（2）本方中之贝母当以川贝母较好，浙贝母次之。川贝母长于润肺化痰，浙贝母长于清热化痰。

（3）类方比较：

方名	相同点	不同点
贝母瓜蒌散	均能润肺化痰止咳。治疗肺阴不足之燥咳、咽喉干燥证	以贝母配瓜蒌为主，重在润肺清热，兼理气化痰。功效上虽无滋肾降火之效，但润燥化痰力优，属"润燥化痰"之剂。常用于肺中燥热有痰之咳嗽，咯痰不爽，涩而难出，苔白而干等诸证。本方治证只是咳痰难出，而未见阴虚内热之象
百合固金汤		以百合配"二地"为主，功专滋肾保肺，金水并调。其润燥化痰力虽不及贝母瓜蒌散，但滋补力优，属"补阴"之剂。故常用治肺肾阴亏，虚火上炎之咳嗽气喘，痰中带血，潮热，眩晕，舌红少苔，脉细数等证

第四节　温化寒痰

苓甘五味姜辛汤 （《金匮肾气丸》）

知识点讲解

【主治】寒痰或寒饮证。

【证机分析】

寒饮阻肺 { 肺失宣降——咳嗽痰多，清稀色白，喜唾清涎。
　　　　　 痰饮内停，阻滞气机——胸膈痞满；舌苔白滑，脉弦滑。

辨证要点：咳嗽痰多，清稀色白，胸闷喘逆，舌苔白滑。

【病机】寒饮停肺。

【治法】温肺化饮。

【方解】

君：干姜——性味辛热，归脾、肺经，温肺散寒以化饮，温运脾阳以祛湿。

臣：细辛——温肺散寒，温化寒饮。

　　*干姜、细辛相配，温化寒饮。

　　茯苓——健脾渗湿，以杜生痰之源。

佐：五味子——温敛肺气而止咳。

　　*五味子与干姜、细辛相伍，一散一收，使散寒化饮而不伤正，敛肺止咳而不留

邪，相反相成，增强温化痰饮之力。

使：甘草——和中调药。

配伍要点：细辛、干姜配五味子；温脾与暖肺并重，温化与渗利同用，辛散兼合酸收。

配伍运用提要

（1）苓甘五味姜辛汤中五味子的作用：五味子味酸性敛，既可以敛肺止咳，又可敛阴生津，与干姜、细辛配伍，有散有收，防止辛散太过而耗伤肺气，使散不伤正，收不敛邪。

（2）类方比较：

方名	相同点	不同点
苓甘五味姜辛汤	均能温肺化饮，平喘止咳。用治寒饮停肺之咳嗽，气喘，痰多清稀，胸膈痞闷，舌苔白滑等证者	以温肺化饮为主，温化并行，而无解表之功，专治寒饮犯肺之里证。凡咳嗽，痰稀，口淡者多用之
小青龙汤		以麻黄、桂枝相须为君，发汗散寒以解表邪；配以干姜、细辛、五味子温肺化饮，故功效上，外能散表邪，内能温肺寒，属内外并治之剂。用治外有风寒，内停水饮之恶寒发热，无汗胸痞，咳喘，痰多清稀，肢体沉重等证

第五节 化痰熄风

半夏白术天麻汤 （《医学心悟》）

知识点讲解

【主治】风痰上扰证。

【证机分析】

脾湿生痰，痰阻气滞——胸脘痞闷，呕恶，时吐痰涎，苔白腻，脉弦滑。

引动肝风，风痰上扰——眩晕头痛。

辨证要点：眩晕，头痛，胸闷，口淡，舌苔白滑，脉弦滑。

【病机】脾湿生痰，痰阻风动，风痰上扰。

【治法】燥湿化痰，平肝熄风。

【方解】

君：半夏——燥湿化痰，降逆止呕。

　　天麻——平肝熄风而止眩晕。

　*半夏、天麻相配，化痰熄风以止眩晕。

臣：白术——健脾燥湿。
　　茯苓——健脾渗湿。｝健脾祛湿以治痰之本

　　橘红——理气化痰，和胃止呕。

佐使：甘草、生姜、大枣——和中，调药。

　　＊诸药合用，共奏化痰熄风之效，使风熄痰消，眩晕自愈。

配伍要点：半夏配天麻。

配伍运用提要

方中半夏、天麻配伍的意义：半夏性温，燥湿化痰，降逆止呕之力强，意在治痰；天麻味甘性平，入厥阴经，善平肝熄风而止眩，意在治风。半夏、天麻相伍，共成化痰熄风之效，为治风痰眩晕头痛之要药。《脾胃论》谓："足太阴痰厥头痛，非半夏不能疗；眼黑头眩，风虚内作，非天麻不能除。"

止嗽散 （《医学心悟》）

知识点讲解

【主治】风邪犯肺之咳嗽证。

【证机分析】

风邪犯肺 ｛宣降失司，津聚成痰——咳嗽，咯痰不爽。
　　　　　上袭咽喉——咽痒。
　　　　　邪正相争——恶风发热，舌苔薄白，脉浮。

辨证要点：咳嗽咽痒，咯痰不爽，微恶寒发热，脉浮。

【病机】风邪犯肺，宣降失司，津聚成痰。

【治法】止咳化痰，疏风宣肺。

【方解】

君：紫菀、百部——温而质润，善润肺下气，祛痰止咳。

臣：白前——降气化痰止嗽。

　　桔梗——开宣肺气，祛痰利膈。

　　＊君臣相伍，宣降并施，疏利肺气，化痰止咳。

佐：荆芥——辛散疏风，透邪解表。

　　橘红——理气行痰，使气顺而痰消。

　　生姜——合荆芥以散风寒而祛邪，合陈皮则降逆和中而化痰。

使：甘草——调和诸药。

配伍要点：温润宣降，化痰止咳，散风解表。

配伍运用提要

本方温而不燥，润而不腻，散寒而不助热，解表而不伤津，为治咳嗽的基本方。凡新、久咳嗽属于风邪犯肺而见咳嗽咽痒者，均可应用。

祛痰剂综合试题

一、填空题

1. 二陈汤的功效是＿＿＿＿＿＿，主治＿＿＿＿证，其"二陈"指＿＿＿＿＿＿药物。

2. 温胆汤君药是＿＿＿＿，臣药是＿＿＿＿，两者配伍的作用是＿＿＿＿＿。

3. 半夏白术天麻汤主治＿＿＿＿＿证，以＿＿＿＿、＿＿＿、舌苔白腻为辨证要点。

4. 《医宗必读》中说："脾为＿＿＿＿，治痰不理＿＿＿，非其治也。"庞安常说："善治痰者，不治痰而＿＿＿＿，气顺则一身之津液亦随气而顺矣。"

5. 小陷胸汤原治伤寒表证误下，邪热内陷，痰热结于心下所致的＿＿＿＿＿。

6. 清气化痰丸的功效是＿＿＿＿，方中配伍黄芩的作用是＿＿＿＿，配伍枳实的作用是＿＿＿。

7. 滚痰丸主治＿＿＿＿证，方中＿＿＿＿药物的配伍体现了通腑逐邪的制方思想。

8. 止嗽散主治＿＿＿＿之咳嗽证，其辨证要点为＿＿＿＿＿＿＿。

二、名词术语解释

1. 小结胸病　　2. 化痰熄风　　3. 祛痰剂

三、默写方剂歌诀

1. 二陈汤　　2. 温胆汤

四、病例分析

要求：分析下列病例，作出中医证的辨证诊断，并拟定治法、处方（包括方名、药物以及剂量、药物的特殊用法）。

1. 主诉：咳嗽、咯痰1月余。患者有慢性支气管炎史，每遇天气骤变，咳嗽即发作。此次患者因摄生不慎，感凉之后，出现发热、恶寒、咳嗽、头痛、鼻塞等，前医予"百服宁"、"感冒通"等药治疗，发热、头痛等症消失，唯咳嗽不减。来诊时症见：咳嗽，咳痰清稀，量多色白易咯，胸膈痞闷，肢体倦怠，舌苔白腻，脉滑。

2. 主诉：头晕伴头痛1周余。患者素有高血压病史，以舒张压高为主，多在95～100 mmHg间波动，平素常感头晕，头晕时觉天旋地转，不敢站立睁眼，但服西药"开博通"、"倍他乐克"等即可控制症状，此次眩晕发作后服上述药物无效，遂求中医诊治。来诊时症见：眩晕，如坐舟船，天旋地转，伴头痛，耳如蝉鸣，胸闷，呕吐胃内容物2次，舌苔白腻，脉弦滑。

五、简答题

1. 简述二陈汤组方配伍的特点。

2. 简述祛痰剂配伍健脾、理气药的意义。

3. 简述使用祛痰剂时的注意事项。

4. 半夏白术天麻汤与天麻钩藤饮均可治疗眩晕、头痛，其主治病机和立法有何不同？

5. 试述二陈汤中配伍乌梅的意义。

6. 贝母瓜蒌散主治燥痰咳嗽，为何配用性燥的橘红和渗湿的茯苓？

六、论述题

1. 比较二陈汤与温胆汤功效、主治的异同。

2. 试述清气化痰丸的组成原则

3. 分析温胆汤的组成原则。

七、选择题

（一）单项选择题

1. 患者咳嗽，痰多色白易咯，胸膈痞闷，恶心呕吐，肢体困倦，舌苔白润，脉滑，治宜选方（　　）。

    A. 藿香正气散　　　　　B. 平胃散　　　　　　C. 二陈汤

    D. 茯苓丸　　　　　　　E. 苓甘五味姜辛汤

2. 具有理气化痰，清胆和胃功效的方剂是（　　）。

    A. 蒿芩清胆汤　　　　　B. 二陈汤　　　　　　C. 清气化痰丸

    D. 温胆汤　　　　　　　E. 以上均非

3. 清气化痰丸的君药是（　　）。

    A. 黄芩　　　　　　　　B. 半夏　　　　　　　C. 瓜蒌

    D. 胆南星　　　　　　　E. 枳实

4. 苓甘五味姜辛汤的功效是（　　）。

    A. 温阳化痰　　　　　　B. 温化寒痰　　　　　C. 温脾化饮

    D. 温肾化痰　　　　　　E. 温肺化饮

5. 组成中不含有二陈汤药物的方剂是（　　）。

    A. 温胆汤　　　　　　　B. 半夏白术天麻汤　　C. 藿香正气散

    D. 苓甘五味姜辛汤　　　E. 杏苏散

6. 温胆汤治证的表现无（　　）。

    A. 虚烦不眠证　　　　　B. 呕逆证　　　　　　C. 惊悸不宁证

    D. 肺热咳嗽证　　　　　E. 癫痫证

7. 二陈汤的功效是（　　）。

    A. 燥湿化痰，理气和中　　　　B. 燥湿祛痰，行气开郁

    C. 降逆化痰，益气和中　　　　D. 行气散结，降逆化痰

    E. 以上均非

8. 贝母瓜蒌散组成药物中无（　　）。

    A. 花粉　　　　　　　　B. 半夏　　　　　　　C. 桔梗

    D. 茯苓　　　　　　　　E. 贝母

9. 患者咳嗽痰少而黏，咯痰不爽，咽干口燥，舌红苔干，治宜选方（　　）。

    A. 止嗽散　　　　　　　B. 贝母瓜蒌散　　　　C. 桑菊饮

    D. 养阴清肺汤　　　　　E. 杏苏散

10. 半夏白术天麻汤中半夏与天麻的配伍意义是（　　　）。
    A. 化痰　　　　　　　B. 降逆　　　　　　　C. 熄风
    D. 定惊　　　　　　　E. 熄风化痰

11. 温胆汤的君药是（　　　）。
    A. 半夏　　　　　　　B. 橘皮　　　　　　　C. 茯苓
    D. 竹茹　　　　　　　E. 枳实

12. 患者咳嗽，痰稠色黄，咯之不爽，胸膈痞闷，甚则气急呕恶，舌质红，苔黄腻，脉滑数，治宜选方（　　　）。
    A. 小陷胸汤　　　　　B. 滚痰丸　　　　　　C. 清气化痰丸
    D. 贝母瓜蒌散　　　　E. 百合固金汤

13. 患者胆怯易惊，虚烦不宁，失眠多梦，呕吐呃逆，治宜选方（　　　）。
    A. 酸枣仁汤　　　　　B. 朱砂安神丸　　　　C. 温胆汤
    D. 天王补心丹　　　　E. 甘麦大枣汤

14. 半夏在小陷胸汤中的作用是（　　　）。
    A. 散结消痞　　　　　B. 降逆止呕　　　　　C. 理气化痰
    D. 燥湿止咳　　　　　E. 以上均非

15. 胸脘痞闷，按之则痛，舌苔黄腻，脉滑数，治宜选方（　　　）。
    A. 保和丸　　　　　　B. 枳实导滞丸　　　　C. 健脾丸
    D. 小陷胸汤　　　　　E. 二陈汤

16. 患者眩晕头痛，胸闷呕恶，舌苔白腻，脉弦滑等，治宜选方（　　　）。
    A. 天麻钩藤饮　　　　B. 镇肝熄风汤　　　　C. 羚角钩藤汤
    D. 半夏白术天麻汤　　E. 苓桂术甘汤

17. 清气化痰丸组成药物中无（　　　）。
    A. 黄芩　　　　　　　B. 瓜蒌仁　　　　　　C. 胆南星
    D. 制半夏　　　　　　E. 甘草

18. 组成中无半夏的方剂是（　　　）。
    A. 清气化痰丸　　　　B. 小陷胸汤　　　　　C. 温胆汤
    D. 贝母瓜蒌散　　　　E. 二陈汤

19. 患者咳嗽，咳痰量多，清稀色白，胸膈不快，舌苔白滑，脉弦滑，治宜选方（　　　）。
    A. 小青龙汤　　　　　B. 苏子降气汤　　　　C. 杏苏散
    D. 苓甘五味姜辛汤　　E. 二陈汤

20. 有关温胆汤组成原则的论述，以下哪一项是错误的？（　　　）
    A. 半夏为君，燥湿化痰，降逆和胃
    B. 竹茹为臣，清胆和胃，止呕除烦
    C. 橘皮为佐，理气化痰，使气顺痰消
    D. 茯苓为使，健脾利湿，使湿去则痰不生
    E. 炙甘草、生姜、大枣为使，益脾和中

21. 有关方中的君药，以下哪一项是错误的？（　　　）
    A. 二陈汤——半夏　　　B. 温胆汤——半夏　　　C. 小陷胸汤——瓜蒌
    D. 滚痰丸——礞石　　　E. 清气化痰丸——半夏

22. 半夏白术天麻汤的功效是（　　　）。
    A. 燥湿化痰，平肝熄风　　　　　B. 涤痰熄风
    C. 镇肝熄风，滋阴潜阳　　　　　D. 凉肝熄风，增液舒筋
    E. 滋肝熄风

23. 组成中无陈皮的方剂是（　　　）。
    A. 平胃散　　　　　　　B. 藿香正气丸　　　　C. 杏苏散
    D. 半夏白术天麻汤　　　E. 小陷胸汤

24. 具有辛开苦降功效的方剂是（　　　）。
    A. 小建中汤　　　　　　B. 败毒散　　　　　　C. 四逆汤
    D. 桂枝汤　　　　　　　E. 小陷胸汤

25. 不具有理气化痰功效的方剂是（　　　）。
    A. 二陈汤　　　　　　　B. 温胆汤　　　　　　C. 贝母瓜蒌散
    D. 清气化痰丸　　　　　E. 苓甘五味姜辛汤

（二）多项选择题

1. 温胆汤的组成中无（　　　）。
   A. 竹叶　　　　　　　　B. 枳壳　　　　　　　C. 枳实
   D. 竹茹　　　　　　　　E. 大枣

2. 贝母瓜蒌散组成中无（　　　）。
   A. 前胡　　　　　　　　B. 橘红　　　　　　　C. 茯苓
   D. 半夏　　　　　　　　E. 杏仁

3. 组成中含有杏仁的方剂是（　　　）。
   A. 清气化痰丸　　　　　B. 定喘汤　　　　　　C. 三仁汤
   D. 麻子仁丸　　　　　　E. 止嗽散

4. 半夏白术天麻汤中半夏配伍天麻的作用是（　　　）。
   A. 化痰　　　　　　　　B. 降逆　　　　　　　C. 熄风
   D. 定惊　　　　　　　　E. 止咳

5. 温胆汤主治症状有（　　　）。
   A. 呕吐呕逆　　　　　　B. 癫痫　　　　　　　C. 失眠多梦
   D. 胆怯易惊　　　　　　E. 虚烦不宁

6. 组成中有半夏的方剂是（　　　）。
   A. 二陈汤　　　　　　　B. 温胆汤　　　　　　C. 贝母瓜蒌散
   D. 清气化痰丸　　　　　E. 半夏白术天麻汤

7. 组成中含有二陈汤药物的方剂是（　　　）。
   A. 温胆汤　　　　　　　B. 半夏白术天麻汤　　C. 藿香正气散
   D. 清气化痰丸　　　　　E. 杏苏散

8. 温胆汤与清气化痰丸共有的药物是（　　）。
    A. 枳实　　　　　　B. 半夏　　　　　　C. 陈皮
    D. 甘草　　　　　　E. 茯苓
9. 祛痰剂的分类包括（　　）。
    A. 燥湿化痰　　　　B. 清热化痰　　　　C. 润燥化痰
    D. 化痰熄风　　　　E. 祛痰化湿
10. 组成中含有橘红（陈皮）、半夏的方剂是（　　）。
    A. 二陈汤　　　　　B. 清气化痰丸　　　C. 温胆汤
    D. 半夏白术天麻汤　E. 茯苓丸

（侯少贞）

第十六章 消 导 剂

（1）熟悉消导剂的概念、分类与适应证、使用注意事项。
（2）掌握方剂：保和丸、健脾丸。
（3）熟悉方剂：枳实导滞丸。
（4）了解方剂：木香槟榔丸。

（1）要求掌握、熟悉的方剂的证治特点。
（2）要求掌握方剂的组成原则（配伍特点）。
（3）消导剂与泻下剂的运用区别。
（4）保和丸证与平胃散证的应用区别。
（5）保和丸中配伍连翘有何作用？若不用连翘，病证可能向哪一方面发展？

消导剂概说

1．概念

（1）组成：以消食药为主。
（2）作用：消食运脾、化积导滞（"消法"）。
（3）治证：食积证。

2．分类与适应证

（1）消食化滞。适用于食积停滞之证。代表方：保和丸、枳实导滞丸、木香槟榔丸。
（2）健脾消食。适用于脾胃虚弱、食积内停证。代表方：健脾丸。

3．使用注意

（1）消导剂药力虽较和缓，但仍属消伐为主，故纯虚无实者忌用。
（2）素体脾胃气虚，或癥积日久，正气耗伤者，宜配伍补虚扶正之品，消补兼施。
（3）消导剂常配伍行气药，调畅气机，使气利而积消。
（4）消导剂与泻下剂的比较：

方名	相同点	不同点
消导剂	均能消除体内有形的积滞实邪，用治积滞内停证	其药力较和缓，属于渐消缓散法；多用于病势较缓，病程较长，邪气久客，或虚实夹杂之食积、癥积、瘰疬、瘿瘤之证
泻下剂		其药力较峻烈，为攻逐之剂，属于急攻速下法；多用于急病骤成，大积大聚证或肠实便秘证，形证俱实，急于攻下排除者

重点难点分析

（1）消导剂，属"消法"的范畴，程钟龄有谓："消，去其壅也，脏腑、经络、肌肉之间，本无此物，而忽有之，必为消散，乃得其平。"（《医学心悟·卷一》）故凡气血郁滞，癥瘕、痞块，水饮停聚，宿食不化等证，其病势缓慢、病程长者，均可以消导剂渐消缓散以治之。

（2）治法依据分析：根据《素问·至真要大论》中"坚者消之"、"结者散之"者，均可用消法以散之、消之。但本类方剂仅宜于食积、癥积等证者。

第一节　消食化滞

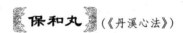 保和丸 （《丹溪心法》）

知识点讲解

【主治】食积停滞之证。

【证机分析】

饮食不节——气机阻滞。

脾胃失运——脾胃升降失司

　　　　↑

食积中阻

｛ 脘腹痞满，腹胀时痛。

呕腐吞酸，呕恶厌食。

或大便泄泻。

苔厚腻，脉滑。

辨证要点：脘腹胀满，嗳腐厌食，舌苔厚腻，脉滑。

【病机】饮食积滞，脾胃不和。（邪实而正气未虚）

【治法】消食导滞，理气和胃。

【方解】

君：山楂——消食化积，尤善消化肉食、油腻之积。

臣：神曲——消食健胃，长于消化酒食陈腐之积。

　　莱菔子——消食下气，偏于消化麦面痰气之积。

＊君臣三药相配，相须为用，消化各种饮食积滞力增。

佐：半夏、陈皮——下气和胃，散结化滞。
　　茯苓——健脾渗湿，和中止泻。｝理气和胃，祛湿运脾
　　连翘——清泄郁热，散结以助消积。

*诸药合用，使食积得化，胃气得和，故名"保和"。

配伍要点：连翘的作用特点。

配伍运用提要

（1）本方纯消无补，但药性平和，为消食导滞之轻剂，宜用于食积不甚而正气未虚者。

（2）方中连翘的配伍意义：一则以其清热，用治因食积所化生之邪热，即张秉成所谓"痞坚之处必有伏阳"。二则取其散结，以助诸药开郁散结以消食。倘若不用连翘，则食积易从热化，热邪与积滞互结成实，从而有产生阳明腑实的可能。

（3）本方＋白术即大安丸，兼以健脾益气，用治食积而兼有脾虚者。

枳实导滞丸（《内外伤辨惑论》）

知识点讲解

【主治】食积湿热、壅滞肠胃之证。

【证机分析】

食积不化，腑气壅塞——便秘。
郁生湿热 下迫于肠——下痢泄泻。
　↓ 气机壅滞——脘腹胀痛。
壅滞胃肠 湿热实结——小便短赤，舌红苔黄腻，脉沉实。

辨证要点：脘腹胀痛，泄泻或便秘，舌红苔黄腻，脉沉实。

【病机】食积内停，气机壅滞，蕴生湿热，邪结肠胃。

【治法】消食导滞，清热祛湿。

【方解】

君：大黄——重用之以攻积泻热（除肠胃之邪）。

臣：枳实——破气导滞，消积除胀。

*大黄、枳实相配，攻积泻热，破气通滞。

　　神曲——消食化滞而健胃。

佐：黄芩、黄连——清热燥湿而止痢。

　　泽泻——利水渗湿。

　　白术、茯苓——健脾祛湿以促运化。

配伍要点：大黄配枳实。

配伍运用提要

（1）本泻积导滞，清热祛湿，消下与清利并用，但以消下为主，妙在有白术一味，

302

兼顾正气，俾祛邪而不伤正，宜于食积兼有湿热所致之泄泻或便秘证。

（2）泻痢无积滞及孕妇均不宜使用。

木香槟榔丸 （《儒门事亲》）

知识点讲解

【主治】

食积内停、气机壅滞、生湿蕴热之证。

【证机分析】

积停气壅，酿生湿热 { 脘腹痞满胀痛，或大便秘结。
或赤白下痢，里急后重。
舌苔黄腻，脉沉实。

辨证要点：脘腹痞满胀痛，大便秘结或下痢后重，舌苔黄腻，脉沉实。

【病机】

积滞内停 → 气机壅滞
湿热内蕴大肠 } 邪正俱实之证，治当重在攻邪。

【治法】行气导滞，攻积泄热。

【方解】

君：木香——行气调中，消滞止痛。
　　槟榔——行气消积，缓下通便。
　 ＊木香、槟榔相须为用，行气导滞，消胀而止痛。
臣：大黄、牵牛子——攻积导滞，泄热通便。
佐：青皮、陈皮——理气宽中，助君之力。
　　黄连、黄柏——清热燥湿而止痢。
　　香附、莪术——疏肝行气。
配伍要点：理气药（行气、破气、下气）配清热燥湿药、泻积药。

配伍运用提要

（1）本方集大量行气药于一方中，行气攻积导滞力强，伍以泻下清热，消下兼清，并寓"通因通用"之意。适用于积滞内停，气机壅阻较甚，兼有湿热属于正邪俱实之证。

（2）针对用治泻痢而言，亦体现"通因通用"之法。

（3）类方比较：

方名	相同点	不同点
木香槟榔丸	均能行气攻积，清热导滞，用治积滞内停，化热内湿，气机壅滞而见脘腹痞满胀痛，泻痢或便秘，舌苔黄腻，脉沉实者	攻积破气之力较强，多用于积滞内停，气机壅结较甚，兼有湿热而见脘腹胀满痛明显，赤白下痢，里急后重或便秘之证属于正邪俱实者
枳实导滞丸		行气攻下之力较和缓，但长于祛湿，用于积滞较轻、湿热较甚之证，临证每多伴见小便黄赤，舌红，苔黄腻，脉沉实者

第二节　健脾消食

健脾丸 (《证治准绳》)

知识点讲解

【主治】脾胃虚弱，食积停滞之证。

【证机分析】

脾胃虚弱，受纳、运化乏力——食少难消，便溏泄泻。

$\downarrow$

纳谷成积 $\begin{cases} 阻滞气机——脘腹痞胀。 \\ 生湿化热——苔腻微黄。 \end{cases}$

辨证要点：食少难消，脘腹痞胀，大便溏薄或泄泻，舌苔腻微黄。

【病机】脾胃虚弱，食积停滞。

【治法】健脾和胃，消食止泻。（兼清积热）

【方解】

君：白术——益气补中，健脾燥湿。补中州，健脾胃；促运化，消食积。

　　人参——大补元气，扶助中州，助君。益中气，健脾胃，促运化。

　　茯苓——健脾渗湿。

臣：山楂、神曲、麦芽——消食化滞，以除停积之宿食。

佐：木香、砂仁、陈皮——行气消胀除满；芳香化湿，醒脾和胃。

　　肉豆蔻——行气和中而开胃。

　　山药——补脾养胃，助君之力。

　　黄连——清泄积热，燥湿坚阴。

佐使：甘草——补中益气，和中调药。

＊诸药合用，消补兼施，共奏健脾和胃、消食化积、兼清热化湿之效。

配伍要点：以补气药配消食药、行气药为主。

配伍运用提要

（1）本方具有健脾、消食、行滞、化湿、清热之功；为治脾虚食停，生湿化热之证的常用方。

（2）方中肉豆蔻"为理脾开胃，消宿食，止泄泻之要药"（《本草经疏》）。原方规定是"面裹煨热，纸包槌油"。于滑肠，减少刺激性，增涩肠止泻作用；并能"去其燥"。

（3）本方为健脾消食之剂，暴饮暴食，饮食不节而致食积不消，脾胃不虚者，非本方所宜。

消导剂综合试题

一、填空题

1. 保和丸中所用的消食药是＿＿＿＿＿＿＿＿＿＿＿＿＿＿＿＿＿＿。

2. 健脾丸中所用的消食药是＿＿＿＿＿＿＿＿＿＿＿＿＿＿＿＿＿。

3. 患者食少难消，脘腹痞闷，大便溏薄，疲倦乏力，苔腻微黄，脉虚弱，治宜选方＿＿＿＿＿＿＿；患者心下痞满，不欲饮食，倦怠乏力，大便不畅，舌苔腻而微黄，治宜选方＿＿＿＿＿＿。

4. 保和丸与健脾丸均具有＿＿＿＿＿＿的功效，其中健脾丸并能＿＿＿＿＿＿＿＿。

5. 枳实导滞丸的功效是＿＿＿＿、＿＿＿＿。方中以＿＿＿＿＿＿作为君药。

6. 健脾丸的功效是＿＿＿＿＿＿＿，用治＿＿＿＿＿＿＿泄泻证。

7. 健脾丸主治＿＿＿＿、＿＿＿＿之证；归脾丸主治＿＿＿＿之证。

8. 消导剂属于＿＿＿＿法的范畴；主要用治＿＿＿＿、＿＿＿＿病证的一类方剂。

9. 木香槟榔丸的功效是＿＿＿＿、＿＿＿＿，主治＿＿＿＿之食积、痢疾证。

10. 枳实导滞丸是＿＿＿＿法与＿＿＿法并用之剂；用治泄泻、下痢之证，体现＿＿＿＿法。

二、名词术语解释

消导剂。

三、默写方剂歌诀

1. 保和丸　　　2. 健脾丸　　　3. 枳实导滞丸

四、病例分析

要求：分析下列病例，作出中医证的辨证诊断，并拟定治法、处方（包括方名、药物以及剂量、药物的特殊用法）。

1. 王××，男，28岁。主诉：脘腹痞满痛3天。患者3天前多次外出应酬，饱食酒肉。近几天皆感脘腹不适，不欲饮食，嗳腐吞酸，泻下多次，舌苔厚腻，脉滑。

五、简答题

1. 简述消导剂的分类、适应证及代表方剂。
2. 简述消导剂与泻下剂的应用区别。
3. 简述消导剂的使用注意事项。
4. 简述保和丸主治证的病机，及方中配伍连翘的意义。
5. 简述枳实导滞丸主治证的病机及方剂的配伍特点。
6. 简述健脾丸主治证的病机及方剂的配伍特点。
7. 简述木香槟榔丸主治证的病机及方剂的配伍特点。
8. 简述连翘在保和丸、银翘散、清营汤中的作用特点。
9. 简述黄连在清胃散、朱砂安神丸、健脾丸、芍药汤中的作用的区别。

六、论述题

1. 参苓白术散、四神丸、真人养脏汤、健脾丸均可用治泄泻，临证如何区别应用？
2. 分析枳实导滞丸与木香槟榔丸功效、主治的异同。
3. 分析健脾丸与保和丸功效、主治的异同。
4. 分析保和丸的组成原则，并说明其功效、主治。

七、选择题

（一）单项选择题

1. 保和丸的组成药物中无（　　）。
   A. 连翘、神曲　　　　　B. 枳壳、麦芽　　　　　C. 山楂、茯苓
   D. 陈皮、半夏　　　　　E. 莱菔子

2. 连翘在保和丸中的作用是（　　）。
   A. 清热解毒　　　　　　B. 辛凉透表　　　　　　C. 透热转气
   D. 清泄胸膈之热　　　　E. 清热散结

3. 保和丸和健脾丸组成中所共有的药物是（　　）。
   A. 半夏、肉豆蔻　　　　B. 连翘、黄连　　　　　C. 木香、砂仁
   D. 山楂、麦芽　　　　　E. 神曲、山楂

4. 保和丸的功效是（　　）。
   A. 消食健脾　　　　　　B. 消食和胃　　　　　　C. 消食祛积
   D. 消食导滞　　　　　　E. 健脾消痞

5. 枳实导滞丸的组成药物中无（　　）。
   A. 大黄、枳实　　　　　B. 神曲、茯苓　　　　　C. 山楂、麦芽
   D. 黄芩、黄连　　　　　E. 白术、泽泻

6. 下列说法错误的是（　　）。
   A. 神曲是保和丸的君药　　　　B. 大黄是枳实导滞丸的君药
   C. 山楂尤善消肉食油腻之积　　D. 消食剂与泻下剂均能消除有形之实邪
   E. 健脾丸是一首消补兼施的方剂

7. 保和丸主治证候中无（　　）。
   A. 脘腹痞满时痛　　　　B. 嗳腐吞酸　　　　　　C. 厌食呕逆

    D. 形体消瘦　　　　　　　　E. 大便泄泻

8. 枳实导滞丸的功效是（　　　）。

    A. 消食导滞，清热祛湿　　　　　B. 消食化积，健脾和胃

    C. 消食化积，行气除满　　　　　D. 消食导滞，健脾止泻

    E. 以上均非

9. 枳实导滞丸的主治证候中无（　　　）。

    A. 脘腹胀痛　　　　　　B. 恶心呕吐　　　　　　C. 下痢泄泻

    D. 大便秘结　　　　　　E. 小便短赤

10. 枳实导滞丸的组成药物中无（　　　）。

    A. 大黄　　　　　　　　B. 茯苓　　　　　　　　C. 黄柏

    D. 白术　　　　　　　　E. 神曲

11. 木香槟榔丸组成药物中有（　　　）。

    A. 大黄、黄连、黄柏　　B. 大黄、黄连、黄芩　　C. 木香、青皮、茯苓

    D. 白术、陈皮、莪术　　E. 槟榔、黄连、甘草

12. 具有健脾和胃，消食止泻作用的方剂是（　　　）。

    A. 四君子汤　　　　　　B. 保和丸　　　　　　　C. 健脾丸

    D. 木香槟榔丸　　　　　E. 枳实导滞丸

13. 木香槟榔丸主治证候中无（　　　）。

    A. 脘腹痞满胀痛　　　　B. 赤白痢疾　　　　　　C. 里急后重

    D. 大便秘结　　　　　　E. 舌苔白腻

14. 食少难消，脘腹痞闷，大便溏薄，苔腻微黄，脉象虚弱，治宜选方（　　　）。

    A. 枳实导滞丸　　　　　B. 健脾丸　　　　　　　C. 参苓白术散

    D. 保和丸　　　　　　　E. 藿香正气散

15. 组成中含有四君子汤药物的方剂是（　　　）。

    A. 健脾丸　　　　　　　B. 保和丸　　　　　　　C. 半夏泻心汤

    D. 枳实导滞丸　　　　　E. 以上均非

16. 健脾丸主治证病机是（　　　）。

    A. 饮食过度，食积内停　　　　　B. 脾虚食停，生湿化热

    C. 食积内停，蕴生湿热　　　　　D. 食积内停，寒热互结

    E. 以上均非

17. 健脾丸的组成药物中无（　　　）。

    A. 山药　　　　　　　　B. 黄连　　　　　　　　C. 木香

    D. 砂仁　　　　　　　　E. 草豆蔻

18. 下列属于"但消无补"的方剂是（　　　）。

    A. 健脾丸　　　　　　　B. 保和丸　　　　　　　C. 四君子汤

    D. 枳实消痞丸　　　　　E. 半夏泻心汤

19. 下列属于"补消并用"的方剂是（　　　）。

    A. 保和丸　　　　　　　B. 健脾丸　　　　　　　C. 枳实导滞丸

D. 木香槟榔丸　　　　　　E. 以上均非

20. 组成药物中含有"焦三仙"药物的方剂是（　　）。

A. 保和丸　　　　　　B. 枳实消痞丸　　　　　　C. 参苓白术散

D. 健脾丸　　　　　　E. 枳术丸

21. 患者脘腹痞满，腹胀时痛，嗳腐吞酸，厌食呕恶，大便溏烂，舌苔厚，脉滑，治宜选方（　　）。

A. 保和丸　　　　　　B. 平胃散　　　　　　C. 枳实消痞丸

D. 半夏泻心汤　　　　E. 香砂六君子汤

22. 保和丸主治（　　）。

A. 寒热互结之证　　　B. 痰热互结之证　　　C. 水热互结之证

D. 饮食积滞之证　　　E. 以上均非

（二）多项选择题

1. 健脾丸与枳实消痞丸的共同点是（　　）。

A. 都可治脘腹痞闷　　　　　　B. 均以食少难消，脉象虚弱为证治要点

C. 均为消补兼施之剂　　　　　D. 组成中均含有四君子汤的药物

E. 均有行气消痞之功

2. 组成药物中含有四君子汤药物的方剂是（　　）。

A. 参苓白术散　　　　B. 枳实消痞丸　　　　C. 健脾丸

D. 实脾散　　　　　　E. 完带汤

3. 健脾丸与归脾丸组成药物中所共有的药物是（　　）。

A. 木香　　　　　　　B. 陈皮　　　　　　　C. 砂仁

D. 人参　　　　　　　E. 白术

4. 组成药物中含有黄连的方剂是（　　）。

A. 清胃散　　　　　　B. 枳实消痞丸　　　　C. 真人养脏汤

D. 健脾丸　　　　　　E. 普济消毒饮

5. 组成药物中含有肉豆蔻的是（　　）。

A. 真人养脏汤　　　　B. 健脾丸　　　　　　C. 四神丸

D. 保和丸　　　　　　E. 三仁汤

6. 木香槟榔丸的主治证候有（　　）。

A. 脘腹胀痛　　　　　B. 里急后重　　　　　C. 大便秘结

D. 食少难消　　　　　E. 舌苔黄腻

（孙喜稳）

第十七章 驱 虫 剂

学习基本要求

（1）熟悉驱虫剂的概念及应用注意事项。
（2）掌握方剂：乌梅丸。
（3）熟悉方剂：布袋丸。

重点难点提示

（1）要求掌握、熟悉的方剂的证治特点。
（2）要求掌握的方剂的组成原则（配伍关系）。
（3）驱虫剂的配伍方法。
（4）蛔厥与脏厥的类证鉴别。

驱虫剂概说

知识点讲解

1．概念

（1）组成：以驱虫药为主。
（2）作用：驱虫或杀虫，为"消法"的体现。
（3）治证：人体寄生虫病。

2．使用注意

（1）注意辩证与辨病结合用药。见有虫症，须结合大便常规检查确诊寄生虫病的种类，再根据证候的寒热虚实选择针对性强的驱虫剂以使病证方相符，切实提高疗效。

（2）有些驱虫药有攻伐作用，年老体弱及孕妇应慎用或忌用。

（3）有些驱虫药有毒性，要掌握好剂量。量过大，易伤正或中毒；量不足，则难生效。

（4）服药宜空腹，忌油腻。

（5）药后脾胃虚弱者宜适时调补脾胃以善其后；同时应检查大便有无虫体排出，若是绦虫，还要检查大便有无虫体头节。

配伍运用提要

（1）立法依据分析：消法用于脏腑经络之间本无此物而忽有之之证，虫病属此范

309

畴，故用消法。

（2）驱虫剂的配伍方法：在辨病的基础上，选用以驱虫或杀虫药为主（乌梅、川椒、雷丸、槟榔、鹤虱、使君子等），再结合证情的寒热虚实与兼夹病机，配伍其他相应的药物。虫病属寒或因寒而动者，宜配附子、干姜、细辛、吴茱萸等以温脏安蛔。虫病属热或因热而动者，宜配黄连、黄柏、栀子、胡黄连、芦荟等以清热安蛔。虫病属寒热错杂者，宜清热与温里并用以平调寒热驱蛔。虫病属虚不任攻伐者，宜配人参、白术、茯苓、炙甘草、当归等以扶正驱蛔。虫病形成虫瘕或关格证者，宜配大黄、槟榔、牵牛子等通腑逐蛔。虫病兼夹食滞者，宜配谷芽、麦芽、神曲、山楂等以消导驱蛔。虫病出现吐蛔甚或蛔厥者，宜配木香、枳实（壳）、郁金、柴胡等以疏肝利胆理气下蛔。虫病属囊虫病之皮下结节或频发痫证者，宜配白芥子、半夏、茯苓、薏苡仁等以化痰渗湿驱蛔。

乌梅汤 （《伤寒论》）

知识点讲解

【主治】蛔厥证；久痢证。

【证机分析】

脏寒（肠中虚寒） { 蛔虫窜动——腹痛时发时止，手足厥冷（蛔厥证）。
蛔虫或上窜入胃——烦闷呕吐，甚至食入吐蛔。

辨证要点：腹痛时作，烦闷呕吐，手足厥冷。

【病机】脏寒（肠中虚寒）——→蛔虫窜动——→蛔厥证。

【治法】温脏安蛔。

【方解】

君：乌梅（醋浸）——酸以安蛔，使蛔静而痛止。

臣：蜀椒、细辛——辛以伏蛔，温脏而驱蛔。

　　黄连、黄柏——苦以下蛔，寒以清热。

　＊君臣相配，温脏安蛔而止痛。

佐：附子、干姜、桂枝——辛热以助温脏散寒，并能温补脾肾之阳。

　＊上药酸、辛、苦并用，共奏安蛔伏蛔下蛔之功。

　　人参、当归——补养气血以扶正。

使：蜂蜜——甘缓和中。

配伍要点：酸、辛、苦并用，以安蛔伏蛔下蛔；兼寒热并用，以平调寒热、补虚扶正以助驱蛔。

配伍运用提要

（1）类证鉴别：蛔厥与脏厥皆有手足厥冷之症。不同的是，蛔厥者伴有吐蛔，且烦闷而不躁并有暂安时；脏厥者常伴阴寒内盛阳气衰微之候，且躁而不烦，躁无暂安时。

（2）治法体现及特点：本方因其配伍具有寒热并用、邪正兼顾的特点，故又可用治寒热错杂、正虚邪实之久泻久痢证。

（3）特殊药用法：乌梅，用50％醋浸一宿，去核打烂，合它药以利制丸内服。

（4）名词术语：蛔厥证是指脏中虚寒，蛔虫内扰以致手足厥冷的一种病证，并伴腹痛时作、心烦呕吐，食入吐蛔等。乌梅丸为治蛔厥证的代表方。

（5）使用注意：本方以安蛔为主，杀蛔力弱，若加用杀虫药，则不可过量以防中毒。

（6）类方比较：

方名	相同点	不同点
乌梅丸	均为寒热并用，邪正兼顾之剂，均可用治寒热错杂之证	重在温脏安蛔，佐以补虚清热，为安蛔止痛法的代表方，主治脏寒（肠中虚寒）蛔动不安之蛔厥证
半夏泻心汤		重在散结消痞，平调寒热，降逆和胃，主治寒热互结，肠胃不和之心下痞证

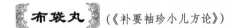

布袋丸（《补要袖珍小儿方论》）

知识点讲解

【主治】小儿虫疳。

【证机分析】

虫积肠内，脾胃虚弱 $\begin{cases} 气血生化不足，血不上荣——面黄发焦，目暗，肢细。 \\ 气机阻滞——腹大。 \end{cases}$

辨证要点：面黄发焦，目暗，肢细腹大，舌淡脉弱。

【病机】虫积肠内，日久损伤脾胃。

【治法】杀虫消疳，补养脾胃。

【方解】

君：使君子、芜荑——杀虫消疳，兼运脾胃。

臣：人参、白术、茯苓——补养脾胃，以资化源。

　*君臣相配，则邪正兼顾，祛邪以助扶正，使补得其用；扶正又助祛邪，使虫邪得化。

佐：夜明砂——清肝明目，又助君消疳。

　　芦荟——泄热通便兼能杀虫，以利驱虫外出。

　*芦荟配君药则驱杀并用，使邪有出路。

佐使：甘草——和中调药。

配伍要点：攻补兼施，以攻为主，使攻邪而不伤正，消、下并用，使邪有出路。

配伍运用提要

（1）方名究义："布袋"者如囊也，本方攻补兼施，驱杀并用，使虫邪无所避，恰如探囊取物易如反掌，故曰"布袋丸"。

（2）名词术语：疳证泛指小儿因多种慢惊疾患而致形体干瘦、津液干枯的证候。

（3）服用方法：用猪肉汤调化服，每日晨起空腹服用一次。

（4）使用注意：本方虽为补虚驱虫之剂，但仍属攻伐之方，不可过服久服，以免中毒伤正。

驱虫剂综合试题

一、填空题

1. 凡以_____药物为主组成，具有_____或杀虫等作用，用于治疗人体____
____病的方剂，统称为驱虫剂。

2. 乌梅丸中酸、辛、苦并用的意义是酸以_____，辛以_____，苦以
_____。

3. 布袋丸的功效是_____，_____，_____。

4. 属于"寒热并用"的方剂有_____，_____，_____。

5. 乌梅丸的功效是_____，主治_____之蛔厥证。

二、名词术语解释

1. 消法   2. 驱虫剂   3. 蛔厥证   4. 疳证

三、默写方剂歌诀

乌梅丸

四、简答题

1. 简述驱虫剂的使用注意事项。

2. 简述乌梅丸的配伍特点。

3. 简述乌梅丸中人参与当归的配伍意义。

4. 简述桂枝在乌梅丸、桂枝汤、小建中汤、当归四逆汤中的作用。

五、论述题

1. 试述乌梅丸的组成原则。

2. 比较乌梅丸与真人养脏汤的功用、主治之异同。

3. 比较乌梅丸与半夏泻心汤的功用、主治之异同。

六、选择题

（一）单项选择题

1. 驱虫法归属于"八法"中哪一种治法？（   ）

　　A. 补法　　　　　　　　B. 下法　　　　　　　　C. 和法

　　D. 温法　　　　　　　　E. 消法

2. 驱虫剂的服药时间一般是（   ）。

　　　A. 睡前　　　　　　　　B. 空腹　　　　　　　C. 饭后
　　　D. 平旦　　　　　　　　E. 五更

3. 乌梅丸组成中无（　　　）。
　　　A. 白芍　　　　　　　　B. 当归　　　　　　　C. 人参
　　　D. 桂枝　　　　　　　　E. 黄柏

4. 组成中有芦荟的方剂是（　　　）。
　　　A. 龙胆泻肝汤　　　　　B. 蒿芩清胆汤　　　　C. 温胆汤
　　　D. 布袋丸　　　　　　　E. 四逆散

5. 组成中同时含有干姜、黄连的方剂是（　　　）。
　　　A. 四逆汤　　　　　　　B. 连朴饮　　　　　　C. 乌梅丸
　　　D. 理中丸　　　　　　　E. 清胃散

6. 组成中同时含有附子、干姜的方剂是（　　　）。
　　　A. 半夏泻心汤　　　　　B. 真武汤　　　　　　C. 肾气丸
　　　D. 乌梅丸　　　　　　　E. 理中丸

7. 组成中含有四君子汤药物的方剂是（　　　）。
　　　A. 补中益气汤　　　　　B. 真武汤　　　　　　C. 完带汤
　　　D. 布袋丸　　　　　　　E. 理中丸

8. 布袋丸的主治证候中无（　　　）。
　　　A. 形体肥胖　　　　　　B. 体热面黄　　　　　C. 肢细腹大
　　　D. 头发枯黄　　　　　　E. 两目暗黑

9. 具有驱蛔消疳、补养脾胃功效的方剂是（　　　）。
　　　A. 枳实消痞丸　　　　　B. 健脾丸　　　　　　C. 枳术丸
　　　D. 布袋丸　　　　　　　E. 乌梅丸

10. 乌梅丸的功效是（　　　）。
　　　A. 温脏清腑　　　　　　B. 平调寒热　　　　　C. 缓急止痛
　　　D. 温脏安蛔　　　　　　E. 驱蛔消疳

11. 脏中虚寒，蛔动不安之蛔厥证，治宜选方（　　　）。
　　　A. 四逆散　　　　　　　B. 乌梅丸　　　　　　C. 四逆汤
　　　D. 苏合香丸　　　　　　E. 大承气汤

12. 患者腹痛时作，心烦呕吐，时发时止，常自吐蛔，手足厥冷，治宜选方
　　　（　　　）。
　　　A. 四逆汤　　　　　　　B. 理中丸　　　　　　C. 四逆散
　　　D. 乌梅丸　　　　　　　E. 小建中汤

13. 主治证候中无"四逆"的方剂是（　　　）。
　　　A. 四逆散　　　　　　　B. 四逆汤　　　　　　C. 大承气汤
　　　D. 布袋丸　　　　　　　E. 当归四逆汤

14. 下列哪一项不是乌梅丸所体现的功效？（　　　）
　　　A. 安蛔止痛　　　　　　B. 平调寒热　　　　　C. 止泻止痢
　　　D. 温中补虚　　　　　　E. 调和肝脾

15. 乌梅丸的主治证候中无（　　）。
    A. 腹痛不休　　　　　B. 心烦　　　　　　　C. 呕吐
    D. 常自吐蛔　　　　　E. 手足厥冷

16. 乌梅丸的君药是（　　）。
    A. 附子　　　　　　　B. 蜀椒　　　　　　　C. 乌梅
    D. 黄连　　　　　　　E. 干姜

17. 乌梅在乌梅丸中的作用是（　　）。
    A. 辛以伏蛔　　　　　B. 酸以安蛔　　　　　C. 苦以下蛔
    D. 生津止渴　　　　　E. 收敛止咳

18. 平调寒热的方剂是（　　）。
    A. 银翘散　　　　　　B. 黄土汤　　　　　　C. 麻黄杏仁甘草石膏汤
    D. 乌梅丸　　　　　　E. 大黄附子汤

19. 乌梅丸中黄连与黄柏的配伍意义是（　　）。
    A. 苦令蛔下　　　　　B. 清热坚阴　　　　　C. 清泄相火
    D. 清热燥湿　　　　　E. 泻火解毒

20. 乌梅丸中蜀椒与细辛的配伍意义是（　　）。
    A. 辛散寒邪　　　　　B. 散寒止痛　　　　　C. 温中止痛
    D. 伏蛔温脏　　　　　E. 温脏散寒

21. 桂枝在乌梅丸中的作用是（　　）。
    A. 温脏散寒　　　　　B. 温通血脉　　　　　C. 温通心阳
    D. 温阳化气　　　　　E. 温阳化饮

（二）多项选择题

1. 组成中同时含有附子、干姜的方剂是（　　）。
   A. 四逆汤　　　　　　B. 真武汤　　　　　　C. 理中丸
   D. 乌梅丸　　　　　　E. 实脾散

2. 组成中含有四君子汤的方剂是（　　）。
   A. 布袋丸　　　　　　B. 枳实消痞丸　　　　C. 健脾丸
   D. 实脾散　　　　　　E. 完带汤

3. 寒热并用的方剂是（　　）。
   A. 乌梅丸　　　　　　B. 半夏泻心汤　　　　C. 黄连汤
   D. 温脾汤　　　　　　E. 桃核承气汤

4. 乌梅丸的主治证候有（　　）。
   A. 腹痛时发时止　　　B. 心烦呕吐　　　　　C. 久泻久痢
   D. 食入吐蛔　　　　　E. 手足厥冷

5. 组成中含有细辛的方剂是（　　）。
   A. 乌梅丸　　　　　　B. 小青龙汤　　　　　C. 川芎茶调散
   D. 独活寄生汤　　　　E. 当归四逆汤

（孙喜稳）

第十八章 涌 吐 剂

❀ **学习基本要求** ❀

（1）熟悉涌吐剂的概念与应用注意事项。
（2）熟悉方剂：瓜蒂散。

❀ **重点难点提示** ❀

（1）涌吐剂的概念与应用注意事项。
（2）涌吐剂的配伍方法。
（3）瓜蒂散的组方特点。

涌吐剂概说

❀ **知识点讲解** ❀

1．概念

（1）组成：以涌吐药为主。
（2）作用：涌吐痰涎、宿食、毒物等（"吐法"）。
（3）治证：痰厥、食积、误食毒物。
（4）立法依据："其高者，引而越之。"

2．使用注意

（1）方剂药力迅猛，副作用大，易伤胃气，凡年老体弱、孕产妇、幼儿应慎用；咯血、吐血者当忌用。
（2）临证时当注意用药的剂量、用法、禁忌、中毒的解救措施以及药后调养等。
（3）服用涌吐剂应从小剂量开始，渐增剂量，中病即止。
（4）药后不吐者，应探喉以助涌吐；服后吐不止者，用姜汁或冷粥冷开水以解吐；若吐仍不止，以麝香少量内服以解瓜蒂散之涌吐不止。
（5）吐后调理：①令患者避风，以防吐后体虚易感外邪；②注意调理脾胃。

❀ **重点难点提要** ❀

涌吐剂的配伍方法：以苦寒酸咸之瓜蒂、藜芦、食盐为主，其常用配伍是：苦酸相配（如瓜蒂配赤小豆）以达"酸苦涌泄"之功；配清轻宣泄之品（如淡豆豉）以宣散胸中郁结；配辛温豁痰之品（如皂角）以开窍通关。

瓜蒂散 (《伤寒论》)

知识点讲解

【主治】痰涎宿食壅滞胸脘证。

【证机分析】

痰涎壅塞胸膈，
宿食停于上脘 ｛ 胸中气机阻滞——胸中痞硬。
气逆上冲——咽喉不得息，寸脉微浮。
胃气失和——烦懊不安。

辨证要点：胸脘胀闷痞硬，欲吐不吐，懊恼不安，气上冲咽喉不得息，或误食毒物仍在胃中。

【病机】痰涎壅滞胸中，宿食停积上脘，气逆上冲。

【治法】涌吐痰食。

【方解】

君：瓜蒂——味苦，涌吐痰涎宿食。

臣：赤小豆——味酸，祛湿除烦懣。

＊瓜蒂、赤小豆相配，"酸苦涌泄"，以达峻吐之功。

佐：淡豆豉——轻清上行，宣解胸中郁气以助酸苦涌泄之力；并于快吐之中兼以护胃安中，使吐不伤正。

配伍要点：酸苦涌泄，并与谷物相配，以使吐不伤胃。为酸苦涌泄法的代表方。

配伍运用提要

（1）酸苦涌泄：指酸味药与苦味药相配，用治痰涎宿食壅滞胸脘之证的一种治法。如瓜蒂散即为此法之体现。

（2）服用方法：将瓜蒂、赤小豆研末和匀，每服1～3 g，以淡豆豉9 g煎汤送服。如急救催吐，药后可用洁净羽毛探喉取吐。

（3）使用注意：服后吐不止者，可取麝香0.1～0.15 g或丁香末0.3～0.6 g，用开水冲服解之。

（4）类方比较：

方名	相同点	不同点
保和丸	均有祛除痰涎宿食之功，均可用治痰涎宿食停滞之证	其痰涎宿食停滞于胃中而非胸膈，所治之证亦无气逆冲上之势，故治以消导化痰、理气和胃之法
瓜蒂散		其痰涎宿食主要停滞于胸膈上脘，病者形盛气实，所治之证且有气逆冲上之势，故治以酸苦涌泄痰涎宿食之法，因势利导，驱邪外达

涌吐剂综合试题

一、填空题

1. 凡以_____药物为主组成，具有_____等作用，以治疗_____的方剂，统称为涌吐剂。

2. 瓜蒂散的功效是_____，主治_____证。

二、名词术语解释

酸苦涌泄

三、简答题

1. 简述瓜蒂散的配伍特点。

2. 简述涌吐剂的使用注意事项。

四、论述题

1. 试述瓜蒂散的组成原则。

2. 比较瓜蒂散与保和丸的功效、主治之异同。

五、选择题

（一）单项选择题

1. 瓜蒂散属于"十剂"中的（　　）。
    A. 宣剂　　　　　　　　B. 泄剂　　　　　　　　C. 轻剂
    D. 通剂　　　　　　　　E. 重剂

2. 瓜蒂散的功效是（　　）。
    A. 涌吐痰食　　　　　　B. 苦以泄热　　　　　　C. 酸以生津
    D. 护胃安中　　　　　　E. 宣解胸中邪气

3. 痰涎壅滞胸中，或宿食停积上脘之证，治宜选方（　　）。
    A. 至宝丹　　　　　　　B. 瓜蒂散　　　　　　　C. 保和丸
    D. 控涎丹　　　　　　　E. 苏合香丸

4. 瓜蒂散治证的表现无（　　）。
    A. 胸中痞硬　　　　　　B. 烦懊不安　　　　　　C. 心烦喜呕
    D. 气上冲咽喉不得息　　E. 寸脉微浮

5. 酸苦涌泄法的代表方剂是（　　）。
    A. 盐汤探吐汤　　　　　B. 救急稀涎散　　　　　C. 参芦饮
    D. 瓜蒂散　　　　　　　E. 以上均非

6. 瓜蒂散中瓜蒂与赤小豆的配伍意义是（　　）。
    A. 酸苦涌泄　　　　　　B. 清热解毒　　　　　　C. 辟秽祛浊
    D. 苦降邪热　　　　　　E. 酸以生津

7. 瓜蒂散的君药是（　　）。
    A. 赤小豆　　　　　　　B. 淡豆豉　　　　　　　C. 瓜蒂
    D. 柿蒂　　　　　　　　E. 绿豆

8. 瓜蒂在瓜蒂散中的作用是（　　）。

    A. 苦以降热　　　　　　B. 苦以坚阴　　　　　　C. 涌吐痰涎宿食

    D. 宣解胸中邪气　　　　E. 祛湿除湿

9. 组成中无栀子的方剂是（　　）。

    A. 茵陈蒿汤　　　　　　B. 黄连解毒汤　　　　　C. 连朴饮

    D. 瓜蒂散　　　　　　　E. 八正散

10. 组成中有赤小豆的方剂是（　　）。

    A. 仙方活命饮　　　　　B. 五味消毒饮　　　　　C. 八正散

    D. 甘露消毒丹　　　　　E. 瓜蒂散

11. 瓜蒂散的服用方法是（　　）。

    A. 分服　　　　　　　　B. 顿服　　　　　　　　C. 频服

    D. 空腹服　　　　　　　E. 临卧服

（二）多项选择题

1. 涌吐剂常用于治疗（　　）。

    A. 中风、癫狂、喉痹之痰涎壅塞

    B. 宿食停滞胃脘

    C. 毒物尚留胃中

    D. 干霍乱吐泻不得

    E. 实热壅结阳明腑之大便不通

2. 瓜蒂散主治证的表现有（　　）。

    A. 胸中痞硬　　　　　　B. 烦懊不安　　　　　　C. 欲吐不出

    D. 气上冲咽喉不得息　　E. 尺脉浮数

3. 涌吐剂适用病位是（　　）。

    A. 咽喉　　　　　　　　B. 胸膈　　　　　　　　C. 胃脘

    D. 大肠　　　　　　　　E. 小肠

（孙喜稳）

附编　试题参考答案

总论综合试题参考答案

一、填空题

1. 方剂学的基本理论（治法为主）；方剂的配伍规律；方剂的临床应用。
2. 治法是组成方剂的依据；方剂是治法的具体体现；从医学发展上看，治法来源于方剂。
3. 《五十二病方》；《普济方》。
4. "热者寒之"；"其在皮者，汗而发之"；"寒者热之"。
5. 引经；调和。
6. 药味增减的变化；药量增减的变化；剂型更换变化。
7. 吸收快；迅速发挥药效；运用灵活；兼顾个体特殊性。
8. 制作简便；吸收较快；节省药材；便于服用与携带。
9. 佐助；佐制；反佐。
10. 是历史上第一部由政府编制的成药典；是首次依据君、臣、佐、使剖析组方原理的专著。
11. 北齐徐之才；治法（功效）；宣、通、补、泄、轻、重、滑、涩、燥、湿。
12. 大承气汤；四神丸；麻黄汤。
13. 增强疗效；综合药效；产生新药效；制约毒、烈性。
14. 汗；清；和。
15. 汗、吐、下、和、温、消、清、补；清；程钟龄；《医学心悟》。
16. 辅助君药加强治疗主病或主证作用药物；针对重要的兼病或兼证起主要治疗作用。
17. 《黄帝内经》；组成；大、小、缓、急、奇、偶、复。
18. 黄帝内经；主病；佐君；应臣。
19. 饭前服用；睡前服用；饭前服用。
20. 煎膏；软膏；硬膏。

二、名词术语解释

1. 方剂：（参见"总论"第一章"知识点讲解"）。
2. 方剂学：（参见"总论"第一章"知识点讲解"）。
3. 治法：（参见"总论"第二章"知识点讲解"）。
4. 八法：（参见"总论"第二章"知识点讲解"）。

5. 汗法：（参见"总论"第二章"知识点讲解"）。

6. 下法：（参见"总论"第二章"知识点讲解"）。

7. 吐法：（参见"总论"第二章"知识点讲解"）。

8. 和法：（参见"总论"第二章"知识点讲解"）。

9. 消法：（参见"总论"第二章"知识点讲解"）。

10. 清法：（参见"总论"第二章"知识点讲解"）。

11. 温法：（参见"总论"第二章"知识点讲解"）。

12. 补法：（参见"总论"第二章"知识点讲解"）。

13. 七方：（参见"总论"第三章"知识点讲解"）。

14. 十剂：（参见"总论"第三章"知识点讲解"）。

15. 君药：（参见"总论"第四章"知识点讲解"）。

16. 臣药：（参见"总论"第四章"知识点讲解"）。

17. 佐药：（参见"总论"第四章"知识点讲解"）。

18. 使药：（参见"总论"第四章"知识点讲解"）。

19. 汤剂：（参见"总论"第二章"知识点讲解"）。

20. 散剂：（参见"总论"第二章"知识点讲解"）。

21. 丸剂：（参见"总论"第二章"知识点讲解"）。

22. 膏剂：（参见"总论"第二章"知识点讲解"）。

23. 剂型：（参见"总论"第二章"知识点讲解"）。

24. 轻可祛实（参见"总论"第三章"知识点讲解"）。

25. 通可祛滞（参见"总论"第三章"知识点讲解"）。

三、简答题

1. 方剂学所研究的内容：方剂学的基本理论，方剂的配伍规律，方剂的临床运用。研究这三方面内容的一门学科就是方剂学，是中医学主要的基础学科之一

2. （参见"总论"第二章"知识点讲解"。）

3. （参见"总论"第四章"知识点讲解"。）

4. （参见"总论"第四章"知识点讲解"。）

5. （参见"总论"第一章"知识点讲解"。）

四、论述题

1. （参见"总论"第一章"知识点讲解"。）

2. （参见"总论"第二章"知识点讲解"。）

3. （参见"总论"第四章"知识点讲解"。）

4. 辨证论治是中医学治病的特色之一；理、法、方、药是辨证论治的四个步骤。治法与方剂的关系，概而言之，治法是组成方剂的依据，方剂是治法的具体体现。例如，治疗一个表现为恶寒、发热、头痛、身疼、无汗、喘咳、脉浮紧的感冒病人，首先通过辨证，得知此病证是外感风寒表实证，而确立了发散风寒、宣肺平喘的治疗方法，据此而选用以麻黄、杏仁、桂枝、炙甘草四药组成麻黄汤来治疗，麻黄汤功能发散风寒、宣肺平喘，与治法的要求相一致，故用之则能邪去正复，药到病除。

五、选择题

(一) 单项选择题

1. A　2. E　3. B　4. C　5. C　6. C　7. A　8. E　9. D　10. B
11. E　12. C　13. D　14. A　15. A　16. A　17. E　18. C　19. C　20. C
21. B　22. C　23. E　24. C　25. B　26. B　27. E　28. E　29. A　30. B
31. E　32. B　33. D　34. E　35. D　36. E　37. D　38. B　39. D　40. D
41. D　42. B　43. B　44. B　45. A　46. B　47. D　48. C　49. D　50. B
51. C　52. E　53. E　54. B　55. E　56. B　57. A　58. D　59. D　60. E
61. D　62. C　63. E

(二) 多项选择题

1. DE　2. ABD　3. AC　4. ABCE　5. ABC　6. ABE　7. ABCDE
8. ABC　9. ABCD　10. BCDE　11. ABDE　12. ABC　13. ABCE　14. ABC
15. ABE　16. ABC　17. CDE　18. ABC　19. CDE　20. ABC　21. ABCE
22. ABCDE　23. CDE　24. ABCD　25. BCDE

（全世建）

解表剂综合试题参考答案

一、填空题

1. 桂枝汤、麻黄汤、败毒散。

2. 桂枝——芍药；生姜——大枣；干姜、细辛、五味子。

3. 桂枝汤；败毒散。

4. 银翘散、桑菊饮、麻黄杏仁甘草石膏汤。

5. 羌活，独活；散寒解表，祛湿止痛。

6. 臣药；君药。

7. 九味羌活汤；桂枝汤。

8. 解肌和营卫；化气调阴阳。

9. 清泄肺热，宣肺平喘；相须为用，发汗散寒解表；宣降肺气，平喘止咳。

10. 一是扶助正气以驱邪外出；二是散中有补，不致耗伤真元。

11. 散寒解肌发表，温助卫阳；滋养营阴，收敛阴液；调和营卫，解肌发表。

12. 麻黄杏仁甘草石膏汤，麻黄汤，小青龙汤。

二、名词术语解释

1. 解表剂：（参见"解表剂概说"－"知识点讲解"－1）。

2. 营卫不和：（参见"桂枝汤"－"配伍运用提要"－2）。

3. 调和营卫：（参见"桂枝汤"－"配伍运用提要"－3）。

4. 辛甘化阳：指用辛味药与甘味药相互配伍以扶助阳气、强壮阳气的治法。如桂甘汤中从桂枝之辛与甘草之甘相互配伍，辛甘合化为阳，从而起到通心脉、和血气，振奋心阳的作用，用治心阳不振的心动悸等证。

5. 酸甘化阴：指用酸味药和甘味药相互配伍以益阴的治法。化阴，即敛阴、滋阴并进而使阴血日长之意。临床常用于阴不济阳之证。如桂枝汤中以白芍之酸与甘草之甘相合配伍，酸甘并用，既敛又滋，从而起到化阴滋营的作用，以补充营阴的不足。

6. 逆流挽舟：（参见"败毒散"－"配伍运用提要"－4）。

7. 制性存用：（参见"银翘散"－"配伍运用提要"－4）。

三、默写方剂歌诀

1. 银翘散主上焦医，竹叶荆牛薄荷豉，甘桔芦根凉解法，风温初感此方宜。

2. 人参败毒草苓芎，羌独柴前枳桔同，生姜薄荷煎汤服，散寒除湿功效宏。

3. 参苏饮内用陈皮，枳壳前胡半夏齐，干葛木香甘桔茯，气虚外感痰湿宜。

4. 九味羌活用防风，细辛苍芷与川芎，黄芩生地与甘草，风寒湿散里热通。

5. 小青龙汤桂芍麻，干姜辛草夏味加，外感风寒内停饮，散寒祛饮效堪佳。

四、病例分析

1. 辨证诊断：温病初起，风热袭表，邪在肺卫之表证。

治法：辛凉透表，清热解毒。

处方：银翘散。

金银花 12 g	连翘 12 g	桔梗 9 g	竹叶 6 g	薄荷 6 g（后下）
荆芥穗 6 g（后下）	淡豆豉 6 g	牛蒡子 9 g	甘草 5 g	芦根 6 g

2. 辨证诊断：外感风寒湿邪，兼痰湿阻滞之证。

治法：发汗祛湿，宣肺化痰。

处方：荆防败毒散。

羌活 10 g	独活 10 g	荆芥 6 g	防风 9 g	柴胡 9 g	川芎 9 g
前胡 9 g	桔梗 9 g	茯苓 6 g	枳壳 9 g	炙甘草 6 g	

3. 辨证诊断：外感风寒，内停水饮之证。

治法：散寒解表，温肺蠲饮，平喘止咳。

处方：小青龙汤。

麻黄 9 g	白芍 9 g	细辛 6 g	干姜 6 g	桂枝 9 g	半夏 9 g
五味子 6 g	甘草 6 g				

4. 辨证诊断：气虚体弱，风寒湿邪外袭肌表。

治法：散寒祛湿，益气解表。

处方：败毒散。

柴胡 9 g	前胡 12 g	川芎 12 g	枳壳 9 g	羌活 12 g	独活 12 g
茯苓 15 g	桔梗 12 g	党参 10 g	甘草 6 g		

五、简答题

1. （参见"解表剂概说"－"知识点讲解"－3。）

2. 败毒散所治之证系气虚而感受风寒湿邪而致，治当散寒祛湿，益气解表。方中佐用人参益气以扶其正，一则助正气鼓邪气外出，并寓防邪入里之义；二则令全方散中有补，不致耗伤真元。

3. 桂枝汤主治证候中之"汗出"是病理表现，乃风寒客表，营卫不和而致，即曹颖甫所称之"病汗",在汗出的同时常带有凉意,且伴有发热头痛,鼻鸣干呕,恶风、脉浮缓等表证,曹颖浦说:"病汗虽久,不足以去病"。而服桂枝汤后之"汗出"则是药物作用的表现,曹氏称之为"药汗",是在汗出的同时常带有温意,且有汗出后表证缓和,全身舒适,胃纳增加,精神好转等特点,曹颖浦说"药汗瞬时,而功乃大著"。

4. 麻黄汤重在发汗散寒而解表,兼以宣肺平喘,主治外感风寒表实证,并非治喘的专用方,喘是其兼证,乃因外感风寒,寒邪束肺,肺气郁闭,不得宣通所致,故临证常伴见恶寒发热、无汗、脉浮紧等风寒表证。小青龙汤则发汗解表之中,并善温肺散寒化饮而止喘咳,主治风寒于外,水饮停肺之证。其喘咳每伴有痰多色白而清稀,胸闷,舌苔白滑的特点。且只要属于寒饮内停于肺者,不管表证轻重与否,均可用之。

5. 银翘散主治外感风热表证,其风热、热毒邪气较甚,故治以辛凉透表,清热解毒为法。方中在应用大量的金银花、连翘、芦根、牛蒡子、竹叶等寒凉清热药的同时,又少佐辛而微温之荆芥,目的在于加强辛散透邪解表之力。且荆芥虽属辛温之品,但温而不燥,在大队凉药制约下,其温性受约束,而仍具散邪透表之功,体现"制性存用"的配伍特点。

6. 逆流挽舟:(参见"败毒散"－"配伍运用提要"－4。)

7. 麻黄汤、麻黄杏仁甘草石膏汤均可治喘咳之证,但其病机、功效、主治有所区别。麻黄汤证是因风寒束表,皮毛为寒邪所遏,邪气不得外泄,肺气不得宣通而致之实喘,外感风寒是主要原因,喘是兼证,其喘属于风寒实喘,故临证常伴见恶寒发热、无汗、脉浮紧等风寒表实的证候。治宜发汗散寒、宣肺平喘。而麻黄杏仁甘草石膏汤证是因表邪化热,热壅于肺,肺失宣降所致之热喘,肺热是主要原因,故临证喘咳气急的同时常伴见发热、口渴、舌红脉浮数等证候。治宜清宣肺热,平喘止咳。

六、论述题

1. (参见"桂枝汤"－"配伍运用提要"－7。)

2. (参见"桂枝汤"－"知识点讲解"－"主治"、"治法"、"方解"。)

3. (参见"桑菊饮"－"配伍运用提要"－2。)

4. (参见"银翘散"－"知识点讲解"－"方解"。)

5. (参见"败毒散"－"配伍运用提要"－6。)

6. 参苏饮与小青龙汤均能散寒解表,化痰饮。用治外感风寒,肺有痰饮之证,临证以恶寒发热、无汗、咳嗽痰白而稀等证候为特征。但参苏饮兼能益气扶正,主治虚人外感风寒,内有痰阻气滞而见发热恶寒、无汗头痛、咳嗽痰白、胸闷、体倦乏力、脉弱等证候者。而小青龙汤则尤善于温肺散寒化饮,主治风寒束表,水饮内停于肺而见恶寒发热、无汗、喘咳、痰多而清稀、胸闷、苔白滑、脉浮等证候者。

七、选择题

(一)单项选择题

1. B 2. B 3. B 4. A 5. D 6. B 7. D 8. C 9. C 10. D
11. C 12. C 13. B 14. C 15. B 16. B 17. C 18. B 19. D 20. C
21. D 22. C 23. C 24. A 25. B 26. A 27. D 28. A 29. B 30. B
31. D 32. A 33. D 34. B 35. A 36. C 37. A 38. B 39. A 40. A

41. C 42. A 43. D 44. B 45. E 46. B 47. D 48. A 49. B 50. D
51. A 52. C 53. D 54. A 55. A 56. B 57. A 58. A 59. A 60. C

（二）多项选择题

1. AC   2. BDE   3. ABDE   4. ABE   5. ABCE   6. BCDE
7. ACE   8. ABCD   9. ABCE   10. ABCD 11. ABCDE 12. ABCD
13. ABCD 14. BD   15. ABCDE 16. ACDE 17. ABDE 18. ABC
19. ABCDE 20. AD

（施旭光）

泻下剂综合试题参考答案

一、填空题

1. 肠燥津亏便秘证；麻子仁丸；水饮壅盛于里实证；十枣汤。
2. 攻下热结、益气养血；阳明腑实，气血不足证。
3. 甘遂、大戟、芫花、大枣；水饮停于胸胁。
4. 麻子仁丸；黄龙汤；增液承气汤。
5. 厚朴、枳实；大黄；芒硝。
6. 泻热通便；攻逐积滞；泻热攻积通便。
7. 通导大便、泻下肠胃积滞、荡涤实热、攻逐水饮；里实积滞。
8. 大黄附子汤；大承气汤。
9. 通因通用；逆流挽舟。
10. 相须为用，清泻热结；以温制寒，温下寒积；泻热逐瘀，解毒消痈。

二、名词术语解释

1. 泻下剂：（参见"泻下剂概说"－"知识点讲解"）。
2. 热结旁流：是阳明腑实证的一种类型，同样有燥屎内结于肠中，但表现有"下痢清水"，即时有黄臭的粪水排泄出，而不见燥屎泻出，况且，其虽有下痢而腹痛、腹满不减，说明肠中仍有实热积滞，仍属阳明腑实证，是为"热结旁流"。
3. 急下存阴：（参见"大承气汤"－"配伍运用提要"－6）。
4. 釜底抽薪：（参见"大承气汤"－"配伍运用提要"－6）。
5. 脾约：出自《伤寒论》，指胃中燥热，脾受约束，脾不能为胃行其津液，导致肠中津液不足而出现大便秘结、小便频数的病证。《注解伤寒论》云："约者，约束之约，胃强脾弱，约束津液，不得四布，但输膀胱，致小便数，大便难。"治以润肠泻热，行气通便，代表方为麻子仁丸。

三、默写方剂歌诀

1. 温脾参附与干姜，甘草当归硝大黄，寒热并行治寒积，脐腹绞结痛非常。
2. 麻子仁丸治脾约，大黄枳朴杏仁芍，胃热津枯便难解，润肠通便功效高。
3. 济川归膝肉苁蓉，泽泻升麻枳壳从，肾虚津亏肠中燥，寓通于补法堪宗。

四、病例分析

1. 辨证诊断（证型）：热邪积滞壅结肠胃之阳明腑实证（热结旁流证）。

治法：峻下热结。

处方：大承气汤。

大黄12 g（后下）　　　芒硝9 g（溶化）　　　　厚朴15 g　　枳实12 g

2. 辨证诊断（证型）：脾阳不足，寒积内结之便秘证。

治法：攻下寒积，温补脾阳。

处方：温脾汤加肉桂、吴茱萸。

大黄12 g　　　　　　当归12 g　　　干姜9 g　　　附子12 g　　　人参6 g（另炖）
芒硝9 g（溶化）　　　甘草6 g　　　肉桂5 g（泡服）　　　吴茱萸3 g

3. 辨证诊断（证型）：肾阳虚衰，精津不足之便秘。

治法：温肾益精，润肠通便。

处方：济川煎加人参。

当归12 g　　　牛膝9 g　　　肉苁蓉20 g　　　泽泻6 g
升麻6 g　　　枳壳12 g　　　人参6 g（另炖）

五、简答题

1.（参见"泻下剂概说"－"知识点讲解"－3。）

2. 所谓"热结旁流"证，是因为燥屎结于肠中，而粪水从旁而下，纯利清水，其气臭秽，腹痛，按之坚硬有块的一种病证。热结旁流者，虽有下痢，但脘腹胀满痛不减，是肠中实热积结较甚，热迫津外泄的一种现象。其实热内结是病的根本，"旁流"是现象，故其治当以大承气汤峻下热结，体现了"通因通用"之法；大承气汤功能峻下热结，对于阳明腑实、里热炽盛、燥屎内结、阴液急剧耗伤之重证，用此方"急下"，使热邪燥屎迅速从大便排出，有如"釜底抽薪"，其热顿挫；"急下"使热退而津液不再耗伤，故称"急下存阴"。

3. 麻子仁丸主治脾约证。脾约证的病机是由于胃中燥热（胃气强），脾津不足（脾弱），脾的功能受约束，脾不能为胃行其津液，因而津液不能四布，但输膀胱，故小便数；大肠失以津液濡润，大便则硬，即"脾主为胃行其津液也"。

4. 大承气汤主治热邪、积滞壅结肠胃所致之阳明腑实便秘证。故方中以大黄为君，苦寒降泄清热，以清泄胃肠之实热积滞；温脾汤主治脾阳不足，寒积内结之便秘证，故在应用附子的基础上，配伍大黄，其寒性被制而以泻下积滞为功；麻子仁丸主治胃肠燥热，津液不足之大便干结证，方中在应用润肠通便药物的基础上，以大黄泻热通便，以除燥结之邪也。

5. 大黄配芒硝，均为苦寒泻下之品，合则相须为用，清泻热结力峻，大承气汤为例也；大黄与附子，一寒一温，以温制寒，温阳散寒，攻下寒积，温脾汤中应用也；大黄配麻仁，泄热通便与润燥滑肠并用，以下燥热实结，又津亏肠燥之证，麻子仁丸为例也；大黄、芒硝配人参、当归，则峻下热结与益气养血同用，善治热结肠胃，又气血两虚者，黄龙汤是也。

6.（参见"十枣汤"－"配伍运用提要"－3。）

7.（参见"十枣汤"－"配伍运用提要"－2。）

六、论述题

1.（参见"大承气汤"－"配伍运用提要"－8。）

2.（参见"大承气汤"－"知识点讲解"－"方解"。）

3.（参见"黄龙汤"－"配伍运用提要"－4。）

4.（参见"温脾汤"－"知识点讲解"。）

七、选择题

（一）单项选择题

1. B 2. C 3. B 4. B 5. B 6. B 7. C 8. B 9. D 10. C
11. B 12. A 13. C 14. A 15. B 16. D 17. D 18. A 19. C 20. D
21. E 22. D 23. C. 24. A 25. D 26. A 27. B 28. B 29. D 30. D
31. A 32. B 33. A 34. B 35. A

（二）多项选择题

1. ABCD 2. ABC 3. ABCD 4. BD 5. BCD 6. ACD 7. ABCDE
8. ACDE 9. ABE 10. ABCDE 11. ABCD 12. BE 13. BCDE 14. ABCD
15. BD

（施旭光）

和解剂综合试题参考答案

一、填空题

1. 和解少阳；益气和胃；清胆利湿，和胃化痰。

2. 透少阳之邪，疏泄少阳机枢；疏肝理气，透邪解郁；疏肝解郁。

3. 小柴胡汤；逍遥散；四逆散。

4. 辛开苦降，寒热并用，散结消痞。散中有收，温肺化饮，敛肺平喘。

5. 清热利湿，和胃化痰；少阳胆经热盛，痰湿内阻之证。和解少阳，内泻热结；少阳、阳明合病。

6. 脾虚肝旺，土虚木乘，肝脾不和；表证未解，热陷阳明。肾虚精亏，肠燥便秘；胃肠燥热，津液不足。

7. 疏肝，养血，健脾。汗，下，清，补。

8. 禁汗；禁吐；禁下。麻黄不去节；杏仁不去皮尖；甘草不炙。

9. 半夏泻心汤；大柴胡汤；葛根黄芩黄连汤。

10. 疏肝理脾，调畅气机；疏肝养肝，体用并治；透表泄热，和解少阳；疏肝养血。

11. 清泄里热，解肌散邪；表证未解，邪热入里；葛根。

12. 和解少阳，内泻热结；少阳阳明合病；柴胡、大黄。

13. 疏风解表，泻热通里；风热壅盛，表里俱实证；汗、下、清、补。

326

14. 大柴胡汤；防风通圣散；葛根黄芩黄连汤。

15. 防风通圣散；葛根黄芩黄连汤。

二、名词术语解释

1. 和解少阳：治法之一，属于"八法"之中的"和法"。指具有调和与疏解作用，以治疗邪犯少阳（半表半里）之证的一种治法。代表方如小柴胡汤。

2. 热入血室：（参见"小柴胡汤"－"配伍运用提要"－1）。

3. 肝脾不和：指由于肝气偏亢，疏泄不畅，影响肠胃的功能，而出现肝木与脾土失却协调的病理变化，如胁痛、胸闷不舒、胃脘疼痛、饮食减少等病证，称为"肝脾不和"。

4. 辛开苦降：（参见"半夏泻心汤"－"配伍运用提要"－3）。

5. 表里双解剂：（参见"表里双解剂概说"－"知识点讲解"－1）。

6. 协热下痢：（参见"葛根黄芩黄连汤"－"配伍运用提要"－1）。

三、默写方剂歌诀

1. 小柴胡汤和解供，半夏人参甘草从，更用黄芩加姜枣，少阳百病此为宗。

2. 蒿芩清胆碧玉需，陈夏茯苓枳竹茹，热重寒轻痰挟湿，胸痞呕恶总能除。

3. 半夏泻心黄连芩，干姜甘草与人参，大枣合之治虚痞，法在降阳二和阴。

4. 逍遥散用归芍柴，苓术甘草姜薄偕，疏肝养血兼理脾，丹栀加入热能排。

5. 葛根黄芩黄连汤，再加甘草共煎尝，邪陷阳明成热利，清里解表保安康。

6. 大柴胡汤用大黄，枳实半夏白芍将，煎加姜枣表兼里，妙法内攻并外攘。

7. 防风通圣大黄硝，荆芥麻黄栀芍翘，甘桔芎归膏滑石，薄荷芩术力偏饶。

四、病例分析

1. 辨证诊断（证型）：热入血室（少阳证）。

治法：和解少阳。

处方：小柴胡汤。

柴胡 12 g　　黄芩 9 g　　党参 9 g　　法半夏 12 g　　炙甘草 6 g
生姜 4 片　　大枣 4 枚

2. 辨证诊断（证型）：邪热偏盛，郁滞少阳，痰湿内阻，胃失和降。

治法：清胆利湿，和胃化痰。

处方：蒿芩清胆汤。

青蒿 12 g　　黄芩 12 g　　淡竹茹 15 g　　法半夏 9 g　　茯苓 12 g
枳壳 9 g　　陈皮 3 g　　滑石 30 g　　青黛 6 g　　甘草 3 g

3. 辨证诊断（证型）：痞证（寒热互结，肠胃不和）。

治法：平调寒热，散结消痞。

处方：半夏泻心汤。

法半夏 12 g　　黄芩 9 g　　黄连 9 g　　干姜 9 g　　党参 15 g
大枣 4 枚　　炙甘草 6 g

4. 辨证诊断（证型）：少阳阳明合病。

治法：和解少阳，内泻热结。

方药：大柴胡汤。

柴胡 10 g	黄芩 15 g	法夏 10 g	大黄 10 g
枳实 10 g	白芍 10 g	生姜 10 g	大枣 10 g

5. 辨证诊断（证型）：泄泻（表热未解，热邪内陷阳明）。

治法：清泄里热，解肌散邪。

方药：葛根黄芩黄连汤

葛根 30 g	黄芩 12 g	黄连 9 g	甘草 6 g

五、简答题

1. 痛泻要方配伍防风，一则取其疏散之性，与疏肝药配合，以助疏肝解郁之力；二则取其祛风能胜湿，在健脾药的配伍下，有利于祛湿止泻；三则与补脾药相伍，能鼓舞脾胃清阳，使清阳升，湿气化，脾自健而泻自止。

2. 小柴胡汤、四逆散、逍遥散三方均用柴胡，但方中作用及配伍意义各不相同，小柴胡汤主治少阳病，柴胡的作用重在透解半表之邪，与黄芩配伍以和解少阳；四逆散主治阳气内郁的热厥证，柴胡之用，既能疏肝理气，又能透邪解郁，与白芍、枳实同用，以调和肝脾；逍遥散主治肝郁血虚脾弱之证，选用柴胡意在疏肝解郁以调经，配当归、白芍既调肝之用，又补肝之体，以达到疏肝补血之功。

3. 半夏泻心汤的配伍特点：①针对寒热互结的病机而寒热并用：方中干姜辛温，温中散寒；黄芩、黄连苦寒，清泄里热，合用以平调寒热以消痞。②针对痞结呕吐、下痢，选用辛苦并进，辛以开痞散结，苦以降逆止呕，共达"辛开苦降"。③针对虚实并见而补泻兼施，方中既有半夏、干姜、黄芩、黄连等和胃祛邪，平调寒热，又配人参、大枣、炙甘草补中益气，以治既伤之脾胃，又可扶正祛邪。故配伍特点是寒热并用，辛开苦降，补泻兼施。

4. 逍遥散的配伍特点：①既用柴胡、薄荷疏肝之用，又用当归、白芍养肝之体，体用并治。②柴胡、白芍配伍白术、茯苓，能疏肝理气，健脾益气，共达抑木培土之效。③当归、白术并用，气血双补；白术、茯苓之用，补气健脾，又可资生营血。

5. 半夏泻心汤、蒿芩清胆汤、小柴胡汤三方均用半夏，但由于治证及配伍不同，其功效亦不尽相同。半夏泻心汤中的半夏为君，具有辛开痞结、降逆止呕作用；蒿芩清胆汤中半夏之用，意在燥湿化痰、和胃止呕，与竹茹相配以治痰热；小柴胡汤中半夏的作用，主要是和胃降逆止呕，配人参以调和脾胃，防邪内侵。

6. 本方系小柴胡汤去人参、甘草，加大黄、枳实、白芍而成，亦是小柴胡汤与小承气汤两方加减合成，集和、下两法于一方。方中以柴胡、黄芩和解少阳之邪，以大黄、枳实内泻阳明之热结，属表里双解之剂。

7. （参见"防风通圣散"－"配伍运用提要"－2。）

8. （参见"表里双解剂概说"－"知识点讲解"－3。）

9. （参见"葛根黄芩黄连汤"－"配伍运用提要"－3。）

10. （参见"防风通圣散"－"配伍运用提要"－1。）

六、论述题

1. （参见"蒿芩清胆汤"－"配伍运用提要"－3。）

2.（参见"小柴胡汤"－"知识点讲解"－"方解"。）

3.（参见"逍遥散"－"知识点讲解"－"方解"。）

4.（参见"蒿芩清胆汤"－"知识点讲解"－"方解"。）

5.（参考"大柴胡汤"－"知识点讲解"－"方解"。）

6.（参考"大柴胡汤"－"配伍运用提要"－2。）

7. 葛根黄芩黄连汤、芍药汤、白头翁汤三方都有清热燥湿作用，都可用于热痢（正邪俱实），其中芍药汤兼能调气行血，适用于湿热壅滞大肠之湿热痢（下痢赤白相兼，苔黄腻）；白头翁汤兼能凉血解毒，适用于热毒深陷厥阴血分之热毒痢（下痢赤多白少，苔黄）；葛根黄芩黄连汤兼能解肌散邪，适用于表邪未解，邪热内陷阳明而致的协热下痢。

七、选择题

（一）单项选择题

1. D　2. E　3. A　4. B　5. A　6. B　7. A　8. D　9. C　10. B

11. C　12. B　13. A　14. C　15. B　16. C　17. A　18. B　19. B　20. C

21. C　22. D　23. A　24. A　25. B　26. B　27. B　28. A　29. B　30. D

31. B　32. C　33. E　34. B　35. A　36. E　37. B　38. E　39. B　40. A

41. E　42. B　43. E　44. B　45. A　46. D　47. A　48. E　49. B　50. E

51. B　52. E　53. C　54. B　55. D　56. C　57. D　58. A　59. A　60. A

（二）多项选择题

1. ABC　　2. ABCD　　3. BD　　4. ABCDE　　5. AC

6. ACDE　　7. ABDE　　8. ACE　　9. ACE　　10. CE

11. ABDE　　12. ABDE　　13. AC　　14. ABE　　15. ABC

16. ABCDE　　17. BE　　18. ACDE　　19. ACD　　20. AB

21. ACDE　　22. ABCE　　23. ABCE　　24. ABCDE　　25. ABC

（施旭光　孙喜稳）

清热剂综合试题参考答案

一、填空题

1. 清热泻火、凉血解毒；里热证；热者寒之。

2. 清热生津；气分热盛；余热未清、气津两伤。

3. 清热泻火；清热燥湿，解大肠热毒；清泄胸膈郁热。

4. 疏肝清热；疏散风热；透解少阳之邪，疏畅气机。

5. 白虎汤；大承气汤；竹叶石膏汤。

6. 芍药汤；白头翁汤；葛根黄芩黄连汤。

7. 热入营分证；透热转气。

8. 黄连、黄芩、黄柏、栀子；泻火解毒；苦寒直折法。

9. 清热解毒，疏风散邪；大头瘟；火郁发之。

10. 生地黄、木通、生甘草、竹叶；清心养阴，利水通淋；心经热盛证，心热移于小肠证。

二、名词术语解释

1. 苦寒直折法：（参见"黄连解毒汤"－"配伍运用提要"－1）。

2. 大头瘟：（参见"普济消毒饮"－"配伍运用提要"－1）。

3. 透热转气：（参见"清营汤"－"配伍运用提要"－1）。

4. 热入血分：（参见"犀角地黄汤"－"配伍运用提要"－1）。

5. 透热养阴：（参见"青蒿鳖甲汤"－"配伍运用提要"－1）。

三、默写方剂歌诀

1. 普济消毒蒡芩连，甘桔蓝根勃翘玄，升柴陈薄僵蚕入，大头瘟毒服之痊。

2. 清营汤治热传营，身热夜甚神不宁，角地银翘玄连竹，丹参清热更护阴。

四、病例分析

1. 辨证：邪热初入营分证。

治法：清营解毒，透热养阴。

方药：清营汤。

水牛角 30 g	生地黄 10 g	玄参 20 g	竹叶 10 g
麦冬 15 g	黄连 10 g	连翘 20 g	

2. 辨证：气分实热证。

治法：清热除烦，生津止渴。

方药：白虎汤。

生石膏 30 g（先煎）	知母 12 g	粳米 30 g（包煎）	炙甘草 6 g

3. 辨证：肝胆实热证。

治法：清肝泻火，泄热止痛。

方药：龙胆泻肝汤。

龙胆甘 9 g	黄芩 12 g	栀子 9 g	泽泻 12 g	车前子 9 g
木通 9 g	柴胡 9 g	生地黄 12 g	当归 9 g	甘草 6 g

4. 辨证：热毒血痢。

治法：清热燥湿，凉血止痢。

方药：白头翁汤。

白头翁 15 g	黄连 9 g	黄柏 9 g	秦皮 9 g

五、简答题

1. （参见"普济消毒饮"－"配伍运用提要"－2。）

2. 黄芩在小柴胡汤中具有清泄少阳半里之热的作用；在蒿芩清胆汤清泄胆热，并有燥湿作用；在黄连解毒汤中具有泻火解毒的作用；在龙胆泻肝汤中具有清热燥湿的作用；在芍药汤中具有清热燥湿、厚肠止痢的作用。

3. 白虎汤主治阳明气分热证，症见身大热、汗大出、口大渴、脉洪大。临床使用要注意表证未解的无汗发热、外感风寒之恶寒发热，均禁用本方。此外，虽有肌热面赤，脉洪大，但重按无力属于血虚发热者，虽汗多而面色苍白，虽口渴而喜热饮属于气虚发热者，亦应禁用。

4. 犀角地黄汤主治热入血分证及热伤血络证，方中配伍牡丹皮一可清热凉血，以助犀角、生地黄之功；二可活血散瘀，以防离经之血残留成瘀，且杜热与血结致瘀。

5. 左金丸中以黄连苦寒清火，恐纯用苦寒郁结不升，故又少佐辛热疏利之吴茱萸，用之有四方面作用，一可引药入肝经；二可下气助黄连和胃降逆；三可辛散疏肝；四则寓"火郁发之"之意。

6. 芍药汤主治湿热痢疾，大黄泻热祛积，导湿热积滞从大便而去，此乃"通因通用"之法。

六、论述题

1. （参考"白头翁汤"－"配伍运用提要"－"类方比较"）。

2. （参见"龙胆泻肝汤"－"配伍运用提要"－2）。

3. （参见"清胃散"－"配伍运用提要"－1）。

4. （参见"青蒿鳖甲汤"－"配伍运用提要"－3）。

5. （参见"清营汤"－"知识点讲解"－"方解"）。

七、选择题

（一）单项选择题

1. E 2. D 3. B 4. A 5. B 6. E 7. C 8. E 9. E 10. B
11. D 12. B 13. D 14. A 15. A 16. A 17. B 18. B 19. C 20. C
21. A 22. C 23. B 24. C 25. A 26. B 27. D 28. C 29. C 30. B
31. D 32. A 33. B 34. A 35. D 36. B 37. D 38. B 39. B 40. D

（二）多项选择题

1. AB 2. BD 3. ABCDE 4. BC 5. ABCE
6. CE 7. ABE 8. AE 9. ABCE 10. ADE

（全世建）

祛暑剂综合试题参考答案

一、填空题

1. 香薷、白扁豆、厚朴；祛暑解表，化湿和中；夏月伤于寒暑之阴暑证。

2. 滑石、甘草；清暑利湿；感暑挟湿，暑湿下注证。

3. 西瓜翠衣，西洋参；清暑益气，养阴生津；中暑受热，气津两伤证。

4. 祛暑解表；祛暑利湿；祛暑清热；清暑益气。

二、名词术语解释

1. 祛暑剂：（参见"祛暑剂"－"知识点讲解"－1）。

2. 阴暑：（参见"香薷散"－"配伍运用提要"－1）。

3. 清暑益气：（参见"清暑益气汤"－"配伍运用提要"－1）。

三、默写方剂歌诀

王氏清暑益气汤，善治中暑气津伤；洋参冬斛荷瓜翠，连竹知母甘粳襄。

四、病例分析

辨证：中暑受热，气津两伤证。

治法：清暑益气，养阴生津。

方药：清暑益气汤。

西瓜翠衣 10 g	西洋参 10 g（冲）	石斛 20 g	麦冬 10 g	黄连 6 g
知母 10 g	竹叶 10 g	甘草 10 g	粳米 10 g	

五、简答题

1. 祛暑剂是清法的代表方，虽然暑自外来，但暑邪的致病有自身的特点，如暑为阳邪，其性炎热，暑性升散，易伤津耗气，暑邪多挟湿等，不宜用汗法，而是以清法为主，兼益气生津，祛暑利湿。

2. 知母在白虎汤中清热泻火，养阴生津，助石膏清泄肺胃实热；在清暑益气汤中的作用是清热除烦，养阴生津；在青蒿鳖甲汤中滋阴降火，助鳖甲养阴退虚热。

六、论述题

1.（参见"清暑益气汤"－"知识点讲解"－"方解"。）

2. 香薷散与六一散均有清热祛湿的功效，用于治疗暑湿证，症见身热、胸闷等。但香薷散侧重于解表化湿，用于治疗阴暑证，症见恶寒发热、身重无汗、胸闷、脉浮等症；而六一散侧重于清暑利湿，用于治疗暑湿下注证，症见身热烦渴、小便不利或泄泻。

七、选择题

（一）单项选择题

1. B　2. E　3. A　4. D　5. E　6. D　7. B　8. C　9. A　10. A

（二）多项选择题

1. BCDE　2. ABCD　3. ABCE　4. ABCDE　5. ABCD　6. BC

（全世建）

温里剂综合试题参考答案

一、填空题

1. 温中祛寒；回阳救逆；温经散寒。

2. 生姜；大枣；当归、细辛、木通。

3. "寒者热之"、"治寒以热"；温法。

4. 理中丸；小建中汤；吴茱萸汤。

5. 饴糖；桂枝与饴糖；芍药与饴糖。

6. 温中补虚，和里缓急；中焦虚寒之虚劳诸证；1:2。

7. 吴茱萸、生姜、人参、大枣；温中补虚，降逆止呕；生姜。

8. 当归；温经散寒，养血通脉；血虚寒凝经脉证。

9. 干姜；温中祛寒。生附子；温壮命火，回阳救逆。

10. 益阴敛营；和里养阴，缓急止痛；益阴敛营。

11. 温阳补血；散寒通滞；熟地、鹿角胶。

12. 养血助阳；补而不滞。

二、名词术语解释

1. 甘温除热：（参见"小建中汤"－"配伍运用提要"－1）。

2. 温里剂：（参见"温里剂"－"知识点讲解"－概念）。

3. 回阳救逆：（参见"四逆汤"－"配伍运用提要"－1）。

4. 温阳止血法：（参见"理中丸"－"配伍运用提要"－1）。

三、默写方剂歌诀

1. 当归四逆芍桂枝，细辛甘草木通施，血虚寒厥四末冷，温经通脉最相宜。

2. 黄芪桂枝五物汤，芍药大枣与生姜，营卫俱虚风气袭，血痹服之功效良。

3. 小建中汤芍药多，桂枝甘草姜枣和，更加饴糖补中脏，虚劳腹痛服之瘥。

4. 阳和汤方主阴疽，鹿胶桂麻姜炭地，白芥甘草同煎服，温补通滞疮自愈。

四、病例分析

1. 辨证：中焦虚寒证。

治法：温中散寒，补气健脾。

方药：理中丸。

干姜9 g　　人参9 g　　白术9 g　　甘草9 g

2. 辨证：呕吐（肝胃虚寒，浊阴上逆）。

治法：温中补虚，降逆止呕。

方药：吴茱萸汤。

吴茱萸9 g　　党参12 g　　生姜18 g　　大枣4 枚。

五、简答题

1. 吴茱萸汤所治呕吐乃由中焦虚寒，浊阴上逆所致，方中以人参、大枣补脾益气而复中虚，人参同吴萸、生姜相伍，一者降胃气，一者升脾气，使脾升胃降呕止；大枣同生姜相伍以调和脾胃。

2. （参见"温里剂概说"－"知识点讲解"－3。）

3. （参见"当归四逆汤"－"配伍运用提要"－2。）

4. 四逆汤为回阳救逆之剂，功能回阳救逆，用治少阴病之四肢厥逆，腹痛下痢，神倦欲寐，脉微欲绝等，方中附子大辛大热，温肾祛寒，回阳救逆为君。干姜温阳散寒为臣，两药相须为用，助阳散寒之力尤大，有附子无姜不热之说。《本经疏注》："附子以走下，干姜以守中，有姜无附则难收斩将夺旗之功，有附无姜，难取坚壁不动之效。"且干姜能制约附子毒性。

六、论述题

1. （参见"小建中汤"－"知识点讲解"－"方解"。）

2. （参见"小建中汤"－"配伍运用提要"－2。）

3. 分别有小建中汤、当归四逆汤、黄芪桂枝五物汤，其中：

（1）小建中汤：桂枝、芍药之比是1:2。主治虚劳里急证。方中以芍药柔肝以止痛，桂枝温阳而祛寒，芍药同甘草相伍，酸甘化阴，缓急止痛；桂枝同饴糖相伍，辛甘养阳。

（2）当归四逆汤：桂枝、芍药之比是1:1。主治血虚寒厥证。方中以桂枝温经通脉，配当归乃养血温通之法；芍药养血和营以助当归补益营血。

（3）黄芪桂枝五物汤：桂枝、芍药之比是1:1。主治血痹证。方中以桂枝散风寒而温经通痹，芍药养血和营而通血痹，二者相伍，调营卫而和表里。

4. （参见"阳和汤"－"知识点讲解"－"主治"、"治法"、"方解"。）

七、选择题

（一）单项选择题

1. A　2. C　3. D　4. A　5. C　6. C　7. D　8. B　9. B　10. A
11. A　12. C　13. D　14. D　15. C　16. B　17. E　18. D　19. C　20. C
21. D　22. C　23. D　24. A　25. B　26. E　27. A　28. B　29. C　30. B
31. B　32. C　33. B　34. B　35. B

（二）多项选择题

1. ABCDE　　2. AC　　3. AE　　4. ABCDE　　5. ABC　　6. ACE
7. BC　　8. ACE　　9. AC　　10. ABC　　11. BD　　12. ACDE

（高洁）

补益剂综合试题参考答案

一、填空题

1. 脾；培土生金；肾；补火生土；肾，滋水涵木。

2. "虚者补之"；"损者益之"；"形不足者，温之以气；精不足者，补之以味"。

3. 参苓白术散、异功散、六君子汤、香砂六君子汤（或七味白术散、八珍汤......）。

4. 参苓白术散、补中益气汤。

5. 玉屏风散；败毒散。

6. 益气补中、升阳举陷；气虚；益气生血；血虚；温中补虚、和里缓急；阳虚。

7. 四物汤；归脾汤；逍遥散。

8. 六味地黄丸；肾气丸；肾气丸。

9. 百合固金汤；大补阴丸；炙甘草汤。

10. 一贯煎；逍遥散；四逆散。

11. 一贯煎；玉女煎；加减葳蕤汤。

12. 益气补中，升阳举陷；益气固表而疏风御邪；益气生血。

13. 升举阳气；透少阳半表之邪，疏达少阳机枢；解肌发表；疏肝解郁。

14. 敛阴止汗；敛肺止咳。

15. 温阳化气；温阳散寒；温通经脉；温阳散寒。

16. 温壮阳气；回阳救逆；补血养肝；行血调经；温阳补血；生精益髓。

17. 生地黄；滋阴养血以充脉养心；生地黄；滋阴养液以补益肝肾；熟地黄；补血滋阴。

18. 益气健脾；渗湿止泻；升阳举陷。

19. 滋阴补肾；清降虚火；温补肾阳。

20. 熟地黄；当归；白芍、川芎。熟地黄；山茱萸、山药；泽泻、茯苓、牡丹皮。

21. 疏风以御邪；疏肝理气，清泄肝热；芳香理气，醒脾调中，使补而不滞；疏达肝气，透达郁热。

22. 砂仁；陈皮；木香。

23. 生脉散；四物汤；一贯煎。

24. 益气补中，升阳固表；益气健脾，固表止汗；大补脾肺元气以资生血之源。

25. 脾胃气虚证；中气下陷证；气虚发热证。

26. 热病后，耗气伤阴证；久咳肺虚，气阴两伤证；妇女堕胎或胎动不安证。

27. 枸杞、牛膝、菟丝子、鹿角胶、龟板胶；鹿角胶、当归、菟丝子、杜仲、枸杞。

二、名词术语解释

1. 甘温除热：指应用性味甘温的药物组合成方，以治疗机体因虚而发热的一种治法。诸如补中益气汤治疗气虚发热证，当归补血汤治疗血虚发热证，小建中汤治疗阳虚发热证。

2. 培土生金：即补脾益肺。指用补脾土的方法，使脾气健运，能正常地化生水谷精气，上养于肺，以治疗肺脏亏虚病证的一种治法。代表方如参苓白术散。

3. 滋水涵木：即滋肾养肝。指运用滋肾阴、补肾水以达到润养肝阴的方法。此法常用治肾阴亏虚、肝木偏旺的病证。如杞菊地黄丸治疗肝肾阴虚之眼睛昏花、干涩等证。

4. 滋阴疏肝：指以滋阴补肾药与疏畅肝气药相合组方，使肝气和畅、柔达的方法。如一贯煎治疗肝肾阴虚、肝气不舒之胸脘胁痛证。

5. 益气升阳：指以补气药配伍升举阳气药组合成方，以治疗中气虚弱，清阳下陷病证的一种治法。代表方是补中益气汤。

6. 滋阴降火：指用滋肾阴、补肾水以抑制阳亢火盛的治疗方法。代表方是六味地黄丸。

7. 益气摄血：治法之一，又称补气止血。是指通过益气健脾以统血、摄血，从而治疗气虚脾不统血所致出血日久不止之证的一种治法。代表方如归脾汤、补中益气汤等。

8. 补气生血：治法之一，指通过应用补益脾气之药，使脾胃健运以化生生血液的一种治法。代表方如当归补血汤。

9. 喑痱：中风证候之一，"喑"指语言不利或不能讲话；"痱"指四肢萎废，不能运动，临床上有虚实之分，实证是由于风痰阻塞，虚证是肾虚精气不能上承而致。地黄饮子是治疗下元虚衰，痰阻窍道所致暗痱证的代表方。

10. 壮水之主，以制阳光：是王冰对《素问》的注语。后世简称"壮水制阳"、"滋水制火"、"滋阴涵阳"，指阴滋阴壮水以抑制阳亢火盛的治法。代表方是六味地黄丸。

11. 益火之源，以消阴翳：句出王冰对《素问》的注语。后人简称"益火消阴"、"扶阳退阴"。指用扶阳益火（温壮肾中其阳、命门之火），以消退阴盛的治疗方法。代表方如肾气丸。

三、默写方剂歌诀

1. 补中益气芪术陈，升柴参草当归身，虚劳内伤功独擅，亦治阳虚外感因。
2. 参苓白术扁豆陈，山药甘莲砂薏仁，桔梗上浮兼保肺，枣汤调服益脾神。
3. 归脾汤用术参芪，归草茯神远志随，酸枣木香龙眼肉，煎加姜枣益心脾。
4. 四物汤地芍与归，血家百病此方通，经带胎产俱可治，加减运用在胸中。
5. 炙甘草汤参姜桂，麦冬生地大麻仁，大枣阿胶加酒服，虚劳肺痿效如神。
6. 泰山磐石八珍全，去苓加芪芩断联，再益砂仁及糯米，妇人胎动可安全。
7. 六味地黄益肝肾，茱薯丹泽地苓专，更加知柏成八味，阴虚火旺自可煎。
8. 大补阴丸知柏黄，龟板脊髓蜜成方，咳嗽咯血骨蒸热，阴虚火旺制亢阳。
9. 金匮肾气治肾虚，熟地淮药及山萸，丹皮苓泽加桂附，引火归源热下趋。
10. 一贯煎中用地黄，沙参栀子麦冬襄，当归川楝水煎服，阴虚肝郁是妙方。

四、病例分析

1. 辨证诊断（证型）：肾阴亏损，虚火内扰之消渴证。

治法：滋阴补肾，清降虚火。

方药：六味地黄丸。

熟地黄 24 g　山茱萸 12 g　山药 12 g　泽泻 9 g　牡丹皮 9 g　茯苓 9 g

2. 辨证诊断（证型）：脾虚气不摄血，兼心血不足之月经不调证。

治法：补益心脾，摄血调经。

方药：归脾汤。

黄芪 15 g　龙眼肉 12 g　当归 10 g　白术 12 g　党参 15 g　茯苓 12 g　酸枣仁 12 g　木香 6 g（后下）远志 6 g　炙甘草 6 g　生姜 2 片　大枣 4 枚

3. 辨证诊断（证型）：心脾两虚，气血不足之出血证。

治法：益气摄血，养血补心。

方药：归脾汤

白术 15 g　茯苓 12 g　黄芪 15 g　龙眼肉 10 g　酸枣仁 10 g　党参 15 g　木香 5 g（后下）甘草 5 g　当归 10 g　远志 10 g　生姜 4 片　大枣 4 枚

五、简答题

1. （参见"补益剂概说"－"知识点讲解"－1。）
2. （参见"补益剂概说"－"知识点讲解"－2。）
3. （参见"补益剂概说"－"知识点讲解"－3。）

4. （参见"补益剂概说"－"配伍运用提要"－3、4。）

5. 黄芪在补中益气汤中的作用是：益气补中，升阳固表。在玉屏风散中的作用是：益气健脾，固表止汗。在当归补血汤中的作用是：大补脾肺元气，以资生血之源。在黄芪桂枝五物汤中的作用是：甘温益气，以补在表之卫气。在归脾汤中的作用是：益气健脾，以治脾气之虚，也能益气生血、益气摄血。

6. 生地黄在肾气丸中的作用是：滋阴补肾，养阴以生阳。在炙甘草汤中的作用是：滋阴养血以充脉养心，并"通血脉，益气力"。在一贯煎中的作用是：滋阴养血以补养肝肾。在百合固金汤中的作用是：养阴滋肾，凉血止血以滋肾降火。

7. 六味地黄丸为治肾阴虚证的名方。其病理机制在于肾阴不足，虚火内扰，故治疗上重在于滋阴补肾，壮水以制火。是以方中应用熟地黄、山茱萸、山药"三补"药物配伍，肾、肝、脾三阴并补，但以滋肾阴为主。在这个基础上，配伍牡丹皮、泽泻、茯苓"三泻"之药，主要意义有二，一是以牡丹皮、泽泻之寒，以"泻"其虚火，增强降火之力；二是以泽泻、茯苓之渗湿利药，以制熟地黄等三补药之腻，使全方补而不滞，滋而不腻，补虚而不敛邪，降泄而不伤正，故本方为滋阴补肾的基础名方。

8. 补中益气汤是善治中气虚弱，清阳下陷等病证的名方。方中配伍少量的升麻、柴胡，其意义有：①取其升清举陷之功，助黄芪以升举下陷之阳气。并使其作用强而持久。正如傅青主所谓："以升提其至阳之气，不使其下陷于阴分之间。"②作引经药用，李时珍认为柴胡、升麻二药是"脾胃引经最要药"、"升麻引阳明清气上行，柴胡引少阳清气上行"。

9. （参见"归脾汤"－"配伍运用提要"－3。）

10. 肾气丸中配伍补阴药的意义有：①阴阳学说认为，阴阳是互根的，阴与阳既是互相对立，又是互相依存，互相化生的。是以阳气的生化，必须以阴精作为物质基础，才生化有源，否则"独阳不长"，因此肾气丸要达到温补肾阳的目的，方中是在以"六味地黄丸"滋阴补肾，滋阴以生阳的基础上，配伍温阳药物而组方的。②温阳药多温燥，久服有耗伤阴液之弊，故配伍补阴药物，可借其柔润之性以制阳药之温燥，以免伤正。

11. 玉屏风散功能补气固表止汗，方中黄芪重用，补气固表兼以止汗，防风疏风解表，防御风邪内侵，两者配合既可补气固表又防风邪侵犯，且黄芪得防风配伍补气固表而不留邪，防风得黄芪配伍疏风解表而不伤正，共达补气固表、疏风止汗之效。

12. 桂枝汤与玉屏风散均可用治表虚自汗，桂枝汤中桂枝配白芍，重在调和营卫，解肌发表，其主治之汗出是由于营卫不和，邪犯肌表而致，多用于汗出、恶风头痛、脉浮缓之证。玉屏风散中黄芪配白术、防风，意在补气固表以止汗，其治疗之自汗是由于表气虚、卫外不固、毛孔疏泄所致，故多用于面色白、气短乏力、动则汗出、脉虚之证。

13. 一贯煎用治肝阴不足，肝气不舒的胁痛，属滋阴疏肝之剂，川楝子之用取其疏肝理气、清泄肝热之作用，药虽苦燥，但加入大队甘凉清润滋阴之品中，燥性被制而存其疏达肝气之效。

六、论述题

1.（参见"四君子汤"－"知识点讲解"－"方解"。）

2.（参见"参苓白术散"－"知识点讲解"－"方解"。）

3.（参见"补中益气汤"－"知识点讲解"－"方解"。）

4.（参见"四物汤"－"知识点讲解"－"方解"。）

5.（参见"归脾汤"－"知识点讲解"－"方解"、"主治"、"病机"、"治法"。）

6.（参见"六味地黄丸"－"知识点讲解"－"方解"。）

7.（参见"一贯煎"－"知识点讲解"－"方解"。）

8.（参见"生脉散"－"知识点讲解"－"方解"。）

9.（参见"炙甘草汤"－"知识点讲解"－"方解"。）

10. 炙甘草汤乃张仲景用以治疗"脉结代，心动悸"证的名方，导致"脉结代、心动悸"的病因，既可以由于阴亏血少，不能充盈脉道，濡养心体而致，也可以因气虚阳弱，不能推动血行，宣通血脉而致，故其病饥具有阴血、阳气俱虚的特点，但以阴亏气弱为主。故其主治证候每伴有虚羸少气、虚烦失眠、自汗盗汗、舌光少苔等正气不足之象。据此，炙甘草汤中突出重用地黄为君（原著干地黄用量重达一斤）的目的在于：一是滋阴养血以濡养心体，充盈血脉；二是"通血脉、益气力"。而复脉，以其"补五脏"、"通血脉"之功，对于阴亏气弱，脉气不接之脉结代，具有复脉之功；三是制约桂、姜之温燥，使通阳而不伤及阴血。

11.（参见"补中益气汤"－"配伍运用提要"－5。）

12.（参见"四物汤"－"配伍运用提要"－4。）

13.（参见"左归丸"－"配伍运用提要"－4。）

14.（参见"归脾汤"－"配伍运用提要"－4。）

15.（参见"一贯煎"－"配伍运用提要"－2。）

16.（参见"大补阴丸"－"配伍运用提要"－3。）

17.（参见"右归丸"－"配伍运用提要"－2。）

18. "培本清源"法是指用滋阴降火之剂，治疗因肾水亏损，相火失制乃生虚火、虚热病证的一种治法。"培本清源"法是以朱丹溪所谓"阴常不足，阳常有余，宜常养其阴，阴与阳齐，则水能制火"而立论的。大补阴丸是代表性方剂。方中以熟地黄、龟板滋补真阴，潜阳制火，配猪脊髓、蜂蜜甘润之品以填精补阴、生津养液，助地黄、龟板之功，是培本的一面；黄柏苦寒泻相火以坚真阴，知母上能清润肺热，下以滋润肾阴，二者相须为用，清降虚火之力尤著，是清源的一面。两组药物相合，共奏滋阴降火之效，而体现了培本清源之法。故本方善治阴虚火旺证，即真阴不足，相火妄动而见骨蒸潮热、盗汗遗精、咳嗽咯血、心烦易怒、足膝疼热或酸软、舌红少苔、尺脉数而有力等证者。

19. "甘温除热"法是指用性味甘温的药物组合成方，以治疗机体因虚而发热的一种治法。以补中益气汤治疗气虚发热证，是体现"甘温除热"法之一，乃李东垣秉《内经》"损者益之"、"劳者温之"之旨，及《金匮要略》中小建中汤治虚劳烦热的经验而创立的。方中以黄芪、人参、白术、炙甘草等药物甘温益气，升阳固表，配升麻、柴胡升举下陷之清阳，当归、陈皮和血理气，且当归与黄芪同用，益气生血，便阳生阴长，气旺血生，气血调和，脏腑功能和调。诸药合用，功善甘温益气，升阳举陷，用之可使脾胃气旺，清阳得以上升，元气充足，营卫调和，脏腑功能协调平衡，虚热自退，所以说补中益气汤体现了甘温除热之法，是治气虚发热证的代表方。

七、选择题

（一）单项选择题

1. D　2. A　3. E　4. D　5. C　6. C　7. D　8. D　9. E　10. E
11. C　12. D　13. C　14. C　15. D　16. C　17. C　18. A　19. A　20. D
21. A　22. C　23. B　24. C　25. D　26. B　27. D　28. B　29. A　30. C
31. C　32. D　33. H　34. C　35. C　36. B　37. E　38. D　39. D　40. C
41. B　42. A　43. B　44. C　45. C　46. A　47. B　48. C　49. A　50. C
51. D　52. E　53. B　54. C　55. B　56. C　57. B　58. A　59. A　60. C
61. D　62. A　63. C　64. C　65. C　66. C　67. B　68. C　69. C　70. D
71. A　72. B　73. E　74. C　75. D　76. C　77. B　78. E　79. E　80. B

（二）多项选择题

1. ABCDE　2. ACD　3. ACE　4. BCD　5. ABCE　6. ABCDE　7. BCD
8. ABDE　9. ABCE　10. ABDE　11. ACE　12. ACE　13. ABD　14. BCDE
15. ACE　16. BC　17. ABCDE　18. AD　19. ACDE　20. ACE

（全世建）

固涩剂综合试题参考答案

一、填空题

1. 固表止汗；敛肺止咳；涩肠固脱；涩精止遗；固崩止带。
2. 3～6 g；0.5～1 g。
3. 补骨脂、五味子、肉豆蔻、吴茱萸。
4. 罂粟壳；敛肺止咳、涩肠止泻。
5. 罂粟壳；补骨脂；白术。
6. 调补心肾；涩精止遗。
7. 龙骨；牡蛎；山茱萸；棕榈炭；五倍子；海螵蛸。
8. 益气固表，敛阴止汗。

二、名词术语解释

1. 涩可固脱：采用酸涩味药物，取其酸味收敛，涩味止滑的作用，用以治疗正气内虚，气血精液耗散滑脱之证。这类方剂属"十剂"中的涩剂。

2. 交通心肾：心主火，肾主水。正常的生理状态下，肾水上济于心，心火下潜于肾，称为水火相济，心肾相交。若心肾两虚，水火不济，称为"心肾不交"。治疗时，在调补心肾的基础上，加用石菖蒲、远志等交通心肾的药物，以达水火相济之用，称为

"交通心肾"。代表方如桑螵蛸散、天王补心丹等。

3. 肾泄：又称五更泄、鸡鸣泻。《素问·金匮真言论》曰："鸡鸣至平旦，天之阴，阴中之阳也，故人亦应之。"脾肾阳虚，阳虚生内湿，而五更正是阴气极盛，阳气萌发之际，阳所当至而未至，阴气极而下行，故为泄泻。这种泄泻称为肾泄。

4. 补火生土：（参见"四神丸"－"配伍运用提要"－2）。

5. 益气固冲：治法之一，指在脾气虚不能摄血，肝肾不足，冲脉不固而见月经过多、崩漏时，采用补益脾气、固冲止血药治疗，以达到止血效果的一种治法。代表方如固冲汤。

6. 固肾缩尿：治法之一，指针对肾气虚不能约束膀胱而见腰痛，小便清长、频多，或夜尿遗尿之证，采用补肾固涩，收缩小便之药治疗，使肾气充，膀胱固摄而减少小便，控制遗尿的一种治法。代表方如缩泉丸。

三、默写方剂歌诀

1. 真人养脏诃粟壳，肉蔻当归桂木香，术芍参甘为涩剂，脱肛久痢早煎尝。
2. 桑螵蛸散治便频，参苓龙骨同龟壳，菖蒲远志当归入，补肾宁心健忘却。
3. 固冲汤中用术芪，龙牡芍萸茜草施，倍子海螵棕榈炭，崩中漏下总能医。
4. 四神故纸与吴萸，肉蔻五味四般须，大枣生姜为丸服，五更肾泄最相宜。
5. 金锁固精芡莲须，沙苑龙骨与牡蛎，莲粉糊丸盐汤下，补肾涩精止滑遗。

四、病例分析

1. 辨证诊断（证型）：崩漏（脾气虚弱、冲脉不固）。

治法：益气健脾，固冲摄血。

方药：固冲汤。

白术 30 g　黄芪 30 g　山茱萸 20 g　白药 20 g　煅龙骨 30 g（先煎）　茜根 12 g　煅牡蛎 30 g（先煎）　棕榈炭 6 g　五倍子末 1.5 g（冲服）　海螵蛸 15 g

2. 辨证诊断（证型）：五更泻（脾肾阳虚）。

治法：温肾暖脾，固肠止泻。

方药：四神丸加减。

补骨脂 15 g　肉豆蔻 10 g　吴茱萸 6 g　五味子 10 g

五、简答题

1. 固涩剂是指凡由收敛固涩药为主组成，具有止汗、敛咳、涩精、止遗等收敛固涩作用，用治正气不足，气血精津滑脱耗散证的方剂。固涩剂与补益剂都有补虚的作用，均可治正气不足之证。固涩剂以收敛固涩为主，用治正气内虚，以致气血精津耗散滑脱之证，治标为主，标本兼顾。补益剂以补充人体的气血阴阳，增强脏腑的功能，用治气血阴阳诸不足之虚证，纯为治本之剂。

2. （参考"固涩剂概说"－"知识点讲解"－3。）

3. （参考"牡蛎散"－"配伍运用提要"－3。）

4. 真人养脏汤的配伍特点是：①以涩肠固脱为主以治其标，温中补虚以治其本。②脾肾并治，气血并补，散收并用。在固涩收敛之中，加入木香行滞，使补涩而不壅滞，养已伤之脏气。

5．（参考"桑螵蛸散"－"配伍运用提要"－4。）

6．牡蛎散功能固表止汗，方中牡蛎收敛力强，收敛止汗，黄芪益气固表以止汗，两药配伍标本兼顾，既治本以补虚，又治标以止汗，共达固表益气，收敛止汗之效。四神丸功能温肾暖脾、涩肠止泻，用治肾泄。方中补骨脂大补命门之火，兼以固涩；肉豆蔻涩肠止泻，兼以温脾肾，两药合用温涩力优，固源截流，共达补火生土涩肠止泻之效。

六、论述题

1．（参考"真人养脏汤"－"知识点讲解"－"方解"。）

2．（参考"四神丸"－"知识点讲解"－"方解"。）

3．（参考"固冲汤"－"知识点讲解"－"方解"。）

4．（参考"四神丸"－"配伍运用提要"－4。）

5．（参考"固冲汤"－"配伍运用提要"－4。）

七、选择题

（一）单项选择题

1．A　2．D　3．A　4．D　5．D　6．A　7．D　8．C　9．B　10．C
11．B　12．B　13．C　14．C　15．B　16．B　17．D　18．D　19．D　20．B
21．B　22．D　23．C　24．D　25．C　26．A　27．B　28．C　29．D　30．B
31．D　32．E　33．E　34．B　35．C

（二）多项选择题

1．BDE　2．ABC　3．ABC　4．ABD　5．ABCD　6．ABC　7．BCD　8．CD
9．ABCD　10．ACD

（于洋）

安神剂综合试题参考答案

一、填空题

1．人参；丹参；玄参。

2．敛心安神、益气养阴。

3．重镇安神；滋养安神。

4．清心火；镇惊悸；安心神。

5．滋养阴血；养血安神，清热除烦；养血调肝而安神。

6．重镇安神，清心泻火，兼养阴血；心火亢盛，阴血不足。

7．生地黄；心悸失眠，手足心热，舌红少苔，脉细数。

二、名词术语解释

1．重镇安神：（参见"安神剂概说"－"重点难点分析"－2）。

2．补养安神：（参见"安神剂概说"－"重点难点分析"－3）。

3．脏躁：（参见"甘麦大枣汤"－"配伍运用提要"）。

4. 交通心肾：心主火，肾主水。正常的生理状态下，肾水上济于心，心火下潜于肾，称为水火相济，心肾相交。若心肾两虚，水火不济，称为"心肾不交"。治疗时，在调补心肾的基础上，使肾阴能上济于心，心火下降于肾，水火既济，称为交通心肾。代表方为磁朱丸。

三、默写方剂歌诀

1. 朱砂安神东垣方，归连甘草合地黄，怔忡不寐心烦乱，清热养阴可复康。

2. 补心丹用柏枣仁，二冬生地当归身，三参桔梗朱砂味，远志茯苓共养神。

3. 酸枣二升先煮汤，茯苓二两用之良，芎二甘一相调剂，服后安然入梦乡。

四、病例分析

辨证诊断（证型）：阴虚血少，神志不安之失眠证。

治法：滋阴养血，补心安神。

选方：天王补心丹。

处方：

酸枣仁 10 g	柏子仁 10 g	当归 10 g	麦冬 12 g
天冬 12 g	生地黄 20 g	党参 12 g	丹参 10 g
玄参 12 g	茯苓 12 g	桔梗 5 g	远志 6 g
五味子 6 g			

五、简答题

1. 五味子在小青龙汤中的作用是敛肺平喘；在生脉散中的作用是敛阴止汗，益气养阴；在四神丸中的作用是涩肠止泻；在天王补心丹中的作用是敛心安神。

2. 安神剂的使用注意事项：（参见"安神剂概说"–"知识点讲解"–"使用注意"）。

3. 重镇安神剂，适用于心阳偏亢，火热扰心所致的烦乱，失眠，惊悸，怔忡，癫痫等。常用重镇安神药为主组方。因火热内扰心神，且火热每多耗伤阴血，故常配清热泻火药与滋阴养血药。补养安神剂适用于心肝失所养所致之虚烦不眠，心悸怔忡，健忘多梦，常以滋养安神药配伍滋阴养血药组方。

六、论述题

1. （参见"朱砂安神丸"–"知识点讲解"–"方解"）。

2. （参见"酸枣仁汤"–"知识点讲解"–"方解"）。

3. （参见"天王补心丹"–"配伍运用提要"–2）。

4. （参见"酸枣仁汤"–"配伍运用提要"–2）。

七、选择题

（一）单项选择题

1. A 2. A 3. E 4. A 5. B 6. B 7. E 8. B 9. B 10. C
11. D 12. D 13. D 14. D 15. B 16. D 17. B 18. A 19. A 20. E
21. E 22. D 23. A 24. A

（二）多项选择题

1. AD 2. ACD 3. ACDE 4. BCE 5. ACE 6. ABDE 7. ABCDE 8. ACE

9. ABCE 10. ABCD

（高洁）

开窍剂综合试题参考答案

一、填空题

1. 安宫牛黄丸；紫雪；至宝丹。

2. 清热开窍，豁痰解毒；清热开窍，熄风止痉；清热开窍，化浊解毒。

3. 温开；芳香开窍，行气温中；冠心苏合丸。

4. 补气扶正；清热开窍；清热透解。

5. 补气健脾；燥湿化浊。

6. 清热解毒，涤痰开窍；清热解毒；辟秽化浊。

7. 痉厥；神昏谵语；舌红绛；脉数实。

8. 牛黄、麝香。

二、名词术语解释

1. 凉开：即清热开窍。指用清热药配伍开窍药以清热解毒，开窍醒神，用治温热之邪内陷心包的热闭证的一种治法。代表方为温病"三宝"。

2. 温开：即温通开窍。指用温通辛散药配伍开窍药以温通开窍而醒神，用治寒邪痰浊蒙蔽心窍所致之中风、中寒、气郁、痰厥等寒闭证的一种治法。代表方为苏合香丸。

三、病例分析

辨证诊断（证型）：热闭证。

治法：清热开窍，豁痰解毒。

选方：安宫牛黄丸（中成药）。

用法：每次3 g，开水送服。

四、简答题

1. 本方是凉开的代表方。方中以芳香开窍与清热泻火，凉血解毒药配伍使用，能"使邪火随诸香一齐俱散"（《温病条辨》），这种配伍是凉开方剂的特殊配伍。

2. 以芳香开窍药为主，重点配伍行气解郁，辟秽化浊，温中止痛之品，并少佐补气及收涩药，如此组方，既可加强芳香开窍与行气止痛之效，又可防止香散耗气伤正之弊，配伍极为精当。

3. 白术补气健脾，燥湿化浊；诃子肉收涩敛气，两味与方中诸香药配伍，可以补气收敛，防止辛香太过，耗散正气。

4. 使用开窍剂时应注意的事项：（参见"开窍剂概说" - "知识点讲解" -3）。

五、论述题

安宫牛黄丸、紫雪、至宝丹三方均能清热解毒，涤痰开窍。用治温病热邪内陷心包或痰热蒙蔽心窍所致发热、烦躁、神昏谵语、舌绛苔黄脉数等热闭证。

安宫牛黄丸寒凉之性最大，清热解毒之力最强，清热与开窍并重，故适用于热闭证而热毒炽盛或痰热内盛，蒙蔽心窍之高热、烦躁、神昏、谵语、舌红绛、苔黄、脉数等证者证以及小儿痰热惊厥。

紫雪寒凉之性次之，清热止痉力最强，化痰开窍力逊于至宝丹。故适用于热闭证而热陷心包及热盛动风之高热不退、神昏、谵语、烦躁、四肢抽搐等证。

至宝丹寒凉之性最小，清热解毒力弱，而辟秽化浊，豁痰开窍力优，适用于痰热偏重，内闭心包之神昏谵语、痰多气粗、发热、舌苔黄腻、脉滑数等热闭证。

六、选择题

（一）单项选择题

1. C　2. B　3. B　4. D　5. A　6. B　7. B　8. E　9. A　10. D　11. A
12. D

（二）多项选择题

1. ABC　2. ABCDE　3. ABDE　4. ADE　5. ABDE　6. ABCDE　7. ABC
8. ABD

（高洁）

理气剂综合试题参考答案

一、填空题

1. 理气药；行气或降气；气滞或气逆。

2. 痰郁；食郁；气郁。

3. 胸阳不振，痰阻气滞；瓜蒌实。

4. 枳术汤；半夏泻心汤；四君子汤。

5. 消补兼施；寒热并用；辛开苦降。

6. 半夏；苏子；麻黄、白果。

7. 麻黄汤；定喘汤。

8. 苏子降气汤；小青龙汤；麻黄杏仁甘草石膏汤。

9. 橘皮竹茹汤；旋覆代赭汤；丁香柿蒂汤。

10. 疏肝解郁，行气止痛；疏肝泄热，活血止痛。

11. 降气平喘；祛痰止咳；上实下虚。

12. 宣降肺气；清热化痰；风寒外束，痰热内蕴。

二、名词术语解释

1. 梅核气：（参见"半夏厚朴汤"－"配伍运用提要"－1）。

2. 寒热并用：（参见"枳实消痞丸"－"配伍运用提要"－2）。

3. 上实下虚：（参见"苏子降气汤"－"配伍运用提要"－1）。

4. 疝气：（参见"天台乌药散"－"配伍运用提要"－1）。

三、默写方剂歌诀

1. 越鞠丸治六般郁，气血痰火食湿因，香附芎苍与栀曲，气畅郁舒痛闷除。
2. 半夏厚朴与紫苏，茯苓生姜水煎服，痰凝气滞成梅核，开郁降逆气自舒。
3. 苏子降气陈半归，前胡桂朴草姜依，上实下虚痰嗽喘，或入沉香去肉桂。
4. 定喘白果与麻黄，款冬半夏苏子桑，杏仁黄芩与甘草，外寒痰热哮喘尝。
5. 旋覆代赭用人参，半夏姜甘大枣临，重以镇逆咸软坚，痞硬噫气力能禁。

四、病例分析

1. 辨证诊断：哮喘（风寒外束，痰热内蕴）。

治法：宣肺平喘，清热化痰，辅以解表散寒。

选方：定喘汤。

处方：麻黄 6 g　白果（打碎）12 g　半夏 10 g　款冬花 15 g

　　　北杏仁（打碎）12 g　苏子 12 g　黄芩 12 g　　桑白皮 15 g　甘草 5 g

2. 辨证诊断：呃逆（胃虚、痰阻、气逆）。

治法：降逆化痰，益气和胃。

选方：旋覆代赭汤。

处方：旋覆花（另包煎）12 g　代赭石（打碎，先煎）10 g　党参 15 g

　　　大枣 12 g　法半夏 12 g　生姜 15 g　炙甘草 5 g

五、简答题

1. 桂枝在桂枝汤中的作用是解肌发表，助卫阳，通经络；在小建中汤中的作用是温中阳，散寒邪；在炙甘草汤中的作用是温心阳，通心脉；在枳实薤白桂枝汤中的作用是温胸阳，平冲降逆。

2. （参见"理气剂概说"－"知识点讲解"－3。）

六、论述题

1. （参见"半夏厚朴汤"－"知识点讲解"－"方解"。）
2. （参见"苏子降气汤"－"知识点讲解"－"方解"。）
3. （参见"定喘汤"－"知识点讲解"－"方解"。）
4. （参见"旋覆代赭汤"－"知识点讲解"－"方解"。）
5. （参见"枳实消痞丸"－"配伍运用提要"－3。）
6. （参见"定喘汤"－"配伍运用提要"－2。）
7. （参见"橘皮竹茹汤"－"配伍运用提要"－"类方比较"。）
8. 定喘汤中麻黄辛苦而温，宣肺平喘，发散风寒；白果甘涩，敛肺定喘，祛痰止咳。两药相配，一散一收，散不耗伤肺气，收不留邪，相反相成以增强宣肺平喘之功。

七、选择题

（一）单项选择题：

1. E　2. A　3. D　4. C　5. E　6. C　7. C　8. C　9. E　10. D

11. D　12. B　13. E　14. D　15. A　16. B　17. D　18. B　19. B　20. D

21. B　22. E　23. B　24. D　25. D　26. C　27. B　28. A　29. C　30. B

31. E　32. C　33. A　34. C　35. D　36. B　37. D　38. B　39. B　40. D

（二）多项选择题

1. BCDE　2. ABD　3. BC　4. CD　5. ABC　6. ABD　7. ABCDE　8. ABD
9. ABCD　10. AC　11. ABC

（黎同明）

理血剂综合试题参考答案

一、填空题

1. 理血药；活血化瘀或止血；瘀血证和出血证。

2. 调胃承气汤；桃仁，桂枝；破血下瘀；下焦蓄血。

3. 活血祛瘀，行气止痛；胸中瘀血。

4. 四两；黄芪；补气活血通络；气虚血瘀络阻；补气活血。

5. 温、清、补、消；温经化瘀；大队温补药与少量寒凉药。温而不燥，刚柔相济；温通，温养。

6. 当归；川芎，桃仁；炮姜，黄酒，童便；炙甘草；化瘀生新，温经止痛；产后血虚受寒，恶露不行，小腹冷痛。

7. 灶心黄土；白术，附子；干地黄，阿胶，黄芩；甘草；标本兼顾，刚柔相济，以刚药温阳而寓健脾，以柔药补血而寓止血。

8. 归脾汤；黄土汤；十灰散；咳血方。

9. 补气以行血；益气升阳；补气以生血；补气以摄血。

10. 温经汤；生化汤；当归四逆汤；理中丸。

二、名词术语解释

1. 瘀血：泛指全身血流不畅或停滞，以及体内某一部位停留离经之血，称为瘀血。

2. 出血：血液离经外溢，称为出血。有内出血和外出血之分。

3. 血府：王清任称"胸中"为血府。《素问·脉要精微论》中说"脉者，血之府也"是指脉为血府。不论"胸中"或脉有瘀血者，皆可用血府逐瘀汤来治疗。

4. 补气活血：是指重用补气之药，以令气旺血行，瘀去络通的一种治法。用治气虚血瘀，"因虚致瘀"的中风证。代表方为补阳还五汤。

5. 温阳止血：是指用温补脾阳的药物，来恢复脾统血之功能，以达制止出血的治法，用治脾阳虚寒所致的出血证。代表方如黄土汤、理中丸等。

三、默写方剂歌诀

1. 桃核承气配桂枝，甘草硝黄五般施，下焦蓄血如狂证，瘀血为病总相宜。

2. 血府当归生地桃，红花甘枳与赤芍，柴胡桔梗牛膝芎，血化下行不作痨。

3. 补阳还五赤芍芎，归尾通经佐地龙，重用黄芪为君药，血中瘀滞用桃红。

4. 温经汤用桂萸芎，归芍丹皮姜夏冬，参草阿胶调气血，暖宫祛瘀在温通。

5. 生化汤宜产后尝，归芎桃草炮姜良，祛瘀活血功偏擅，止痛温经效亦彰。

6. 十灰散用十般灰，柏茜茅荷丹棕随，二蓟栀黄皆炒黑，凉降血逆此方推。

7. 小蓟饮子藕蒲黄，栀草地滑通竹当，凉血止血又通淋，血淋热结服之康。

8. 黄土汤中生地黄，芩草阿胶术附襄，便后下血功专擅，吐衄崩中亦也尝。

四、病例分析

1. 辨证诊断：下焦蓄血证（瘀热互结，腑气不通）。

治法：逐瘀泻热通便。

方药：桃核承气汤。

桃仁 15 g（打）　生大黄 15 g（后下）　芒硝 12 g（溶化）　桂枝 12 g　甘草 5 g

2. 辨证诊断：中风（气虚血瘀络阻）。

治法：补气活血通络。

方药：补阳还五汤。

黄芪 60 g　当归尾 10 g　川芎 10 g　赤芍 15 g　地龙 10 g　桃仁 10 g　红花 5 g

3. 辨证诊断：尿血（热毒内陷，瘀热互结，灼伤血络）。

治法：凉血止血，利水通淋。

方药：小蓟饮子。

生地黄 30 g　小蓟 15 g　藕节 15 g　蒲黄 6 g（包煎）　滑石 20 g

木通 8 g　栀子 8 g　竹叶 10 g　当归 10 g　甘草 5 g

五、简答题

1. 黄芪在补阳还五汤中的作用是大补元气，以达气旺血行，即补气活血之功；在补中益气汤中的作用是益气升阳；在归脾汤中的作用是补气生血，补气摄血；在玉屏风散中的作用是益气固表止汗；在当归补血汤中的作用是补气生血。

2. 止血与祛瘀一样，都要根据出血和瘀血的成因不同，采用相应的治法，才能收到较好的疗效。对于因瘀而出血者，止血剂常以祛瘀止血药为主组成，如三七、茜草根、蒲黄、琥珀、藕节等，以达瘀去血止。另一方面，出血就是瘀血形成的一个因素，为达止血不留瘀，往往于止血剂中配伍祛瘀之品。

3. 黄土汤治脾阳不足，脾不统血的各种虚寒出血证，治宜温阳健脾，养血止血。方中灶心黄土、白术、附子虽能温阳健脾，但温燥有余，唯恐耗血动血，故配以甘寒滋润之生地、阿胶滋阴养血止血；更配以苦寒清热坚阴之黄芩，以防诸药温燥动血之弊。以达标本兼顾，刚柔相济，温阳而不伤阴，滋阴而不碍阳，温而不燥，滋而不腻，相反相成，温阳止血之效。

4. 一是方中温、清、消、补并用，但以温经祛寒为主。二是大队温补药与少量寒凉药相配，以使全方温而不燥，刚柔相济，共成温通，温养之功。

5. （参见“理血剂概说”-“知识点讲解”-3。）

六、论述题

1. （参见“大承气汤”-“方解”。）

2. （参见“血府逐瘀汤”-“方解”。）

3. （参见“补阳还五汤”-“方解”、“主治”、“治法”。）

4. （参见“小蓟饮子”-“方解”。）

5. （参见“黄土汤”-“方解”、“主治”、“治法”。）

6. （参见"复元活血汤"－"配伍运用提要"－2。）

7. （参见"失笑散"－"配伍运用提要"－2。）

8. （参见"黄土汤"－"配伍运用提要"－2。）

9. （参见"温经汤"－"配伍运用提要"－2。）

七、选择题

（一）单项选择题

1. D 2. C 3. C 4. E 5. B 6. D 7. A 8. B 9. D 10. A

11. B 12. C 13. C 14. C 15. B 16. A 17. D 18. A 19. B 20. B

21. B 22. B 23. A 24. E 25. C 26. E 27. B 28. D 29. B 30. B

31. B 32. C 33. D 34. C 35. B 36. C 37. B 38. C 39. D 40. B

41. D 42. B 43. C 44. C 45. B 46. E 47. D 48. D

（二）多项选择题

1. BDE 2. ABCD 3. ABCD 4. ABD 5. ABC 6. AB 7. ABDE

8. ABCD 9. BCD 10. ABCD

（黎同明）

治风剂综合试题参考答案

一、填空题

1. 疏散外风；平熄内风；疏散；平熄。

2. 疏风止痛；外感风邪头痛和头风头痛；牵正散。

3. 祛风清热，养血活血；风邪初中经络证。

4. 风疹，湿疹；当归，生地黄，胡麻仁。

5. 肝经热盛，热极动风证；肝阳上亢，气血上逆之类中风；真阴大亏，虚风内动证。

6. 平肝熄风；清热活血；补益肝肾。

7. 大定风珠；一贯煎；羚角钩藤汤；犀角地黄汤。

8. 川芎茶调散；吴茱萸汤；镇肝熄风汤；补阳还五汤。

9. 平肝熄风；重镇降逆，潜阳熄风；清热凉肝，熄风止痉。

10. 苍术、苦参、木通；泽泻、车前子、木通；独活、桑寄生、秦艽、防风、细辛。

11. 引血下行以制阳亢，兼补益肝肾；补肝肾，强筋骨，（活血祛瘀、引药下行）；引血导热下行；活血祛瘀，引败血下行。

12. 引血导气下达，镇逆平肝；降逆化痰，下气止噫；清散肝热以助熄风；疏散肺经风热，清肺止咳。

13. 滋阴柔肝，平肝熄风；养血敛阴和营，（柔肝止痛）；柔肝和血，缓急止痛；滋养营阴，收敛阴液；养阴和里，柔肝缓急。

14. 风邪外袭人体的肌表、经络、筋骨、关节等；内在脏腑功能失调；疏散；平熄。

15. 生地黄、麦冬、白芍；滋阴养液以熄内风；牛膝；引血下行，补益肝肾；熟地黄、鹿角胶；补血益精，补肾助阳。

16. 大秦艽汤；牵正散。

17. 疏风、祛湿、清热、养血；祛风寒湿、补肝肾、益气血；滋阴、补血、益气、通阳。

18. 肝肾阴虚；肝阳上亢而化风；气血逆上。

二、名词术语解释

1. 头风：（参考"川芎茶调散"—"配伍运用提要"—3。）

2. 祛风：是利用药物疏散风邪的作用，以疏散经络、肌肉、关节间留滞的风邪的一种治法。如风邪上犯头面部经络之头痛证，治以川芎茶调散疏风止痛。

3. 平肝熄风：指治疗因肝阳上亢，肝风内动病证的一种治法。代表方是镇肝熄风汤。

4. 滋阴潜阳：指用滋阴药配伍重镇潜阳药，具有滋养肝肾，平肝潜阳的作用，用治肝肾阴虚、肝阳上亢、肝风内动病证的一种治法。代表方如镇肝熄风汤。

5. 瘛疭：（参考"大定风珠"—"配伍运用提要"—2。）

三、默写方剂歌诀

1. 川芎茶调散荆防，辛芷薄荷甘草羌，头昏鼻塞风功上，偏正头痛悉能康。

2. 俞氏羚角钩藤汤，桑菊茯神鲜地黄，贝草竹茹同芍药，肝风内动急煎尝。

3. 镇肝熄风芍天冬，玄参牡蛎赭茵供，麦龟膝草龙川楝，肝阳风动有奇功。

4. 大定风珠鸡子黄，再合加减复脉汤，三甲并同五味子，滋阴熄风是妙方。

四、病例分析

1. 辨证诊断（证型）：风邪上犯，经脉不利之头痛证。

治法：疏风通络止痛。

方药：川芎茶调散加减。

川芎9g 羌活9g 白芷9g 荆芥9g 薄荷6g 细辛5g

防风9g 柴胡6g 当归6g 蜈蚣2条 炙甘草6g

2. 辨证诊断（证型）：阴虚阳亢，气血逆上之眩晕头痛证。

治法：镇肝熄风，滋阴潜阳。

方药：镇肝熄风汤。

怀牛膝30g 代赭石30g（先煎） 生龟板30g（先煎） 白芍15g

天冬15g 生牡蛎15g（先煎） 生龙骨15g（先煎） 玄参15g

川楝子9g 茵陈9g 麦芽6g 甘草6g

五、简答题

1. 薄荷在下列方剂中的作用分别是：川芎茶调散——辛散风邪而清利头目。地黄饮子——清轻上行，宣利气机，舒肝疏邪。逍遥散——疏肝解郁，助柴胡条达肝气。银翘散——辛散表邪，透热外出，利咽。桑菊饮——疏散上焦风热。

2. 内风为病的常见证型及其主治代表方是：肝阳化风型——镇肝熄风汤；热极动风型——羚角钩藤汤；血虚生风型——阿胶鸡子黄汤；阴虚风动型——大定风珠。

3. （参考"大秦艽汤"－"知识点讲解"－"治法"、"主治"、"病机"、"证机分析"。）

4. （参考"羚角钩藤汤"－"知识点讲解"－"治法"、"主治"、"病机"、"证机分析"。）

5. 大定风珠中"三甲"的药物是指生龟板、生牡蛎、生鳖甲。本方主治温病热邪久羁，热灼真阴，或因误用汗、下法，重伤阴液，以致虚风内动之证。症见神倦瘛疭，脉气虚弱，舌绛苔少，有时时欲脱之势者。

6. 消风散证是因风毒之邪与湿热相搏，郁于肌肤而致。风毒与湿热相搏，每易伤及阴血；邪气浸淫血脉，则易致气血运行不畅；故方中配伍当归、生地黄、胡麻仁以养血活血，滋阴润燥，用之可使已伤的阴血得以补充，又能活血调血，有"治风先治血，血行风自灭"之意。另外，疏风、祛湿的药物又易耗伤阴血。用当归、生地黄等，还可制约疏风、祛湿药，免其耗伤阴血也。

7. （参考"治风剂概说"－"知识点讲解"－3。）

8. 牛膝在下列方剂中的作用分别是：镇肝熄风汤——引血下行，补益肝肾。独活寄生汤——补肝肾，强筋骨（祛瘀行血）。玉女煎——引血导热下行。血府逐瘀汤——活血祛瘀，引败血下行。

9. 白芍在下列方剂中的作用是：羚角钩藤汤——滋阴柔肝，舒筋缓急。小建中汤——养阴和里，柔肝缓急。桂枝汤——滋养营阴，收敛阴液。四物汤——养血敛阴和营。芍药汤——柔肝和血，缓急止痛。

六、论述题

1. （参考"川芎茶调散"－"知识点讲解"－"方解"。）

2. （参考"羚角钩藤汤"－"知识点讲解"－"方解"。）

3. （参考"镇肝熄风汤"－"知识点讲解"－"方解"。）

4. （参考"镇肝熄风汤"－"配伍运用提要"－3。）

5. （参考"大定风珠"－"配伍运用提要"－4。）

6. （参考"镇肝熄风汤"－"配伍运用提要"－2。）

7. 镇肝熄风法，是指应用平肝潜阳的药物以平熄内动之肝风的一种治疗方法。镇肝熄风汤证是由肝肾阴虚，肝阳上亢，肝风内动所致。方中重用牛膝、代赭石引血导气下达，降折亢阳，平肝镇逆，合龙骨、牡蛎则平肝潜阳力强，使上亢之肝阳得以潜降，以治其标；再用龟板、玄参、天冬、白芍滋阴养液，使阴足而制阳，以治其本；更用茵陈、川楝子、麦芽条达肝气，清泄肝热，有助于肝阳的平降。全方三组药物相互配合，则肝之亢阳得平，阴血得滋，从而收到镇肝熄风之效。

七、选择题

（一）单项选择题

1. E 2. B 3. A 4. E 5. D 6. E 7. D 8. A 9. B 10. A
11. D 12. C 13. A 14. C 15. C 16. D 17. C 18. D 19. A 20. B

21. D　22. D　23. E　24. E　25. B

（二）多项选择题

1. AD　2. ABC　3. BCD　4. ACD　5. ABCD　6. ABD　7. ACE　8. ABCDE
9. ACD　10. ABCE　11. ACDE　12 ABCE　13. ABD　14. BDE　15. BE
16. ABCE　17. ABCD

（侯少贞）

治燥剂综合试题参考答案

一、填空题

1. 轻宣；滋润；轻宣外燥；滋阴润燥。

2. 初秋感受温燥邪气，肺津受损；深秋感受寒燥邪气（风寒燥邪），肺失宣降。

3. 杏苏散；麦门冬汤；养阴清肺汤。

4. 增液汤（增液承气汤）；六味地黄汤（大补阴丸）；大定风珠。

5. 杏苏散；麻黄汤；清燥救肺汤。

6. 轻宣凉燥，理肺化痰；凉燥犯肺，肺失宣降；轻宣温燥；温燥袭肺，肺失宣降。

7. 润肺益胃，降逆下气；肺胃阴亏，虚气上逆；滋阴养血，益气温阳，复脉定悸；阴亏血少，气虚阳弱（尤偏于阴亏气弱）。

8. 生地黄；清热泻火，养阴润燥；桑叶；清宣肺中燥热而止咳；生地黄、熟地黄、百合；养阴清热，润肺止咳。

9. 阿胶、麦冬、胡麻仁；生地黄、玄参、麦冬、白芍；生地黄、熟地黄、百合、白芍、当归、麦冬。

10. 清泻肺热，宣燥止咳；清热泻火，生津止渴。

11. 滋肺益胃，降逆下气；行气滞，降气逆，化痰结。

12. 降逆下气，祛痰除涎，开通胃气；降逆和胃，辛散痞结；通降胃气而散结，以助祛瘀调经；燥湿化痰，蠲饮降浊。

二、名词术语解释

1. 温燥：（参见"桑杏汤"－"配伍运用提要"－1）。

2. 凉燥：（参见"桑杏汤"－"配伍运用提要"－1）。

3. 轻宣润燥：指以轻宣辛散药配伍润燥的药物组合的方剂，治疗外感燥邪（凉燥或温燥）所致之证的一种治法。代表方：杏苏散、桑杏汤。

三、默写方剂歌诀

1. 杏苏二陈枳桔前，生姜大枣一齐研，轻宣温润治凉燥，止咳化痰病自痊。

2. 桑杏汤中象贝宜，沙参栀豉与梨皮，干咳鼻燥还身热，清宣凉润温燥医。

3. 清燥救肺参草杷，石膏胶杏麦胡麻，经霜收下冬桑叶，清燥润肺效可嘉。

4. 麦门冬汤用人参，枣甘粳米半夏斟，肺痿咳逆因虚火，益胃生津降逆珍。

四、病例分析

1. 辨证诊断（证型）：感冒（外感风寒，痰湿内阻）。

治法：疏风散寒，宣肺止咳，燥湿化痰。

处方：杏苏散。

苏叶 12 g　杏仁 12 g　前胡 9 g　桔梗 9 g　枳壳 6 g　茯苓 9 g

法半夏 12 g　荆芥 9 g　蝉蜕 6 g　紫苑 9 g　款冬花 9 g

2. 辨证诊断（证型）：胃阴亏虚，虚气上逆之呕逆证。

治法：滋养胃阴，降逆止呕。

处方：麦门冬汤。

麦冬 30 g　半夏 9 g　太子参 15 g　大枣 5 枚　粳米 1 把（包煎）

炙甘草 9 g　竹茹 12 g　石斛 15 g　枇杷叶 9 g

3. 辨证诊断（证型）：肺阴不足，燥毒上攻。

治法：养阴清肺，解毒利咽。

处方：养阴清肺汤。

玄参 30 g　麦冬 15 g　生地黄 18 g　牡丹皮 12 g　薄荷 6 g（后下）　川贝母 9 g

白芍 15 g　岗梅根 18 g　山豆根 10 g　桔梗 9 g　金银花 12 g　甘草 6 g

五、简答题

1. （参见"治燥剂概说"-"知识点讲解"-2）。

2. 杏苏散主治外感凉燥证，表现以头微痛、恶寒无汗、咳嗽痰稀、鼻塞咽干、苔白脉弦等为特征。方中杏仁苦辛温润，宣降肺气，润燥止咳；苏叶轻散风寒，解表达邪，两者相配轻宣温润，功能轻散风寒、宣降肺气、温润止咳，针对外感风寒燥邪，肺失宣降之咳嗽而发挥主要治疗作用。

3. 清燥救肺汤主治温燥袭肺，气阴两伤而见头痛身热、干咳无痰、咽干口渴、舌红干少苔、脉虚数等。方中桑叶善于清宣肺中燥热邪气而止咳，石膏清泻肺热，生津止渴，两者合用，既增强清泻肺热之力，又能宣燥止咳，以治肺经之燥热。

4. （参见"养阴清肺汤"-"知识点讲解"-"主治"、"病机"）。

5. 半夏在下列方剂中的作用分别是：麦门冬汤——降逆下气，祛痰除涎，开通胃气。温经汤——通降胃气而散结，以行瘀调经。半夏泻心汤——降逆和胃，辛散痞结。小青龙汤——燥湿化痰，蠲饮降浊。小柴胡汤——和胃降逆止呕。

6. 麦冬在下列方剂中的作用分别是：麦门冬汤——养阴润肺，生津益胃，清降虚火。生脉散——养阴生津，清心除烦。增液汤——养阴滋液以润肠通下。清暑益气汤——养阴生津，合西洋参以补气津。

7. 防风在下列方剂中的作用分别是：玉屏风散——疏风解表，防御风邪侵犯。消风散——疏风止痒。独活寄生汤——祛风胜湿。痛泻药方——升散舒郁，胜湿止泻。川芎茶调散——辛散上行，祛除风邪。

8. 麦门冬汤所治之肺痿证，其病位虽在肺，但病源却在胃。盖胃虚有热，津液不足，胃津亏虚，则胃津无源，肺无津布，则肺叶枯焦而成痿。麦门冬汤能滋补胃津，养其胃源，阴津复则虚火自降，火势平则生痰之源绝，故可达到治疗肺痿的目的。

六、论述题

1. 麦门冬汤所治之肺痿证，其致病的病因病机乃因肺胃阴亏，痰气上逆所致。方中配伍温燥的半夏，其作用有：①降肺胃虚逆之气而治咳逆上气证；②燥湿化痰除涎；③开通胃气以助输津于肺；④半夏性虽温燥，但与大剂量滋润的麦冬相配而用，则能滋阴生津而润肺益胃，又能降逆下气而化痰除涎。针对阴虚气逆的肺痿证，临床应用麦冬汤，尤须注意麦冬与半夏用量之比，原方是以七升（约70 g）的麦冬配伍一升（约10 g）的半夏，即突出重用麦冬，以润治燥，以寒治温，以制半夏的温燥助邪伤正。

2. 清燥救肺汤与百合固金汤两方均可治疗肺燥咳嗽。但清燥救肺汤证主要在气分，外燥伤肺，燥伤气阴，其病属外燥，常伴见头痛、身热、脉虚大而数等症，治以桑叶清宣外邪为君，配伍石膏、麦冬、杏仁、枇杷叶、阿胶、麻仁等清肺、润肺、利肺之品。而百合固金汤病及血分，肺肾阴虚，虚火上炎，其病属内燥，常伴见咳痰黄血，午后潮热，两颧潮红，舌红少苔，脉细数等症，故治以二地滋阴润燥，凉血养血，配伍当归、白芍、百合、玄参等滋阴降火，养血敛阴。

3. （参见"杏苏散"－"知识点讲解"－"方解"。）

4. （参见"麦门冬汤"－"知识点讲解"－"方解"。）

5. （参见"百合固金汤"－"配伍运用提要"－2。）

七、选择题

（一）单项选择题

1. C　2. B　3. E　4. A　5. C　6. B　7. C　8. D　9. D　10. B
11. E　12. D　13. B　14. D　15. C　16. B　17. D　18. C　19. D　20. C
21. A　22. D　23. A　24. C　25. C　26. B　27. E　28. C　29. E　30. C

（二）多项选择题

1. ACDE　2. ABCD　3. ABD　4. AE　　5. AB　6. BC　7. ABCD　8. BCE
9. ABD　10. ABCDE　11. CD　12. ABCDE　13. ABC　14. ABDE　15. ACDE

（于洋）

祛湿剂综合试题参考答案

一、填空题

1. 化湿和胃；清热祛湿；利水渗湿。

2. 清热、利湿；退黄利水渗湿，温阳化气。

3. 泻下瘀热；泄热降火；泻热通便。

4. 杏仁；白蔻仁；生薏苡仁。

5. 不可发汗；不可泻下；不可滋润。

6. 宣上；畅中；渗下。

7. 蓄水证；水湿内停；痰饮。

8. 利水；清热；养阴。

9. 泽泻；茯苓；猪苓。

10. 泽泻；猪苓；茯苓。

11. 化气利水；温阳化饮；温经散寒。

12. 补气利水；益气固表；补气升阳。

13. 宣利肺气；润肠通便；润燥止咳。

14. 中阳不足；饮停心下；痰饮。

15. 脾肾阳虚；水气内停；阳虚水泛。

16. 利小便；柔肝止痛；敛阴舒筋。

17. 下焦虚寒；湿浊不化；虚寒白浊。

18. 滑石；黄芩；绵茵陈。

二、名词术语解释

1. 祛湿剂：（参见"祛湿剂概说"–"知识点讲解"–1）。

2. 化湿和胃：指用苦温燥湿药或芳香化湿药为主以祛除湿浊，醒脾和胃，以复脾胃运化之职，用于治疗湿浊内阻，脾胃失和诸证的一种治法。代表方如平胃散。

3. 清热祛湿：指用清热利湿药或清热燥湿药为主以清除湿热之邪，用于治疗湿热外感或湿热内盛以及湿浊下注诸证的一种治法。代表方如茵陈蒿汤。

4. 利水渗湿：指用甘淡利水药为主以通利小便，使水湿之邪从小便而出，用于治疗水湿内停诸证的一种治法。代表方如五苓散。

5. 温化水湿：指用温阳药配利湿药为主，以温阳祛寒，利水除湿，用于治疗阳虚不能化水和湿从寒化诸证的一种治法。代表方如真武汤。

三、默写方剂歌诀

1. 三仁杏蔻薏苡仁，朴夏通草滑竹伦，宣上畅中并渗下，湿温初起此方遵。

2. 甘露消毒蔻藿香，茵陈滑石木通菖，芩翘贝母射干薄，湿热留连可煎尝。

3. 温阳利水真武汤，茯苓术芍附生姜，小便不利水湿停，阳虚水肿用之良。

4. 实脾苓术草附姜，厚朴腹皮瓜果香，姜枣水煎去渣服，行气利水以温阳。

5. 独活寄生艽防辛，芎归地芍苓桂心；杜仲牛膝人参草，冷风顽痹屈能伸。

四、病例分析

1. 辨证诊断（证型）：外感风寒，内伤湿滞证。

治法：解表化湿，理气和中。

处方：藿香正气散。

藿香15 g　白芷5 g　紫苏5 g　厚朴10 g　半夏曲10 g　陈皮5 g　大腹皮10 g　白术10 g　茯苓5 g　桔梗10 g　生姜3 片　大枣1 枚　炙甘草6 g

2. 辨证诊断（证型）：暑温夹湿，邪在气分。

治法：宣畅气机，清利湿热。

处方：三仁汤。

杏仁12 g　　白蔻仁6 g（后下）　　生薏苡仁18 g　　滑石18 g　　通草6 g　竹叶6 g　　厚朴6 g　　制半夏10 g

五、简答题

1. 人身之中，主水在肾，制水在脾，调水在肺，故水湿为病，与肺脾肾三脏有密切关系，脾虚则生湿，肾虚则水泛，肺失宣降则水津不布。他脏如三焦、膀胱亦与水湿相关，三焦气阻则决渎无权，膀胱不利则小便不通。

2. （参见"祛湿剂概说"－"知识点讲解"－3）。

3. 大黄在茵陈蒿汤中的作用是泻热逐瘀、通利大便，导瘀热由大便而下；在八正散中的作用是清热泻火；在大承气汤中的作用是泻热通便、荡涤肠胃泻热积滞。

4. （1）以"三仁"照顾"三焦"。用杏仁宣上，白蔻仁畅中，生薏苡仁渗下。

（2）以芳香辛苦，清宣淡渗合而为法。以杏仁辛苦开于上；白蔻仁、半夏、厚朴芳香化于中；生薏苡仁、滑石、通草、竹叶淡渗利于下。合用则共奏宣畅气机，清热利湿之功。

5. 三仁汤中，用杏仁之辛苦以宣利上焦肺气，通调水道，使气化则湿亦化；用白蔻仁之芳香以调畅中焦脾气，醒脾和胃，使气行则湿亦行，脾运复常则湿邪自化；用生薏苡仁之淡渗以疏导下焦，渗利湿热而健脾，使湿热之邪从小便而去。三药合用，三焦并治，共奏宣上、畅中、渗下之功而调畅三焦气机，使湿热之邪从三焦分消。

6. 桂枝在五苓散中的作用是温阳化气利水，兼以解表；在苓桂术甘汤中的作用是温阳化气行水而化饮；在炙甘草汤中的作用是温心阳，通血脉；在桃核承气汤中的作用是通利血脉。

7. 五苓散中以泽泻配"二苓"相须为用，重在渗湿利水，使水湿之邪从小便而去；佐以白术合茯苓相使为用，健脾祛湿，使水湿之邪由中焦脾气运化而解；佐以桂枝入膀胱温阳化气，使气化湿亦化，又能外解表邪。诸药合用，利水渗湿之功尤著，兼能健脾化湿、化气解表。

8. （参见"真武汤"－"知识点讲解"－"方解"）。

9. （参见"苓桂术甘汤"－"配伍运用提要"－2）。

10. 本方重用猪苓淡渗利水，与泽泻、茯苓相须为用，以助利水渗湿之力；再以滑石之甘寒，利水清热而不伤阴，阿胶之甘咸，润燥滋阴。如此配合应用，利水渗湿与清热养阴并进，以奏利水而不伤阴，滋阴而不敛邪之功，使水湿去、邪热清、阴津复，则小便不利、身热、口渴等证自能消除。

六、论述题

1. "病痰饮者，当以温药和之"是张仲景对"痰饮"提出的治疗大法，也是苓桂术甘汤的立法依据之一。本方所治乃中阳不足，水饮内停之证。盖饮为阴饮，其性黏滞，易伤人阳气，且得寒愈聚，得温则化，故治疗上"当以温药和之"，温则脾阳易于健运，而阴寒自化。本方用茯苓甘淡渗湿健脾，桂枝辛温，可温阳化饮，茯苓、桂枝相伍，温阳化气渗利水湿。白术健脾燥湿，茯苓、白术合用，兼脾胃，促运化而绝生痰之源；且与桂枝相配，则温运之力更强。炙甘草和中益气，合桂枝辛甘化阳，温振脾阳。四药合用，重在温阳健脾以治其本，兼祛湿化痰以治其标，标本得治，痰饮可除。

2. （参见"藿香正气散"－"知识点讲解"－"方解"）。

3. （参见"真武汤"－"知识点讲解"－"方解"）。

4. （参见"藿香正气散"—"配伍运用提要"—4）。

5. （参见"苓桂术甘汤"—"配伍运用提要"—3）。

6. （参见"实脾散"—"配伍运用提要"—2）。

7. （参见"八正散"—"配伍运用提要"—2）。

七、选择题

（一）单项选择题

1. B 2. A 3. B 4. A 5. A 6. E 7. B 8. A 9. B 10. C

11. E 12. C 13. B 14. C 15. D 16. A 17. E 18. D 19. A 20. A

21. D 22. C 23. B 24. A 25. C 26. C 27. C 28. B 29. A 30. C

31. A 32. E 33. B 34. M 35. E 36. B 37. D 38. D 39. E 40. E

41. E 42. A 43. D 44. A 45. D 46. D 47. B 48. D 49. E 50. D

51. A 52. B 53. D 54. C 55. B 56. C 57. C 58. D 59. A 60. A

（二）多项选择题

1. BCE 2. CDE 3. BCDE 4. ABCD 5. DE 6. ABCD 7. BC 8. CDE

9. ABCE 10. BCD 11. CDE 12. ACD 13. ACE 14. ABC 15. CDE

（于洋）

祛痰剂综合试题参考答案

一、填空题

1. 燥湿化痰，理气和中；湿痰咳嗽；半夏、橘红。

2. 半夏；竹茹；化痰清热兼顾，使痰热清则无扰心之患。

3. 风痰上扰；眩晕头痛；胸闷呕恶。

4. 生痰之源；脾胃；治气。

5. 小结胸病。

6. 清热化痰，理气止咳；清泄肺热；下气消痞。

7. 实热顽痰；大黄。

8. 风邪犯肺；咳嗽咽痒，咯痰不爽，微恶寒发热，脉浮。

二、名词术语解释

1. 小结胸病：（参考"小陷胸汤"—"配伍运用提要"—1）。

2. 化痰熄风：是治疗风痰上扰证的一种治法。风痰上扰证以眩晕、呕恶，舌苔白腻为主症，其由脾湿生痰，痰阻清阳，加之肝风内动，风痰上扰清空所致。治疗上应采用化痰熄风药，以祛除风痰，此称为化痰熄风。代表方为半夏白术天麻汤。

3. 祛痰剂：（参考"祛痰剂概说"—"知识点讲解"—1）。

三、默写方剂歌诀

1. 二陈汤用半夏陈，苓草姜梅一并存，燥湿化痰兼利气，湿痰为患此方珍。

2. 温胆汤中苓夏草，枳竹陈皮加姜枣，虚烦不眠舌苔腻，此系胆虚痰热扰。

四、病例分析

1. 辨证诊断（证型）：湿痰咳嗽。

治法：燥湿化痰，理气和中。

方药：二陈汤。

制半夏 12 g　橘红 6 g　茯苓 12 g　甘草 5 g　生姜 3 片　乌梅 1 个

2. 辨证诊断（证型）：风痰上扰证。

治法：燥湿化痰，平肝熄风。

方药：半夏白术天麻汤。

制半夏 9 g　天麻 9 g　橘红 6 g　茯苓 12 g　白术 12 g

甘草 5 g　生姜 3 片　大枣 2 枚

五、简答题

1.（参见"二陈汤"－"配伍运用提要"－1。）

2.（参见"祛痰剂概说"－"重点难点分析"－3。）

3.（参见"祛痰剂概说"－"知识点讲解"－3。）

4. 半夏白术天麻汤所治眩晕、头痛为脾湿生痰，痰湿壅滞，引动肝风，风痰上扰所致，临证多伴有胸膈痞闷，恶心呕吐，舌苔白腻，脉弦滑等证候；治以化痰熄风，健脾祛湿。天麻钩藤饮所治的眩晕、头痛多由肝肾不足，肝阳偏亢所致，临证多伴有失眠多梦，或口苦面红、舌红苔黄、脉弦或数等证候，治以平肝熄风为主，兼以清热，补益肝肾。

5.（参见"二陈汤"－"配伍运用提要"－3。）

6.（参见"贝母瓜蒌散"－"配伍运用提要"－1。）

六、论述题

1.（参见"温胆汤"－"配伍运用提要"－3。）

2.（参见"清气化痰丸"－"知识点讲解"－"方解"。）

3.（参见"温胆汤"－"知识点讲解"－"方解"。）

七、选择题

（一）单项选择题

1. C　2. D　3. D　4. E　5. D　6. D　7. A　8. B　9. B　10. E

11. A　12. C　13. C　14. A　15. D　16. D　17. E　18. D　19. D　20. D

21. E　22. A　23. E　24. E　25. E

（二）多项选择题

1. AB　2. ADE　3. ABCD　4. ABCE　5. ABCDE　6. ABDE　7. ABCE

8. ABCE　9. ABCD　10. ABCD

（侯少贞）

消导剂综合试题参考答案

一、填空题

1. 山楂、神曲、莱菔子。
2. 山楂、神曲、麦芽。
3. 健脾丸；枳实消痞丸。
4. 消食和胃；益气健脾、清热祛湿。
5. 消食导滞，清热祛湿；大黄。
6. 益气和胃，消食止泻；脾虚食积。
7. 脾胃气虚、食积内停；心脾两虚，气血不足。
8. 消；食积、癥积、瘰疬、瘿瘤等。
9. 行气导滞，攻积泻热；食积气壅、湿热内蕴。
10. 消、下；通因通用。

二、名词术语解释

消导剂：（参见"消导剂概说"－"知识点讲解"－1）。

三、默写方剂歌诀

1. 保和神曲与山楂，芩夏陈翘菔子加，炊饼为丸白汤下，消食和胃效堪夸。
2. 健脾参术苓草陈，肉蔻香连合砂仁，楂肉山药曲麦炒，消补兼施此方寻。
3. 枳实导滞首大黄，芩连曲术茯苓襄，泽泻蒸饼糊丸服，湿热积滞力能攘。

四、病例分析

辨证诊断（证型）：腹痛（食积不化，内阻肠胃）。

治法：消食和胃。

处方：保和丸。

山楂18g　神曲6g　半夏9g　茯苓9g　陈皮6g　连翘6g　莱菔子9g

五、简答题

1. （参见"消导剂概说"－"知识点讲解"－2。）
2. （参见"消导剂概说"－"知识点讲解"－3。）
3. （参见"消导剂概说"－"知识点讲解"－3。）
4. 保和丸用治饮食不节，食积内停，气机阻滞，脾胃不和之证。方中连翘清热散结，既可散结以助消积，又可清泄食积所蕴生之热，以免形成热结阳明之虑。
5. 枳实导滞丸主治湿热食积，内阻肠胃所致之证。其配伍特点：一是消法和下法并用，用神曲消食导滞，配伍大黄、枳实泻下积滞，消除胀满，寓有"通因通用"之意；二是祛湿与清热并行，方用黄芩、黄连清热燥湿，又配伍泽泻，茯苓利水渗湿，使湿热并除。
6. 健脾丸主治脾胃虚弱，食积内停，生湿化热之证，证属虚实相兼。其配伍特点：一是消补兼施，补重于消，重在健脾补中。其方应用四君子汤补气健脾以治其虚，配麦芽、山楂、神曲消食导滞，使消食而不伤正，补虚而不壅滞。二是行气与燥湿并用，使热去而湿除，气机通畅而诸证可除。

7.（参见"木香槟榔丸"－"知识点讲解"－"病机"、"配伍运用提要"－1。）

8. 连翘在保和丸中用以清热散结，以助消积，又可清泄食积所蕴生之热；在银翘散中则重在清热解毒，兼能解表透邪，与金银花相配其清热毒，散风热之力更优；在清营汤中以之清心除烦，透邪外出，与金银花、竹叶、黄连配伍，清气泄热，使营分之邪透出气分而解，体现叶天士所谓"透热转气"的治法。

9. 黄连在清胃散中的意义是直清胃腑之火；朱砂安神丸中配伍黄连清泻心火以安神；健脾丸中用黄连清热燥湿，清解食积所化之热；芍药汤中清热燥湿，解肠中热毒。

六、论述题

1. 参苓白术散功能益气健脾，渗湿止泻；主治脾胃气虚，湿浊阻滞之泄泻；临证以面色萎黄、食少、便溏、泄泻、腹胀、舌淡苔白腻、脉虚缓等证候为特征。四神丸功能温肾暖脾，涩肠止泻；主治脾肾阳虚之五更泄（肾泄）证；临证以五更泄泻或久泻、伴不思饮食、食不消化、腹痛肢冷、神疲乏力、舌淡、脉沉迟无力等证候为特征。真人养脏汤功能涩肠固脱，温补脾肾；主治脾肾虚寒，固摄无权之久泻久痢证；临证以泻痢日久、甚至滑脱不禁、腹痛、食少神疲、舌淡苔白、脉迟细等证候为特征。健脾丸功能健脾和胃，消食止泻（兼清积热）；主治脾胃虚弱，食积停滞之泄泻；临证以食少难消、脘腹痞胀、大便溏薄或泄泻、舌苔腻微黄等证候为特征。

2.（参见"木香槟榔丸"－"配伍运用提要"－3）。

3. 健脾丸与保和丸均有消食导滞，和胃之功。用治食积停滞，脘腹痞满，食少便溏等证。但保和丸长于消食化滞以和胃，用治食积不甚，正气未虚之脘腹胀满，嗳腐吞酸，厌食，苔黄腻，脉滑等证。而健脾丸以补气健脾为主，兼能理气消食，清热祛湿。用治脾胃虚弱、湿积内停、兼有湿热。症见有脘腹痞满、食少难消、苔腻微黄、脉虚等。

4.（参见"保和丸"－"知识点讲解"－"方解"）。

七、选择题

（一）单项选择题

1. B 2. E 3. E 4. B 5. C 6. A 7. D 8. A 9. B 10. C
11. A 12. C 13. E 14. B 15. A 16. B 17. E 18. B 19. B 20. D
21. A 22. D

（二）多项选择题

1. ABCD 2. ABC 3. ADE 4. ABDE 5. ABC 6. ABCE

（孙喜稳）

驱虫剂综合试题参考答案

一、填空题

1. 驱虫；驱虫；寄生虫。
2. 安蛔；伏蛔；下蛔。

3. 祛蛔；消疳；补养脾胃。

4. 乌梅丸；半夏泻心汤；黄连汤。

5. 温脏安蛔；寒热错杂，蛔动不安。

二、名词术语解释

1. 消法：（参见"总论"第二章"知识点讲解"）。

2. 驱虫剂：（参见"驱虫剂概说"–"知识点讲解"–1）。

3. 蛔厥证：（参见"乌梅丸"–"配伍运用提要"–4）。

4. 疳证：（参见"布袋丸"–"配伍运用提要"–2）。

三、默写方剂歌诀

乌梅丸用细辛桂，黄连黄柏及当归，人参椒姜及附子，温中寓清在安蛔。

四、简答题

1. 驱虫剂的使用注意事项：（参见"驱虫剂概说"–"知识点讲解"–2）。

2. 本方的配伍用药紧扣病机：①酸、辛、苦并用：用乌梅之酸以安蛔，椒、辛之辛以伏蛔，连、柏之苦以下蛔；②寒热并用：以椒、辛、姜、附之温热辛散而温脏祛寒，连、柏之苦寒而清降泄热；③标本兼顾：以乌梅之酸，椒、辛、姜，附、桂之辛和连、柏之苦以安蛔止痛而治标，配以参、归补益气血，扶正以培本，合则驱邪而不伤正，扶正而不留邪。

3. 乌梅丸用人参、当归的目的，旨在补养气血以扶助正气，且配伍桂枝，养血通脉，调和阴阳，以解手足厥冷。

4. 桂枝在乌梅丸中的作用为温脏散寒，温通血脉，并助辛以伏蛔之功；在桂枝汤中的作用是温阳解表，配白芍以调和营卫；在小建中汤的作用是温阳祛寒，配饴糖辛甘化阳；在当归四逆汤中的作用为温经散寒，通利血脉。

五、论述题

1. （参见"乌梅丸"–"知识点讲解"–"方解"。）

2. 两方均有酸收温补之功，同可治疗脾肾虚寒之久泻久痢证。然乌梅丸重用乌梅为君药，酸、辛、苦三味并投，寒热同施，邪正兼顾，但重在温脏安蛔。故主治脏寒腑热、正虚邪实之蛔厥证；兼可用治寒热错杂之久痢久泻证。真人养脏汤则重用罂粟壳为君，涩、温、补并用，但重在涩肠止泻，佐以温中补虚，故主治脾肾虚寒、关门不固之久泻久痢证。

3. （参见"乌梅丸"–"配伍运用提要"–6。）

六、选择题

（一）单项选择题

1. E 2. B 3. A 4. D 5. C 6. D 7. D 8. A 9. D 10. D 11. B 12. D 13. D 14. E 15. A 16. C 17. B 18. D 19. A 20. D 21. A

（二）多项选择题

1. ADE 2. ABC 3. ABC 4. ABCDE 5. ABCDE

（孙喜稳）

涌吐剂综合试题参考答案

一、填空题

1. 涌吐；涌吐痰涎、宿食、毒物；痰厥、食积、误食毒物。

2. 涌吐痰涎宿食；痰涎宿食，壅滞胃脘。

二、名词术语解释

酸苦涌泄：（参见"瓜蒂散"－"配伍运用提要"－1）。

三、简答题

1. 本方取苦味之瓜蒂，酸味之赤小豆以达酸苦涌泄痰涎宿食之效，更取淡豆豉之轻清以宣解胸中郁滞之气，兼可护胃安中，使吐不伤正。三药相配，相得益彰，共奏涌吐痰涎、宿食之功。

2. （参见"涌吐剂概说"－"知识点讲解"－3。）

四、论述题

1. （参见"瓜蒂散"－"知识点讲解"－"方解"。）

2. （参见"瓜蒂散"－"配伍运用提要"－5。）

五、选择题

（一）单项选择题

1. A　2. A　3. B　4. C　5. D　6. A　7. C　8. C　9. D　10. E　11. B

（二）多项选择题

1. ABCD　　2. ABCD　　3. ABC

（孙喜稳）